中国医学临床百家·病例精解

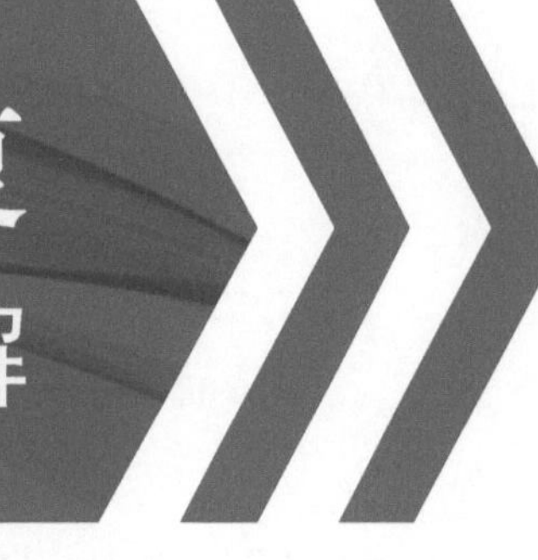

头颈部组织瓣外科修复

病例精解

张庆泉　王永福　主编

科学技术文献出版社
SCIENTIFIC AND TECHNICAL DOCUMENTATION PRESS
·北京·

图书在版编目（CIP）数据

头颈部组织瓣外科修复病例精解 / 张庆泉，王永福主编. -- 北京 ：科学技术文献出版社，2024. 8.

ISBN 978-7-5235-1720-8

Ⅰ. R65

中国国家版本馆 CIP 数据核字第 2024MA9257 号

头颈部组织瓣外科修复病例精解

策划编辑：胡　丹　　责任编辑：胡　丹　　责任校对：张吲哚　　责任出版：张志平

出 版 者　科学技术文献出版社

地　　址　北京市复兴路15号　邮编 100038

编 务 部　(010) 58882938，58882087（传真）

发 行 部　(010) 58882868，58882870（传真）

邮 购 部　(010) 58882873

官方网址　www.stdp.com.cn

发 行 者　科学技术文献出版社发行　全国各地新华书店经销

印 刷 者　北京虎彩文化传播有限公司

版　　次　2024 年 8 月第 1 版　2024 年 8 月第 1 次印刷

开　　本　787×1092　1/16

字　　数　192千

印　　张　15

书　　号　ISBN 978-7-5235-1720-8

定　　价　128.00元

头颈部组织瓣外科修复病例精解

编委会

主　　审　潘新良　姜立新

主　　编　张庆泉　王永福

副 主 编　宇雅苹　陈晓华　董茜茜　孙　超　于　伟

编　　委　（按姓氏笔画排序）

马国伟　王　宁　王　坤　王　强　王小雨

王贝贝　王文一　王艳华　王彬晨　刘英娜

刘典伟　许　玲　孙　岩　孙秀梅　孙艳青

苏振宇　杜平功　李宇玥　杨　鑫　辛志军

宋　晴　张　华　张　芬　张译丹　张学斌

陈秀梅　赵利敏　胡晓璇　逄启然　姜绍红

宫向荣　贾丽丽　徐大朋　徐鸿伟　程晓娟

执行编委　刘典伟　张　芬　王艳华　王贝贝　逄启然

宋　晴　许　玲

审稿专家委员会

序

医学全领域是紧跟现代科技的发展而发展的，各个专业既有独特的发展方向，又有互相融合。我们作为医务人员只有不断地在临床工作中探索研究，才能紧跟发展潮流，不落后于现代科技快速发展的步伐。

临床医学是一门实践性很强的医学科学，始终是在不断地创新、融合、发展、否定与再拓展中探索前进。由于各项相关技术的开展，耳鼻咽喉头颈外科与诸多边缘学科疾病的诊治方法也有了很大的变化，整形外科的修复理念为耳鼻咽喉头颈外科临床工作带来飞跃性的进步，使得各个器官和结构在进行病变切除后得以最大限度地修复，并达到恢复器官功能和符合人类审美的需求。这些理念和技术的融合使得我们的临床诊断和治疗方法更加多样，发生了日新月异的变化。

张庆泉和王永福教授团队在工作中发现了很多临床中有关器官功能的需求和美容方面的问题，并针对这些问题进行了临床和基础的探索研究，例如，设计了耳后皮瓣穿经软骨隧道对耳郭外侧面进行修复、翻转的局部皮瓣联合鼻唇沟皮瓣修复鼻翼的全层缺损等，均取得了很好的临床效果，诸多项目在国内外专业学术会议上进行交流、在国内外专业杂志上发表文章，开展学术专著出版、科研立项等工作，有的还获得了科技奖励，这些都彰显了相关临床工作的进步。许多修复技术，如耳后皮瓣的修复等已经在临床上广泛应用，并在全国大多数医院逐步开展。

本书由张庆泉和王永福教授主导，以其所在的烟台业达医院为主，联合烟台毓璜顶医院、烟台市口腔医院、烟台芝罘医院等的相关医疗团队，利用科学技术文献出版社出版项目这一机遇，将多年来深入研究的结果和临床研究案例结合国内外研究资料，呈现了编者和团队的诊疗技术，这种形式值得赞赏和发扬。

本书为耳鼻咽喉头颈外科、口腔颌面外科、眼科、整形外科及其他相关学科的医务工作者带来了新的专业参考，希望本书的出版对相关专业的发展有所帮助，也希望组织瓣修复整形这类技术能在临床上得到进一步地推广使用。

中华医学会耳鼻咽喉头颈外科学分会头颈组组长　潘新良教授

烟台业达医院党委书记　姜立新教授

烟台业达医院院长　王　飞教授

2024年3月6日

前 言

人们对疾病的认识随着科技的发展在不断地更新，医务工作者不仅要有扎实的医学知识功底，还要不断更新自己的科学知识，不断地进行临床探索，不落后于时代的发展。

医学自诞生以来，逐步衍生出各个专业，如内科、外科、眼科、耳鼻咽喉科等，每一个专业都有自己的专业范围，每一个专业的医生都在自己的专业范围内执业。但是也有例外，如整形外科有其特殊性，整形外科医生可以跨专业、跨学科地进行全身各个器官和结构的修复手术。

各专业有自己的手术修复范围，也可以和整形外科联合进行修复手术，耳鼻咽喉头颈外科中的每一个亚专业在疾病治疗方面，特别是肿瘤切除后进行局部修复方面，如耳郭肿瘤切除后的修复、鼻翼肿瘤切除后的修复等都有其特点，在各个专业互相融合的今天，多由耳鼻咽喉头颈外科医生来进行局部病变切除后缺损修复的实施。

我们经过40余年的临床探索、多年的资料收集、紧张的编撰整理，在多个医院相关团队，包括耳鼻咽喉头颈外科、口腔颌面外科、眼科、整形外科等不同专业医务人员的努力下，编撰完成本书，这是多个医院、多个专业合作完成的专业著作，是集体智慧的结晶。参编的各位编者在烟台毓璜顶医院、烟台业达医院、烟台芝罘医院、烟台市口腔医院等医院工作学习过，这些医院相关团队互相合作，在多年的临床工作中，联合对耳鼻咽喉头颈外科相关器官和结构的修复方面做了一系列的探索研究，取得了可喜的临床成果，在科学技术文献出版社的大力支持下，现将此书奉献给全国耳鼻咽喉头颈外科、口腔颌面外科、眼科、整形外科等诸多专业的医务人员，希望能够为其以后的临床工作提供一些借鉴。

本书得到了烟台业达医院领导和同事们的支持和帮助，也得到了各医院、各专业同道团队的支持，在此对支持我们工作的各位医院领导和专家表示衷心的感谢。

中华医学会耳鼻咽喉头颈外科学分会的头颈组组长潘新良教授及烟台业达医院的姜立新书记、王飞院长为本书做序，特此致谢。

希望我们能够以此为契机，不仅紧抓临床工作的开展，还要做好临床工作的科学研究，医务人员不仅要做一个好的临床医生，还要做一个优秀的科技工作者。

[signature]

2024 年 3 月 6 日

目 录

第一章 总论

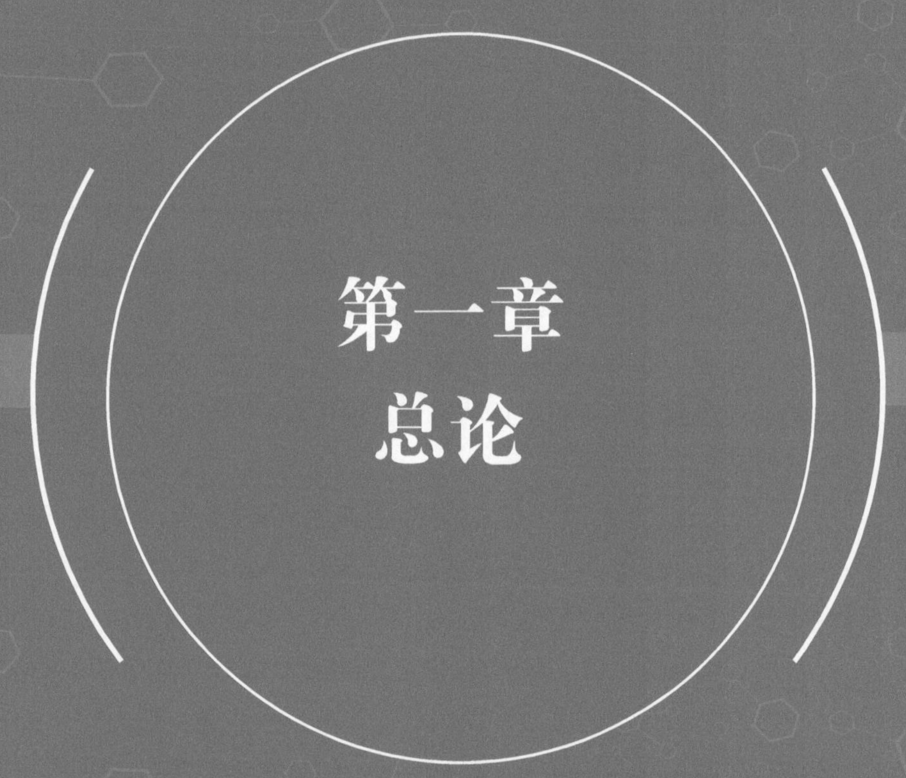

皮瓣的临床使用历史悠久，利用额部带蒂皮瓣进行鼻成形术最早记载于印度经文 Sushruta Samhita 中，该文介绍的手术方法已经历经了两千多年，至今没有大的改变，足见古印度医学的发达程度。公元前 600 年已经有了使用鼻唇沟皮瓣修复手术的记载，但在当时这只是作为任意皮瓣供医生做转移、推进等使用，并未考虑血管的分布情况。

19 世纪皮瓣的使用已经较为广泛，并且考虑到了保留血管蒂的问题，并开展了带血管蒂的肌肉瓣的移植手术。1921 年 Nylen 首次用手术显微镜进行了耳的手术，开创了显微外科，从而推动了皮瓣、肌皮瓣手术的发展。1971—1973 年 Thompson、Harii、Daniel、O' brien、杨东岳等先后设计并移植了许多吻合血管的游离皮瓣、肌皮瓣技术，推动了这项技术的广泛应用。目前整形外科、口腔颌面外科、骨科、耳鼻咽喉头颈外科等学科中，皮瓣、肌皮瓣在临床中已经被广泛用于肿瘤切除后的修复、创伤后的局部修复、器官再造和整形等工作中。

皮肤、肌肉血液供应的研究也有悠久的历史，早在 188 年 Manchot 已经研究了全身皮肤的血管分布，将全身划分为 45 个血管分布区，并制作了相应的展示图，但当时并没有与皮瓣、肌肉瓣临床使用相联系的报道。直到 20 世纪 70 年代，不仅带血管蒂的皮瓣、肌肉瓣的临床应用越来越多，吻合血管的游离皮瓣、肌肉瓣、肌皮瓣也相应研究成功，掀起了皮瓣、肌皮瓣研究的高潮，目前研究成功的皮瓣达 30 ～ 40 个，同时对大部分能用作肌皮瓣的全身浅层肌肉也做了研究，并用于临床工作中。

皮瓣的动脉血液供应有两种：一种是直接皮动脉，起自深动脉干，穿出深筋膜后，在皮下组织内行走很长一段，行程与皮肤表面平行，沿途分支供养皮肤和皮下组织；另一种是肌皮动脉，该动脉来源于供应肌肉的动脉，本干粗大，有数量众多的、外径细小的分支贯穿肌肉，垂直穿过深筋膜至皮下，形成皮下血管丛，供应该肌表面的皮下组织和皮肤。此外，在肌肉的边缘直接皮动脉与肌皮动

脉合干，所以在制作肌皮瓣时要保护好这些直接皮动脉。

皮瓣的静脉一般有动静脉伴行，深静脉、浅静脉互相交通，这在临床工作中也需要注意。

肌皮瓣的血液供应一般是多源性的，但是其中有一个动脉管径较粗的为肌皮瓣的主要血液供应，可以做血管吻合，也可以做成带蒂的肌皮瓣。

皮瓣选择的第一原则是宁简勿繁，凡是用简单的手术方法能够达到修复创面、改善功能的目的时，就不用复杂的方法，同样，在选择肌皮瓣时也应遵守宁简勿繁的原则。

皮瓣选择的第二原则是以需定供，全身各部位的皮瓣、肌皮瓣有数十种，如何选择应该根据受区具体情况而定，即按照受区的需要来确定皮瓣的性质和大小。

皮瓣选择的第三原则是全面衡量，某一部位的皮肤缺损，往往有几种性质的皮瓣可供修复时选择，必须全面衡量，进行取舍，选出最佳修复方案，术者必须对各部位的组织瓣进行全面了解，才能统一衡量。

皮瓣选择的第四原则是以次补主，应用皮瓣修复创面，通俗地说就是“拆东墙补西墙”，这就要求我们不仅要考虑受区的利好，还必须考虑供区的弊病，如果选择得当则利多弊少，否则将得不偿失。即从次要的比较隐蔽的部位提供组织瓣移植到功能重要、有碍外观的主要部位。

总之，在选择使用皮瓣或肌皮瓣时，必须从实际出发，多考虑患者的需要，严格掌握适应证，不宜为开展手术而任意扩大手术范围。我们本书报道的修复病例和技术方法就是以局部组织瓣的修复为主，也掌握了宁简勿繁、以需定供、全面衡量、以次补主的原则，没有报道胸大肌带蒂皮瓣或带血管蒂的胃结肠上提替代食管等技术，主要以耳鼻咽喉头颈外科的局部皮肤缺损的修复和器官功能的重建为主，取得了一定的临床效果，以供大家共同研讨。

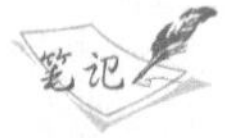

（张庆泉　王永福）

第二章
外耳的修复

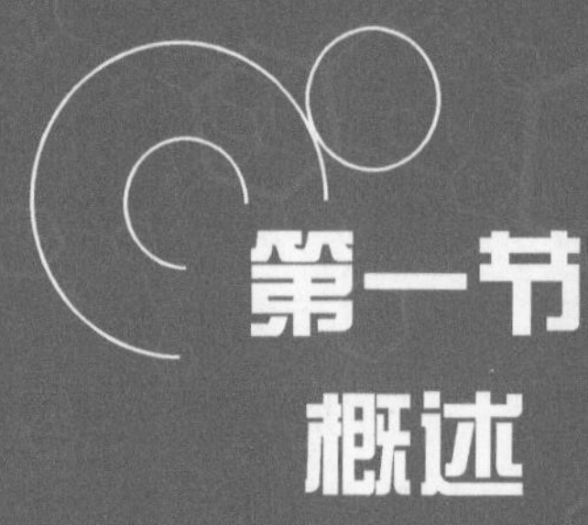

第一节
概述

一、外耳的解剖

耳郭和外耳道统称为外耳。

（一）耳郭的解剖

1. 耳郭的构成与标识

耳郭内含弹力软骨支架，外覆皮肤，与头颅约成30° 角，左右对称，分前（外）面和后（内）面。耳郭前（外）面凹凸不平，主要的表面标志有耳轮、耳轮脚、耳郭结节、舟状窝、耳甲艇、耳甲腔、耳屏、对耳屏和耳屏间切迹等。耳屏与耳轮脚之间的凹陷称耳前切迹，因此处无软骨连接，故在其间做切口可不损伤软骨而直达外耳道和乳突的骨膜。对耳屏下方，无软骨的部分为耳垂。耳郭后面较平整而稍隆起，其附着处称耳郭后沟，为耳科手术定位的重要解剖部位。

2. 耳郭的特点

耳郭除耳垂为脂肪与结缔组织构成且无软骨外，其余均为弹性纤维软骨组织，外覆软骨膜和皮肤。耳郭软骨无神经分布，但有神经纤维随血管分布于软骨膜。耳郭前面的皮肤与软骨粘连较后面紧密，皮下组织很少，若因炎症等发生肿胀时，感觉神经易受压迫而致剧痛，若有血肿或渗出物时亦极难吸收。耳郭外伤或耳部手术，可引起化脓性软骨膜炎，甚至发生软骨坏死，导致耳郭变形。耳郭血管位置浅表、皮肤菲薄，故易冻伤。

（二）外耳道的解剖

外耳道起自耳甲腔底，向内止于鼓膜，由软骨部和骨部组成，略呈 S 形弯曲，长 2.5 ～ 3.5 cm。成人外耳道外 1/3 为软骨部，内 2/3 为骨部。新生儿的外耳道软骨部与骨部尚未完全发育，由纤维组织组成，故耳道易塌陷而较狭窄。外耳道有两处较狭窄，一处为骨部与软骨部交界处，另一处为骨部距鼓膜约 0.5 cm 处，称外耳道峡。外耳道外段向内、向前而微向上，中段向内、向后，内段向内、向前而微向下，故在检查外耳道深部或鼓膜时，需将耳郭向后上提起，使外耳道成一直线。

外耳道软骨后上方有一缺口，为结缔组织所代替。外耳道软骨在前下方常有 2 ～ 3 个垂直的、由结缔组织填充的裂隙，称外耳道软骨切迹，此裂隙可增加耳郭的可动性，亦系外耳道与腮腺之间感染相互传播的途径。外耳道骨部的后上方由颞骨鳞部组成，其深部与颅中窝仅隔一层骨板。外耳道骨部的前壁、下壁和部分后壁由颞骨鼓部构成，其内端形成鼓沟，鼓膜紧张部边缘的纤维软骨环即嵌附于鼓沟内，鼓沟上部的缺口称鼓切迹。

外耳道皮下组织甚少，皮肤几乎与软骨膜、骨膜相贴，故当外耳道感染肿胀时易致神经末梢受压而引起剧痛。软骨部皮肤较厚，富有毛囊和皮脂腺，并含有类似汗腺结构的耵聍腺，能分泌耵聍。骨性外耳道皮肤菲薄，毛囊和耵聍腺较少，顶部有少量皮脂腺。耵聍腺分泌的耵聍和皮脂腺分泌的皮脂与外耳道皮肤脱落上皮混合形

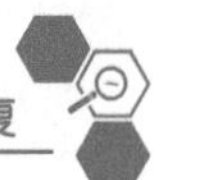

成蜡状耵聍时，可抑制外耳道内的真菌和细菌。颞下颌关节位于外耳道前方，外耳道软骨部随着颞下颌关节的闭合和张开而活动，这有助于外耳道耵聍及上皮碎屑向外排出。而当外耳道有炎症时，亦常因咀嚼活动牵拉外耳道而加剧疼痛。

（三）外耳的神经、血管及淋巴

1. 外耳的神经来源

外耳的神经来源主要有二：一为下颌神经的耳颞支，分布于外耳道前壁，故牙痛可引起反射性耳痛；二为迷走神经的耳支，分布于外耳道后壁，故刺激外耳道后壁皮肤时，可引起反射性咳嗽。另有来自颈丛的耳大神经和枕小神经，以及来自面神经和舌咽神经的分支。

2. 外耳的血液

外耳的血液由颈外动脉的颞浅动脉、耳后动脉和上颌动脉供给。静脉随同名动脉伴行。

（1）耳后动脉是颈外动脉在头皮分布较少的一支动脉，89.6% 发自枕动脉的起点上方，起点平面在下颌角平面上方两横指处，起始处动脉外径平均为 1.2 mm，在乳突前方上行，经腮腺深面在耳郭软骨与乳突之间分为耳支和枕支。耳支发出至耳后肌的深面，分布于耳郭的颅面（内侧面）和一部分外侧面，并与颞浅动脉的分支吻合。

（2）颞浅动脉经耳前上行，与耳后上有关的颞浅动脉的分支主要是顶支，颞浅动脉的顶支经颞浅筋膜层走向顶部，分支有两型，即向上型和垂柳型，耳后区域主要是由垂柳型的分支供血，其血管直径为 0.5 ～ 1.0 mm，长 5.0 ～ 8.0 cm。颞浅动脉顶支与耳后动脉吻合区域位于耳郭中上方的颞浅筋膜层支配区，大小为 3.0 ～ 4.5 cm，明显可见的吻合支有 2 ～ 4 个，吻合支血管外径为 0.3 ～ 1.0 mm。

（3）外耳中与动脉同名的静脉汇流至颈外静脉，部分血液可回流至颈内静脉。耳后静脉可经乳突导静脉与乙状窦相沟通（详细的血液供应见耳后皮瓣的研究史部分）。

3. 外耳的淋巴

外耳的淋巴引流至耳郭周围淋巴结。耳郭前面的淋巴流入耳前淋巴结与腮腺淋巴结，耳郭后面的淋巴流入耳后淋巴结，耳郭下部及外耳道下壁的淋巴流入耳下淋巴结（属颈浅淋巴结上群）、颈浅淋巴结及颈深淋巴结上群。

（四）外耳肌肉

外耳肌肉主要是指耳外肌，耳外肌主要包括耳上肌、耳前肌和耳后肌，其中我们所研究的主要是耳后肌。耳上肌在耳郭的上部，维持着耳郭向上的位置。耳前肌在耳郭的前部，与耳后肌一起维持着耳郭与头颅的 30° 角的状态。耳后肌是耳郭后部的横行肌肉，耳后肌位于耳后，耳郭的深部，起自乳突外侧面，止于耳郭软骨后内侧面，主要的作用是能够牵引耳郭向后。耳后肌及其周围组织的供血主要是耳后动脉和颞浅动脉的吻合支，枕动脉的微细血管也参与吻合，所以耳后区域的供血是十分丰富的。在人体 600 多块肌肉中，耳外肌属于退化肌肉，活动功能甚微，属痕迹器官。但目前的研究表明，作为耳郭的一个组成要素，耳外肌在维持耳郭生理位置与预防下垂方面起一定作用，而且不同个体耳外肌的退化程度也不一致，甚至同一个体，左右耳郭的退化程度也不一致。

（宇雅苹　王永福　孙岩　张庆泉）

二、耳后皮瓣的研究史

耳后皮瓣是在耳后区域切取的皮瓣，这个皮瓣的特点是皮肤薄，皮下脂肪少，皮肤颜色与耳郭、颜面部、鼻、眼的皮肤接近，是面部整形和耳郭、鼻部、眼部修复手术的优良取材，所以国内外专家学者进行了诸多基础和临床的探索研究。

日本东京国际警察医院整形外科的 Hiroshiwashio 医生于 19 世纪 60 年代在其科主任大森清一医生的指导下进行耳后皮瓣的设计研究。

他将血管造影剂注入尸体的颞浅动脉，用X线摄片做血管造影，造影检查发现颞浅动脉在耳郭后上方约6 cm处与耳后动脉交通，注入颞浅动脉的造影剂直接进入耳后动脉，供血范围在耳后乳突区。

朱星红等进行的血管解剖研究（1985年）发现耳后动脉89.6%发自颈外动脉的分支——枕动脉起点的上方，10.4%起于枕动脉深段，颈外动脉的起始处一般在下颌角平面上方两横指处，起始处动脉的外径平均为1.2 mm，耳后动脉与颈外动脉形成约50° 的夹角，在乳突前方上行，经腮腺深侧至耳郭软骨与乳突之间分为耳支和枕支，耳后动脉自起始处至分为耳支、枕支处的长度约为30 mm。耳支发出后经耳后肌深面分布于耳郭的内侧面和一部分外侧面，并与颞浅动脉的分支吻合。枕支是耳后动脉的终末支，出现率为93.5%，经胸锁乳突肌上端表面分布于耳郭后上方的头皮处，分支与颞浅动脉和枕动脉的分支吻合。耳后静脉汇集耳后动脉分布范围的静脉血，与颞浅静脉顶支、枕静脉属支交通，经耳郭后方下降，注入颈外静脉。与耳后动脉伴行静脉的外径为1.4 mm，这提示耳后皮瓣有较好的静脉回流。

朱星红等还认为耳后皮瓣在色泽、质地方面与面、鼻、眼部的皮肤接近，故可用于修复面、鼻、眼部的皮肤缺损，皮瓣较大者包括耳后乳突区、耳郭内侧面皮肤的皮瓣。如果单纯取耳后乳突区皮瓣，宜以耳后动脉枕支为血管蒂；如果取耳后乳突区和耳郭内侧面的皮肤，宜以耳后动脉为血管蒂。皮瓣要以耳后皱襞为中轴，沿设计线切开皮肤，深至软骨膜及浅筋膜层，循此平面向耳后皱襞的方向分离，在乳突尖上方及耳后皱襞下段分离时应小心仔细，勿使耳后动脉裸露，应包入一些周围疏松结缔组织。

吴念等研究了颞浅动脉供血耳后区域的具体分布，经过解剖发现，颞浅动脉的顶支经颞浅筋膜层走向顶部，分支有两型，即向上型和垂柳型，耳后区域主要是垂柳型的分支供血，其血管直径为0.5 ～ 1.0 mm，长为5.0 ～ 8.0 cm。颞浅动脉顶支与耳后动脉吻合区域位于耳郭中上方的颞浅筋膜层支配区，大小为3.0 ～ 4.5 cm，明显

可见吻合支有 2 ～ 4 个，吻合支血管外径为 0.3 ～ 1.0 mm。

方建蔺、宋建良、范希玲等均研究了耳后乳突区的颞浅动脉分支的吻合支情况及供血范围，提出了将解剖出的血管蒂或超长血管蒂的耳后皮瓣用于鼻翼皮肤缺损的修复、眼窝的修复、颜面部的修复等。

宋儒耀、卿勇、方竹培等研究了耳后皮瓣的特点和性质，对其质地、色泽、厚度等进行了基础和临床的研究，并分别用于面部、鼻部、眼部、耳郭内侧面等部位皮肤缺损的修复，临床效果良好。

张庆泉等研究了耳后皮瓣的性质和血液供应后，借鉴了宋儒耀教授的手术特点，突破性地使用耳后皮瓣在不解剖出血管蒂的情况下，在耳郭软骨处做成隧道，将耳后皮瓣带组织蒂穿经耳郭软骨隧道转移至耳郭外侧面以修复耳郭外侧面的皮肤缺损。分别实施了蒂部在上方的以颞浅动脉吻合支为血液供应的耳后皮瓣，蒂部在下方的以耳后动脉为血液供应的耳后皮瓣，蒂部在前方的以耳后动脉和颞浅动脉吻合支为血液供应的耳后肌为蒂的皮瓣，用于修复耳郭外侧面的皮肤缺损。

继而张庆泉等又研究了使用耳郭内侧皮肤软骨复合皮瓣修复耳轮的全层缺损，使用耳前耳后联合皮瓣修复全耳道皮肤缺损，均取得了较好的临床效果，使得耳后皮瓣的使用灵活机动，总体临床效果良好，唯一的缺点是耳后皮瓣范围略小，较大的皮肤缺损修复不足。

（马国伟　王坤　孙秀梅）

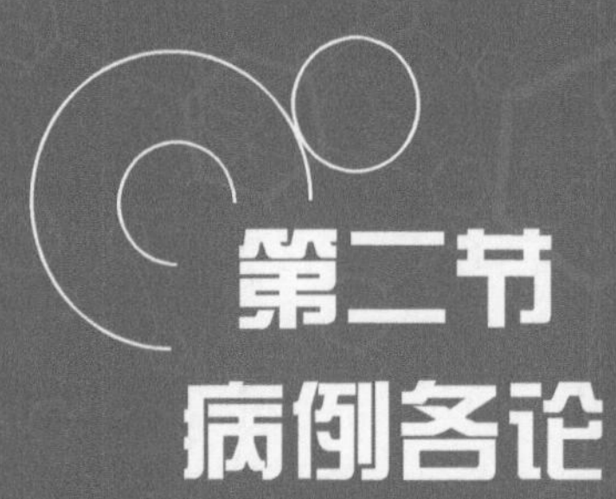

第二节 病例各论

001 颞浅动脉吻合支为蒂的耳后皮瓣修复2例

病历摘要

病例1

【基本信息】

患者，男性，55岁，主因“发现左耳郭褐色肿块1年，略痒，略有长大”入院。平素健康状况良好。

【查体】

全身检查无异常发现。左侧耳郭耳甲腔内见直径约1.2 cm ×

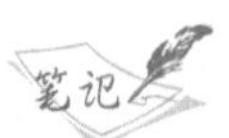

1.3 cm × 0.5 cm 的褐色肿块，突起皮肤，表面不平，边界不规则，略压痛，无出血及破溃。

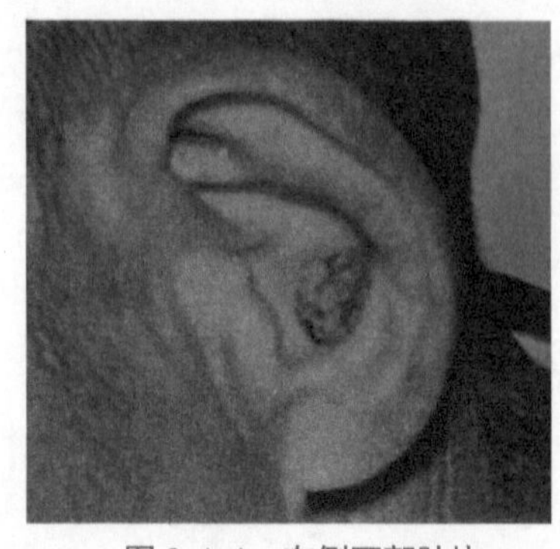
图 2.1.1　左侧耳郭肿块

【诊断】

左侧耳郭肿块（图 2.1.1）。

【治疗经过】

完善全身查体及相关辅助检查后，择期在局部麻醉下行左耳郭肿块切除 + 带蒂皮瓣移植术。术中切除左耳郭肿块后，查见耳郭皮肤缺损约 1.5 cm × 1.4 cm，自耳后沟选取相同大小的带蒂皮瓣，蒂部留于耳后上方，对蒂部的表皮进行剥离，留有皮下组织蒂，在相对应的耳郭软骨处做隧道，将皮瓣穿过耳郭软骨隧道置于耳郭耳甲腔皮肤缺损处，对位缝合皮瓣，耳后取皮处修整后拉紧缝合，油纱铺底、碘仿纱条做局部填塞压迫，适度加压包扎。术后病理：鳞状上皮乳头状瘤。

术后处理：术后适度应用抗生素，5 天后解除加压包扎，皮瓣成活，唯色泽略暗，术后 10 天拆除缝线，皮瓣色泽好。治疗经过见图 2.1.2 ～图 2.1.6。

【随访】

随访 6 年，皮瓣成活良好，无肿块复发（图 2.1.7）。

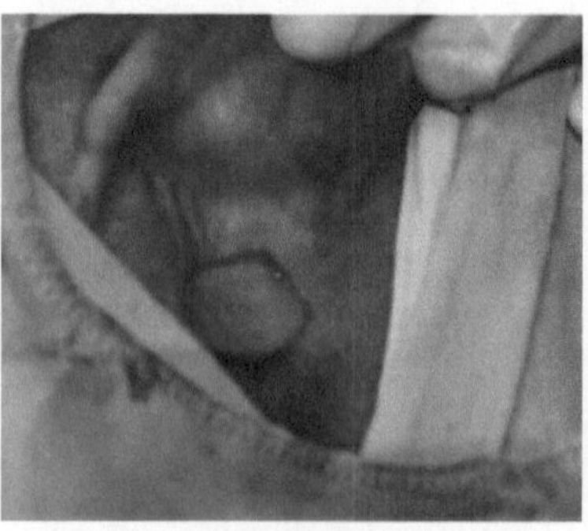
图 2.1.2　切除肿块后在耳后下方做同样大小皮瓣

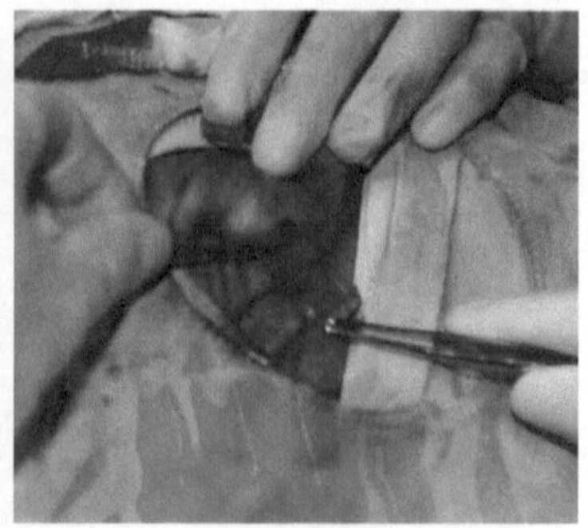
图 2.1.3　在皮瓣上方剖开皮肤，皮下组织做成皮瓣的蒂部

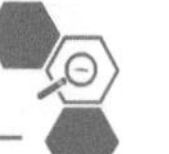

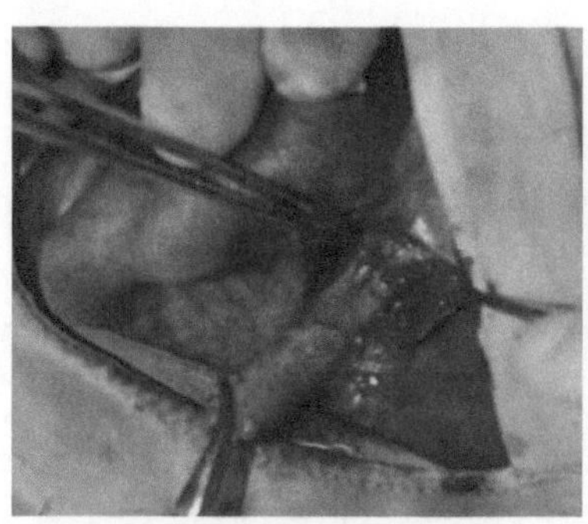

图 2.1.4　做成蒂部在上方的耳后皮瓣

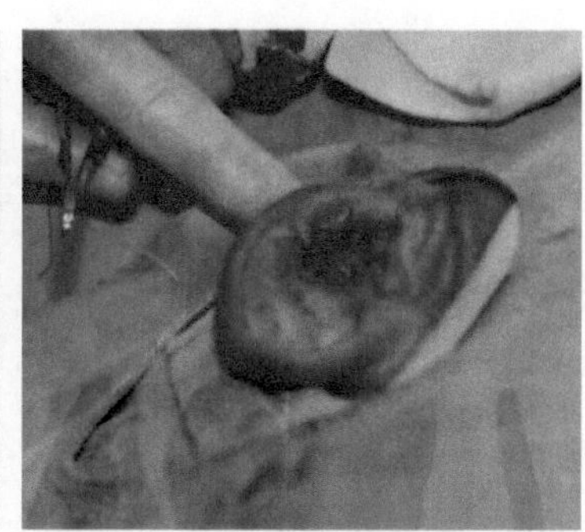

图 2.1.5　耳后皮瓣经耳甲软骨隧道至耳甲腔皮肤缺损处对位缝合

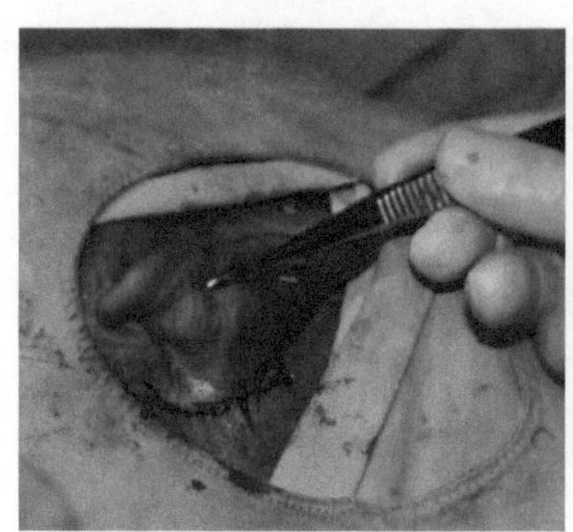

图 2.1.6　耳后供皮区对位缝合

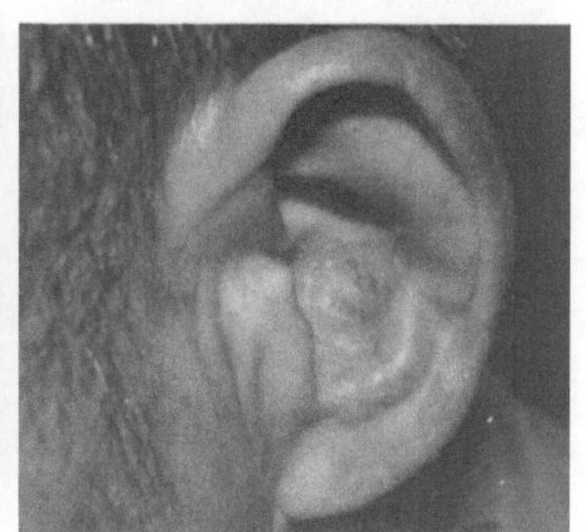

图 2.1.7　术后半年的局部情况

病例 2

【基本信息】

患者，男性，45 岁，主因“发现右耳郭上部肿块 1 年”于 2010 年 4 月 20 日入院。平素健康状况良好。

【查体】

全身检查及辅助检查未见异常。右侧耳郭三角窝内见直径约 1.3 cm 的略红色肿块（图 2.1.8），略突起皮肤，边界不规则，略压痛。

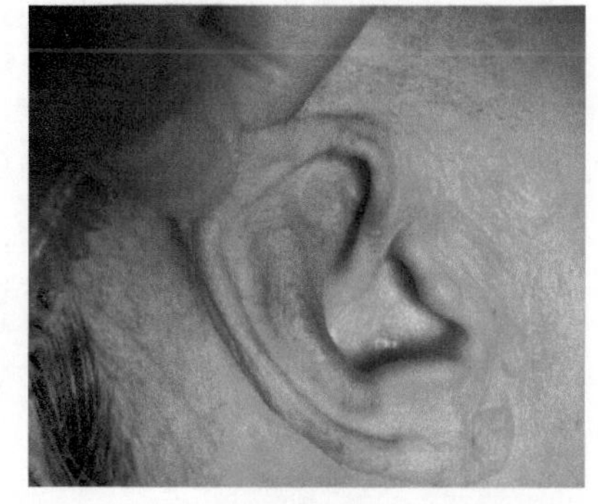

图 2.1.8　位于三角窝的耳郭外侧面肿块

【诊断】

耳郭肿块（右）。

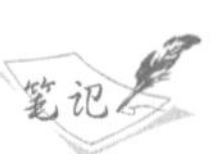

【治疗经过】

完善相关辅助检查后，在局部麻醉下行右耳郭肿块切除＋耳后带蒂皮瓣移植术。术中切除右耳郭肿块后见耳郭皮肤缺损约1.5 cm × 1.4 cm，自耳后沟选取合适大小带蒂皮瓣，蒂部位于耳后上方，穿过耳郭软骨隧道置于耳郭外侧上部皮肤缺损处，对位缝合皮瓣，油纱、碘仿纱条做荷包缝合加压包扎，修整耳后供皮区剩余皮肤后，对位拉紧缝合。术后病理：脂溢性角化病。治疗经过见图 2.1.9 ～图 2.1.14。

术后常规给予相关药物及对症处理，局部理疗，5 天后打开包裹，皮瓣略呈暗色，术后 10 天拆除部分缝线，术后 12 天完全拆除缝线，皮瓣成活良好。

【随访】

随访后局部无异常（图 2.1.15）。

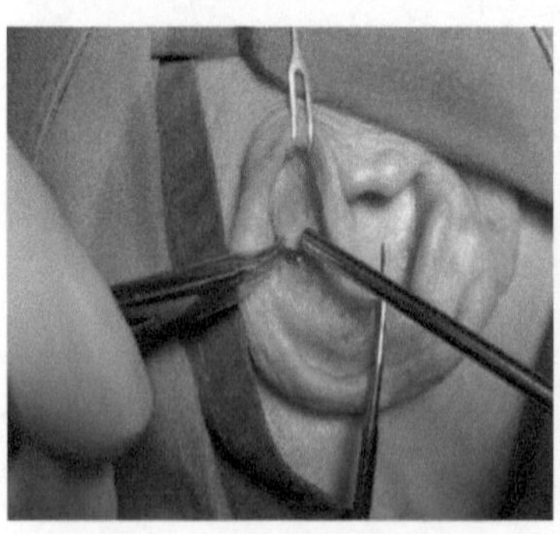

图 2.1.9　在肿块边界 1 ～ 2 mm 做手术切口

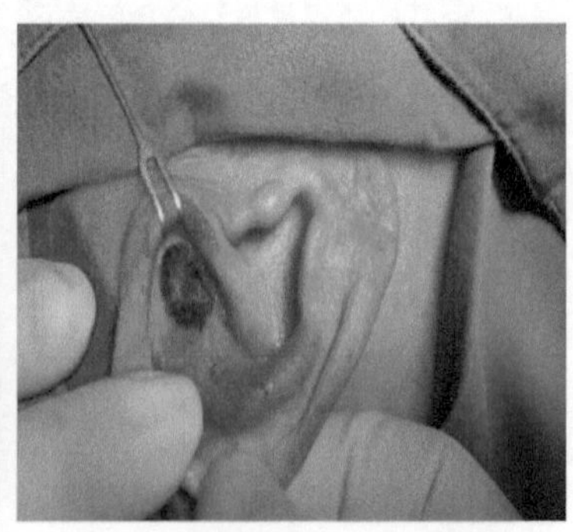

图 2.1.10　切除后的皮肤缺损区

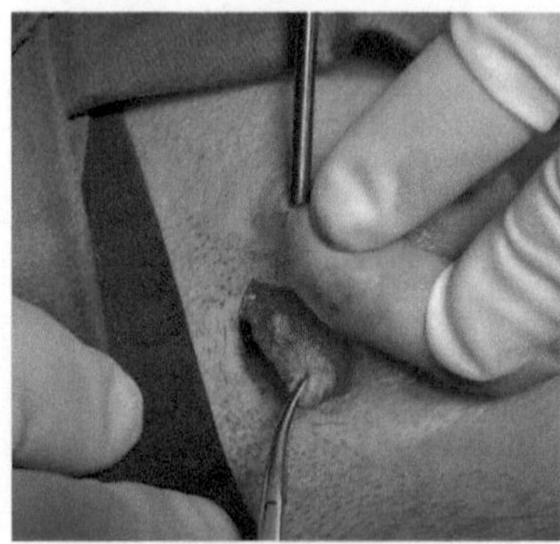

图 2.1.11　做蒂在耳后上方的耳后皮瓣

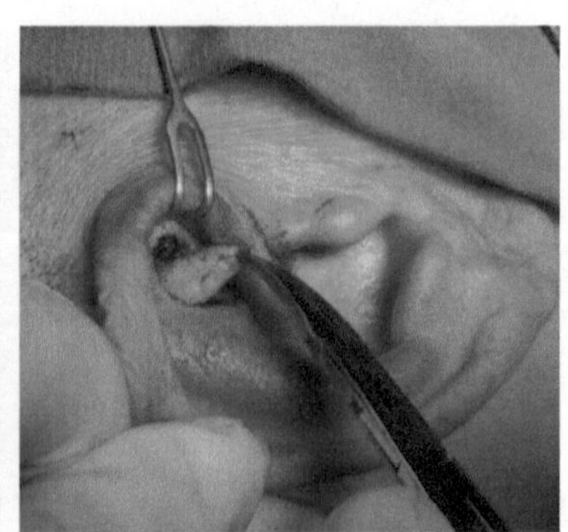

图 2.1.12　皮瓣穿经耳郭软骨隧道至皮肤缺损区

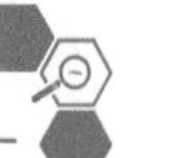

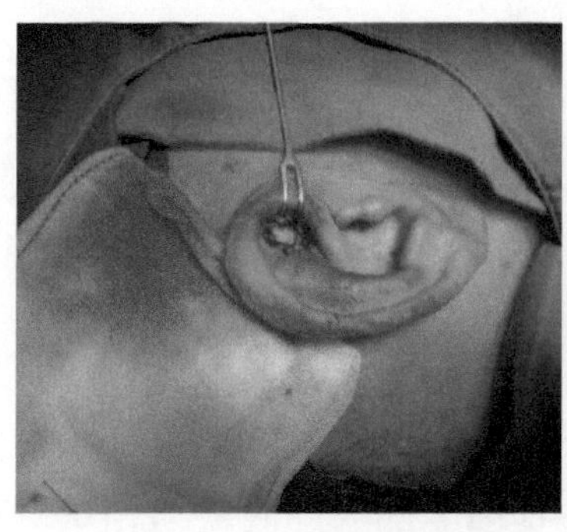

图 2.1.13　平铺皮瓣于创面，对位缝合

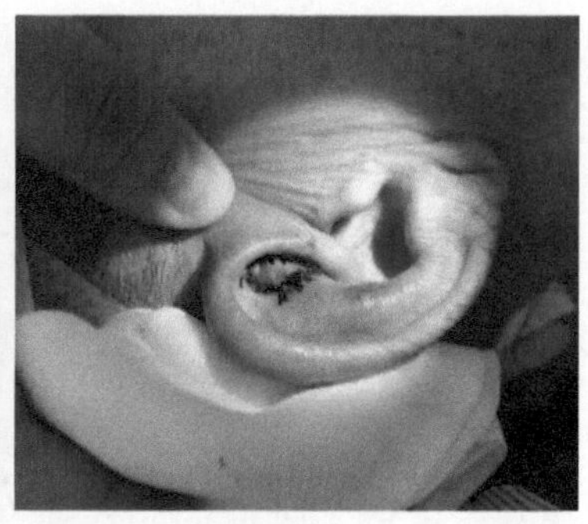

图 2.1.14　术后 5 天打开包裹后的局部情况

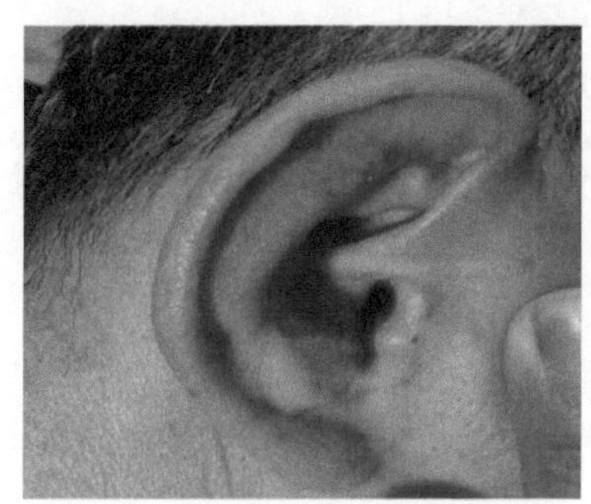

图 2.1.15　术后 2 年 6 个月的耳郭

病例分析

耳郭外侧面的肿块切除后，以往都用游离皮瓣、耳前皮瓣修复，有很多弊端，皮瓣不易成活，特别是修复较大皮肤缺损处的皮瓣更是成活困难，耳前皮瓣适于靠近耳郭前部的缺损，或是外耳道前壁的皮肤缺损，因为其位于耳前至面部的暴露区域，易影响美观。

病例 1 设计的耳后皮瓣与耳郭皮瓣在色泽、质地等方面都是类似的皮肤结构，设计的耳郭软骨隧道可以轻松地将耳后皮瓣转移到耳郭外侧面进行修复。

关于耳后皮瓣的供血，因为耳周的供血十分丰富，有颞浅动脉的供血、耳后动脉的供血，还有枕动脉的供血，这些供血动脉形成很好的供血网络。病例 1 皮瓣蒂部位于上方，主要依靠颞浅动脉的

吻合支进行供血，没有发现皮瓣因为供血不好而坏死，可以在耳郭外侧面皮肤缺损的病例中使用。

蒂部在上方的耳后皮瓣有一个较大的好处，皮瓣可以向乳突尖及颈部延伸，皮瓣相应扩大。

病例 2 手术类似病例 1，唯一不同的是耳郭皮肤缺损的位置在耳郭外侧面的上方，这样在手术做皮瓣的时候就要考虑位置关系，蒂部要在耳后上部，隧道的制作要在耳郭上部的皮肤缺损相对应的后部，这样利于手术。

蒂部在上方的病例在进行手术时应该注意，蒂部尽量在耳后沟略偏后，尽量保持在 1 cm 的宽度，我们不能也不用每例手术都探索动脉的搏动，将血管蒂包绕在内，其实做成随意皮瓣也可，周围吻合血管的供血也没有问题。

病例点评

病例 1 是较早进行耳后带蒂皮瓣修复的病例，受到宋儒耀前辈的影响，本就设计了以颞浅动脉吻合支为蒂的蒂部位于耳后上方的皮瓣，穿经耳郭软骨隧道，至耳甲腔进行手术修补，效果良好，蒂部在上方的耳后皮瓣，皮瓣可以做大一些，也可以向颈部延伸，相应也要把蒂部做宽、做长，以保证血运。因为没有分离出颞浅动脉吻合支，所以蒂部要做好，否则就成了任意皮瓣了。

病例 2 是位于耳郭外侧面三角窝的肿块，位置比较偏上，所以耳后皮瓣也要上移，蒂部相应的到了耳郭后部近上方的位置，耳郭软骨隧道也到了耳郭上半部分的位置，其他的注意事项和处理都与病例 1 相似。

（张庆泉　王永福　孙岩　宇雅苹）

002　耳后动脉为蒂的耳后皮瓣修复 1 例

病历摘要

【基本信息】

患者，男性，58 岁，主因“右侧耳郭肿块 1 年多，渐增大，略痒”，要求手术治疗而入院。患者有高血压病史，服药控制血压稳定，其他无异常。

【查体】

全身检查、辅助检查未见异常。右侧耳郭耳甲腔有暗褐色表面不平的肿块（图 2.2.1），大小约 1.8 cm × 1.6 cm × 0.6 cm，外耳道堵塞。

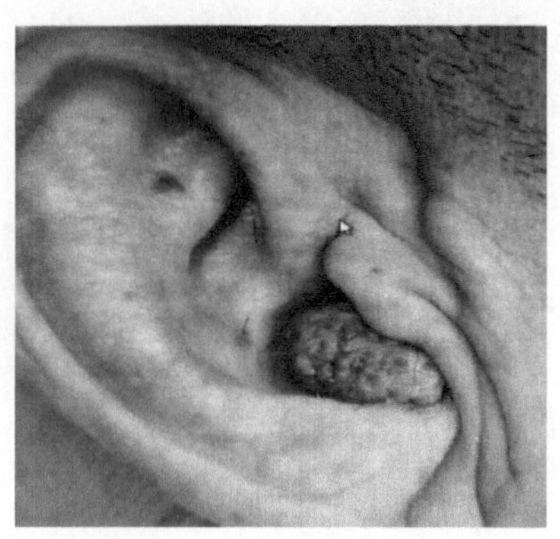

图 2.2.1　右侧耳甲腔肿块

【诊断】

耳甲腔肿块累及外耳道（右）。

【治疗经过】

全身检查无异常后择期在局部麻醉下行手术治疗。在肿块边缘 1 mm 处切开，深达软骨膜，切除肿块后测量耳甲腔皮肤缺损的大小（图 2.2.2），在耳后中上部区域取相应大小的皮瓣，设计蒂部留于耳后沟下方（图 2.2.3），在耳郭耳甲腔处做软骨隧道，将耳后皮瓣经过

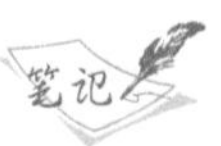

隧道转位于耳甲腔处（图 2.2.4），对位缝合（图 2.2.5），纱布填塞外耳道，加压包扎。

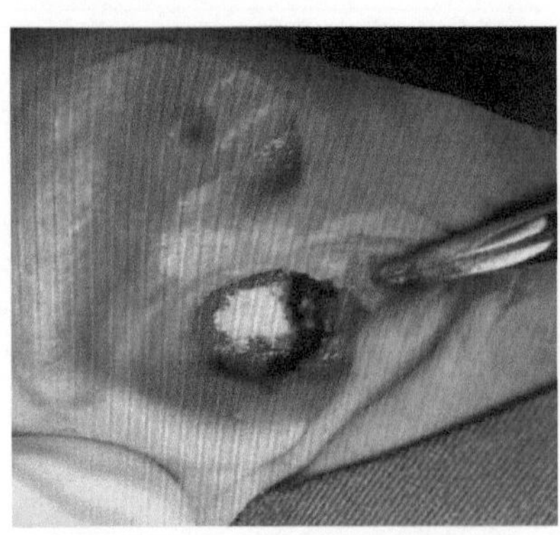
图 2.2.2　肿块切除后的局部皮肤缺损

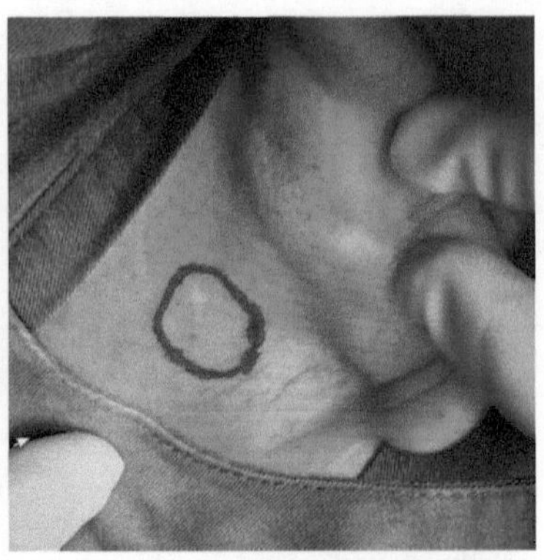
图 2.2.3　耳后设计相应大小的皮瓣，蒂部留于下部

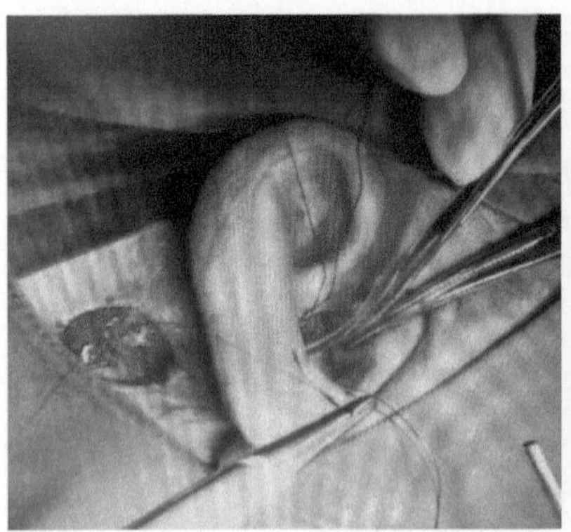
图 2.2.4　带蒂的耳后皮瓣穿经软骨隧道至耳甲腔缺损区

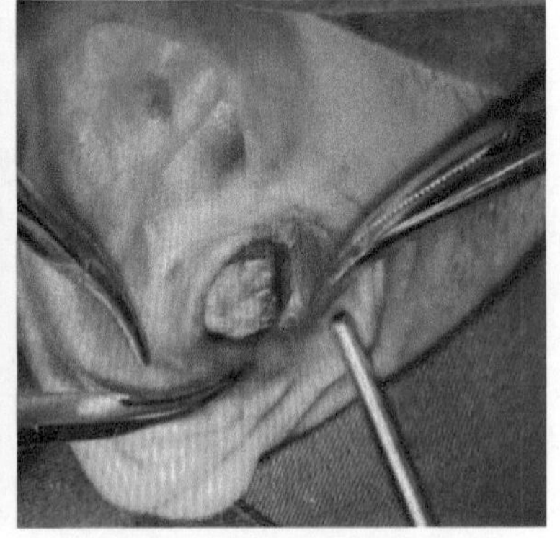
图 2.2.5　皮瓣对位缝合

术后给予口服适量的抗生素，术后 5 天拆除包扎，皮瓣略暗，术后 7 天拆除部分缝线，术后 10 天完全拆除缝线，皮瓣成活。术后病理：鳞状上皮乳头状瘤。

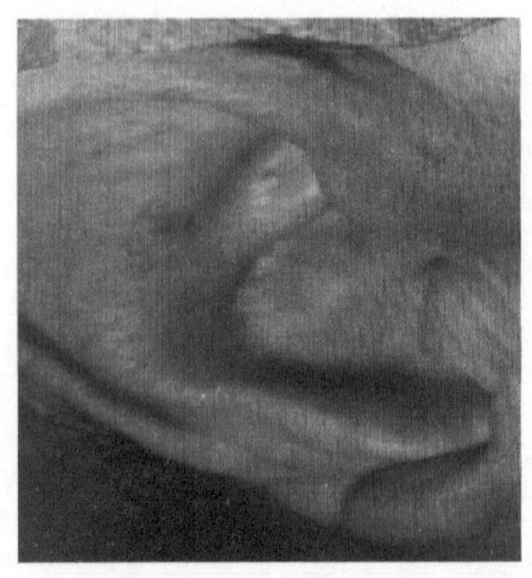
图 2.2.6　术后 1 年 8 个月的耳郭

【随访】

术后定期随访，皮瓣成活良好。术后 1 年 8 个月随访显示耳郭无异常（图 2.2.6）。

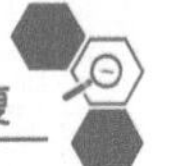

病例分析

本病例的蒂部是留于耳后下方的，主要是耳后动脉的供血皮瓣，这个皮瓣在制作时要注意：一是蒂部要在耳后沟为主轴，深度在乳突骨膜外即可；二是此类皮瓣大小受限，修补皮肤缺损时要注意。

因为本病例肿块位于耳甲腔下部，只能选择蒂部留于下方的供血皮瓣，皮瓣切取后转位经过耳郭软骨隧道的方式是统一的，隧道的宽度和皮瓣的大小临床医生适度掌握即可。

蒂部留于下方的耳后皮瓣的蒂在制作时可能要厚一些，经过隧道要注意松紧度，不要影响皮瓣的供血。

病例点评

本病例也是耳甲腔的肿块，位置偏下方，肿块累及外耳道口，所以切除范围也扩大到外耳道，耳后皮瓣也要相应做大。注意皮瓣不要堆积在外耳道口，以免引起外耳道口狭窄；皮瓣做蒂时不要过长，要有一定的向后牵拉的力量，这种力量也不要过大以免影响血运。本病例设计的是以耳后动脉为蒂、蒂部位于下方近耳后沟位置的皮瓣，注意蒂部的直径和游离度。

（宇雅苹　王永福　孙岩　张庆泉）

003　耳后肌为蒂的耳后皮瓣修复 1 例

病历摘要

【基本信息】

患者，女性，68 岁，主因“发现右耳郭肿块 10 余年”，于 2022 年 5 月 13 日入院。10 余年前患者无明显原因发现右耳郭有一肿块，呈褐色，绿豆粒大小，按压无疼痛，当时未给予诊治，近 1 年发觉肿块明显增大，遂就诊。患者既往有高血压病史，自行口服缬沙坦胶囊，血压控制良好。否认心脏病、糖尿病病史，家族中无类似病例。

【查体】

右耳郭耳甲腔或耳甲艇的偏外侧有一褐色肿块，大小约 2.0 cm × 1.2 cm，呈不规则桑葚状，表面不光滑（图 2.3.1），无明显压痛，无分泌物，肿块周围皮肤正常，外耳道口无闭锁，外耳道通畅，鼓膜完整。左耳未见明显异常。心肺未见异常。

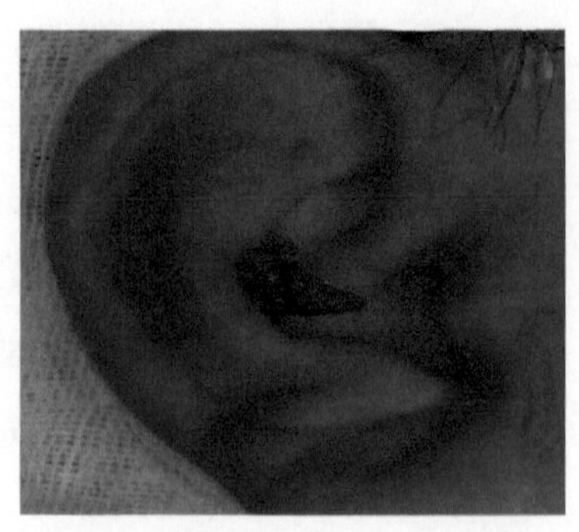

图 2.3.1　右耳郭外侧面的耳甲腔、耳甲艇的桑葚状不规则肿块

【诊断】

右耳郭肿块。

【治疗经过】

入院后完善术前常规检查，于 2022 年 8 月 15 日在全身麻醉下行右耳郭肿块切除 + 耳后皮瓣修复术。右耳皮肤常规消毒后，铺无菌巾，首先沿肿块的外侧缘 1 ～ 2 mm 处切开皮肤（图 2.3.2），暴露耳甲软骨，沿耳甲软骨外侧锐性分离，完整地将肿块切除（图 2.3.3），创面电凝止血。切除后测量耳甲腔或耳甲艇皮肤缺损的范

围，大小约 2.2 cm × 1.3 cm（图 2.3.4）。自耳后沟中部至耳后肌外侧表面做皮肤缺损范围的标记（图 2.3.5），范围确定后，用圆刀沿标记边缘切开皮肤、皮下组织及肌层，后缘沿耳后肌内侧面向前进行分离，上下两端向中心略缩小，皮瓣前缘在耳后肌外侧面和耳郭软骨之间向前分离，边分离边止血，注意不能切断耳后肌，分离皮片使蒂部位于皮瓣中央偏前，做成以耳后肌为蒂的肌皮瓣。在耳甲腔或耳甲艇外侧皮肤缺损边缘切除条状软骨，穿通耳甲腔或耳甲艇，与耳后皮瓣形成一通道（图 2.3.6），将带有耳后肌蒂的皮瓣自通道向前移于耳甲腔或耳甲艇皮肤缺损处（图 2.3.7），间断对位缝合，留置线（图 2.3.8），局部使用凡士林碘仿纱包加压固定（图 2.3.9），对位缝合耳后切口（图 2.3.10），头套加压固定。

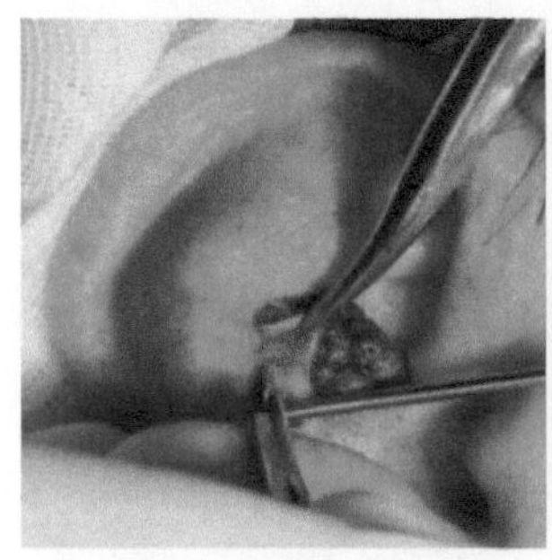

图 2.3.2 在距离肿块 1～2 mm 的部位切除肿块

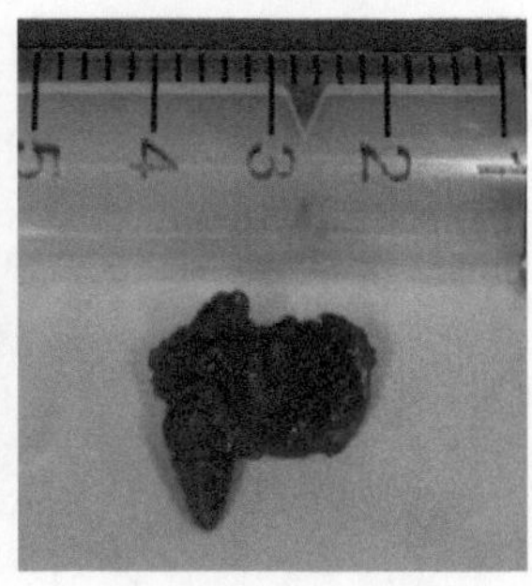

图 2.3.3 切除约 2.0 cm×1.3 cm 的桑葚状不规则肿块，深达软骨膜

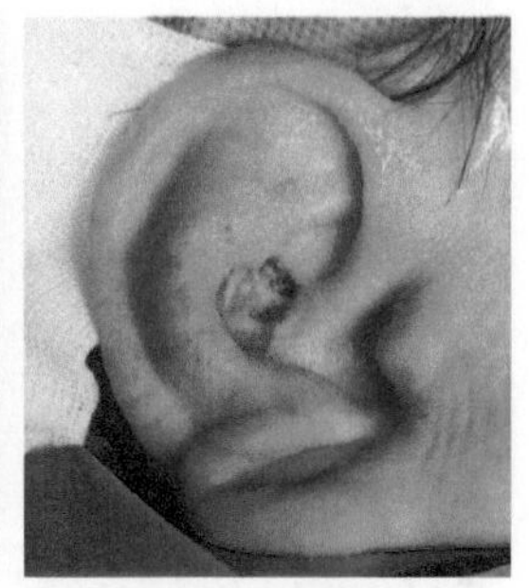

图 2.3.4 切除肿块后的皮肤缺损，妥善止血，测量皮肤缺损大小

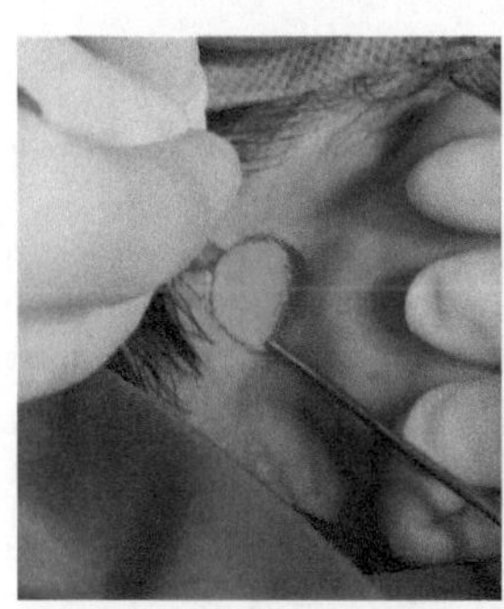

图 2.3.5 依据皮肤缺损的大小，在耳后肌表面皮肤做印迹并做皮肤切开，蒂部留于皮瓣中部偏前

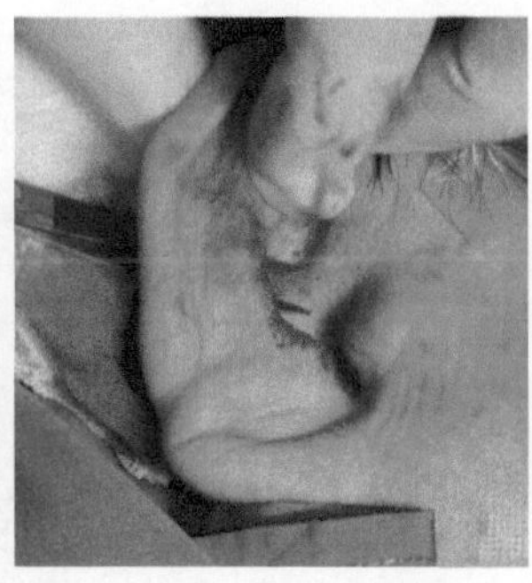

图 2.3.6 在耳后肌皮瓣做好后向前切除条状软骨，形成耳甲隧道进入耳甲腔或耳甲艇创面

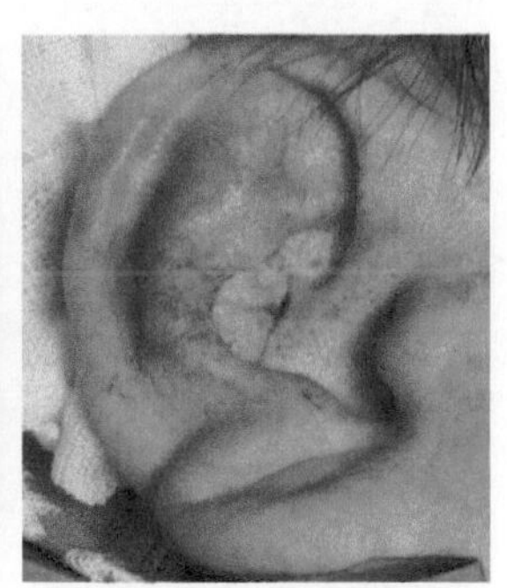

图 2.3.7 耳后肌皮瓣前移，通过耳甲隧道平铺于创面

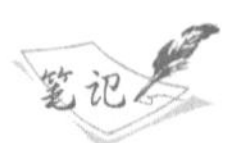

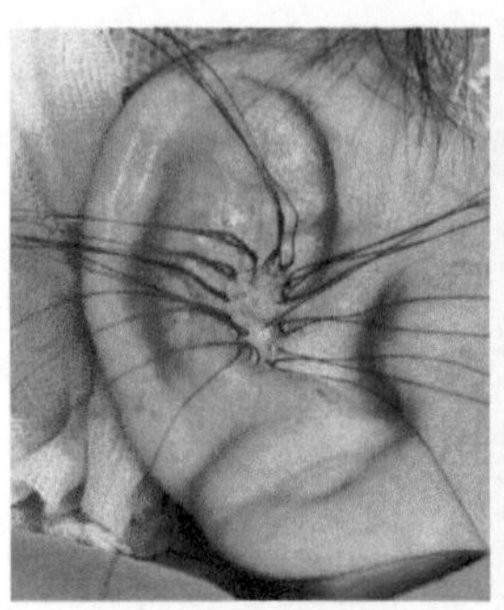
图 2.3.8　将皮瓣与耳甲腔或耳甲艇皮肤缺损处对位缝合，留置线

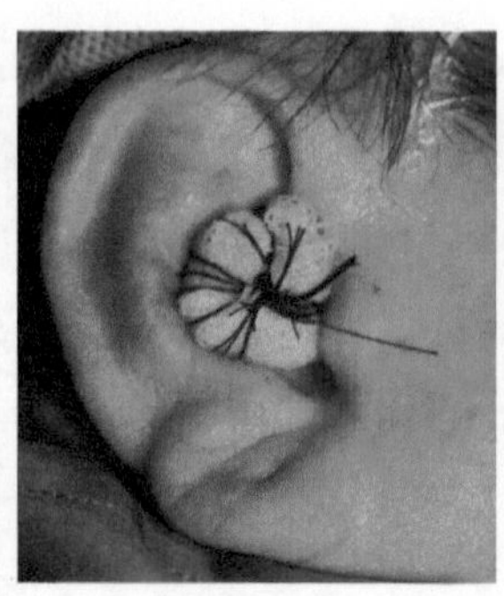
图 2.3.9　凡士林碘仿纱包加压固定

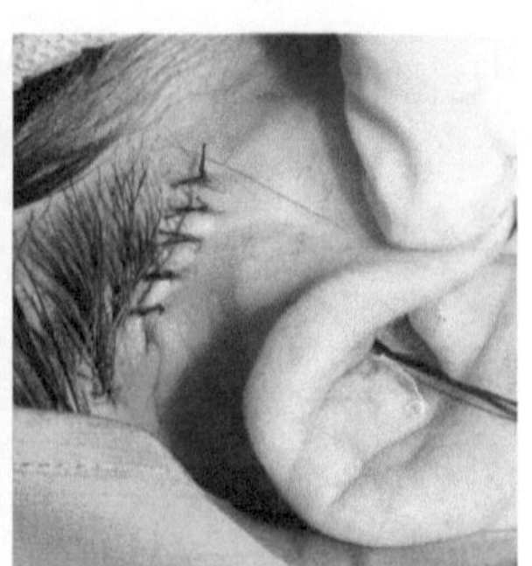
图 2.3.10　耳后取皮处修整后对位缝合

术后 3 天换药，耳后切口处无红肿，耳甲腔处碘仿纱包固定，周围皮肤颜色正常。术后 5 天，解除碘仿加压包，见耳甲腔处皮瓣颜色红润（图 2.3.11），术后 10 天拆线，切口愈合良好（图 2.3.12）。术后病理：（右耳郭）脂溢性角化病（图 2.3.13）。

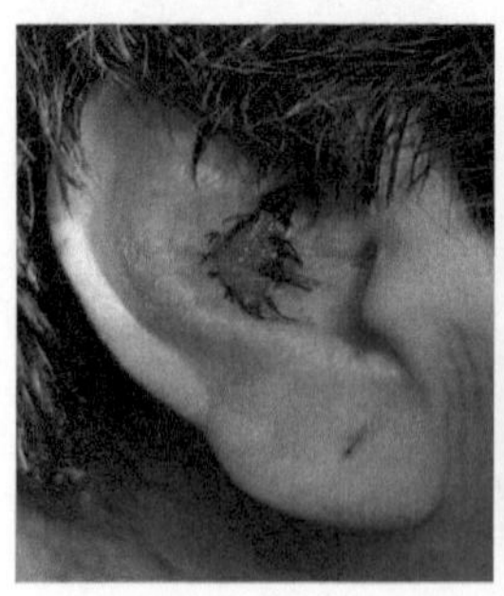
图 2.3.11　术后 5 天打开加压包时皮瓣红润

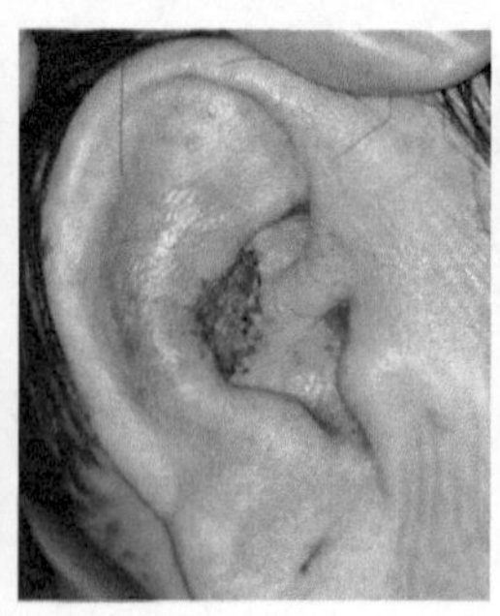
图 2.3.12　术后 10 天拆线后皮瓣成活良好

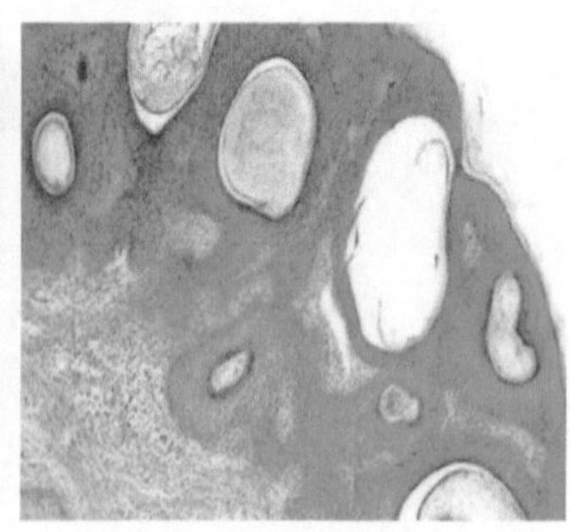
图 2.3.13　术后病理切片示脂溢性角化病（HE，×40）

【随访】

术后随访 6 个月，病变无复发，耳郭形态正常，耳甲腔修复皮瓣色泽与周围皮肤色泽基本一致（图 2.3.14），皮瓣成活，患者满意。

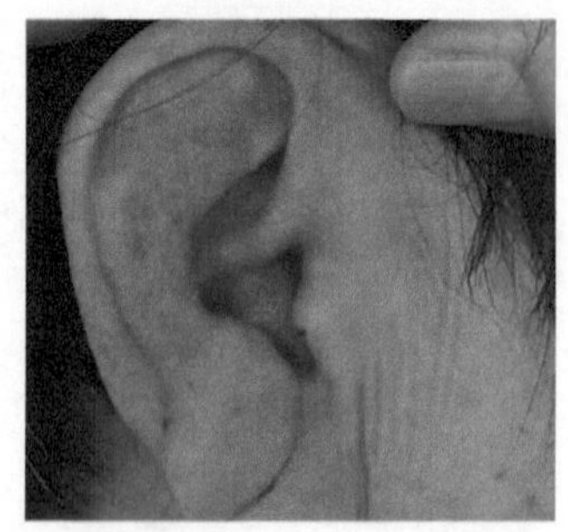
图 2.3.14　术后 6 个月耳郭皮瓣的色泽质地良好，几乎看不出手术痕迹

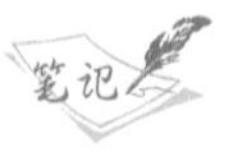

病例分析

耳郭皮肤与软骨粘连较外侧面紧密，切除病变组织后形成的皮肤缺损难以缝合，致修复困难，强行缝合易形成耳郭畸形。耳郭的内侧面较平整且稍隆起，其附着处称为耳后沟，为耳部手术的重要解剖部位。

耳郭外侧面皮肤缺损的修复以往常用的方法有全层皮肤移植或耳前带蒂皮瓣修复等，前者有时愈合欠佳，后者往往在耳前面部形成瘢痕而影响美观。耳郭外侧面缺乏知名供血动脉，皮瓣移植后易缺血坏死。耳郭内侧面皮肤的血液供应主要来源于耳后动脉、枕动脉和颞浅动脉，且这三者之间有较多的吻合支，在耳后形成丰富的血液供应网，因此，耳后皮瓣的血液供应十分充沛。

耳后区皮肤厚度适宜，色泽与耳甲腔处皮肤色泽相近，所以设计的耳后皮瓣多为蒂在下方以耳后动脉为供血的皮瓣，或蒂在上方以颞浅动脉吻合支为供血的皮瓣，来修复耳郭外侧面的皮肤缺损，效果都不错，但是皮瓣的蒂部需要扭转移至前方，这或多或少可能会影响血运。但是耳甲腔或耳甲艇部位的皮肤缺损，因位置离耳后肌最相近，在耳后肌表面设计皮瓣时能连同耳后肌一同前移，通过耳甲软骨隧道，移植于耳甲腔或耳甲艇部位的皮肤缺损处，蒂部前移不扭转，血运主要以耳后动脉和颞浅动脉的吻合支为主，这样不会影响皮瓣血液供应。

全厚皮瓣不易继发挛缩，以耳后肌为蒂，前移方便，并且无须断蒂，手术可在一期完成，耳后创面直接拉拢缝合即可，避免二次手术，这样既缩短了治疗时间，又减轻患者的经济负担。且耳后乳突区皮肤张力不大，便于取材和转移。术后随访发现，皮瓣颜色与周围皮肤色泽接近，供区瘢痕位于耳后，隐蔽性好，能够满足美观要求。

术中应注意取材的皮瓣厚度应为全厚皮瓣，妥善止血，避免在皮瓣与软骨之间形成血肿；皮瓣过薄则血运欠佳，影响成活。根据

耳甲腔或耳甲艇皮肤缺损的位置设计软骨通道，应本着皮瓣前移后正好可以平铺于皮肤缺损处的原则，皮瓣置于创面后用细线间断缝合，缝线不易过度紧密，碘仿纱包加压不宜过紧，否则会影响皮瓣血液供应。术后还应加强皮瓣护理，密切观察皮瓣血运情况。

总之，耳后带蒂皮瓣经过耳郭软骨隧道修复耳甲腔或耳甲艇皮肤缺损是治疗耳郭外侧面皮肤缺损的一种理想且有效的方法，对于耳甲腔或耳甲艇的皮肤缺损又以耳后肌为蒂的皮瓣最为适宜，值得在临床中推广使用。

病例点评

本病例设计的是以耳后肌为蒂的耳后皮瓣，血运是以耳后动脉及颞浅动脉的吻合支来供应的，严格意义上说应该是一随意皮瓣，但是以耳后肌为蒂，血运是有保障的。经过多年的临床观察，以耳后肌为蒂的耳后皮瓣是最好修复耳甲腔、耳甲艇及外耳道口后壁的皮瓣，大家可以在临床试用比较。

（王艳华　许玲　刘英娜　贾丽丽　张庆泉）

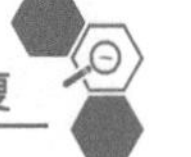

004　耳后皮瓣修复外耳道缺损 1 例

病历摘要

【基本信息】

患儿，男性，10 岁，主因“右耳外耳道狭窄，行外耳道成形术后半年后又发生狭窄 4 个月”就诊。除了外耳道畸形外，耳屏呈肥大扭曲，伴听力下降，要求住院治疗。既往体健。

【查体】

心肺未见异常。腹部肝胆胰脾检查无异常。右耳郭基本正常，耳屏肥大扭曲，外耳道口直径约 2 mm（图 2.4.1），深部不清，鼓膜不清。左耳未见异常。听力检查右耳呈轻中度传导性聋。乳突 CT 检查示右耳道狭窄，乳突气化良好。

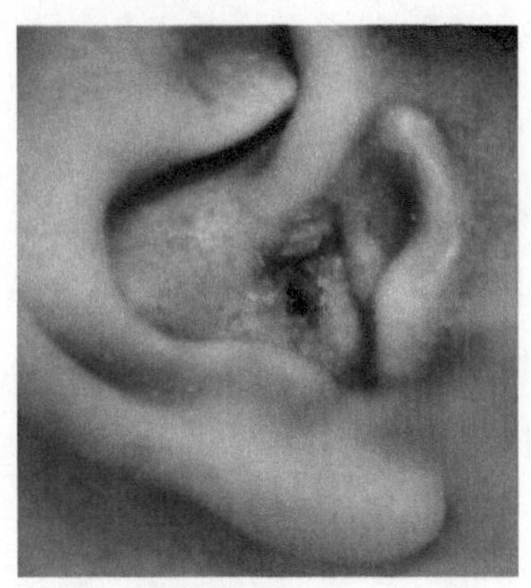

图 2.4.1　外耳道狭窄，外耳道口约 2 mm

【诊断】

外耳道狭窄（右侧）。

【治疗经过】

全身检查及辅助检查未见异常后，择期在全身麻醉下行右耳道成形术，术中行耳屏切迹至外耳道上、后、下做山葆氏切口，尽量保留外耳道原有皮肤，磨出外耳道后壁骨质，扩大外耳道口，修

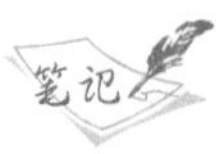

整原有的外耳道残余皮肤后铺于外耳道前壁，检查外耳道后壁皮肤缺损大小，在耳郭后部设计皮瓣大小，蒂部留于耳后上方，在耳郭软骨相对应的外耳道后部正中做软骨隧道，将耳后皮瓣穿过软骨隧道至外耳道后壁，对位缝合消灭创面，使用碘仿纱条填塞外耳道（图 2.4.2），包扎后手术结束。

术后给予适量的抗生素及对症处理，术后 2 周抽出碘仿纱条，外耳道成形良好，皮瓣成活，又做局部处理（图 2.4.3）。

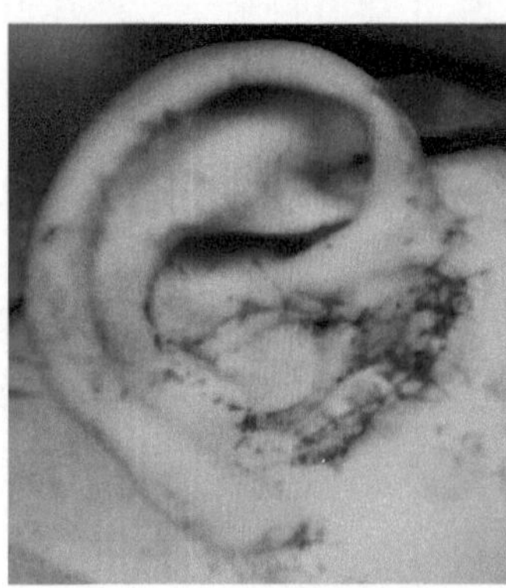

图 2.4.2　耳后皮瓣修复右外耳道缺损手术后，碘仿纱条填塞

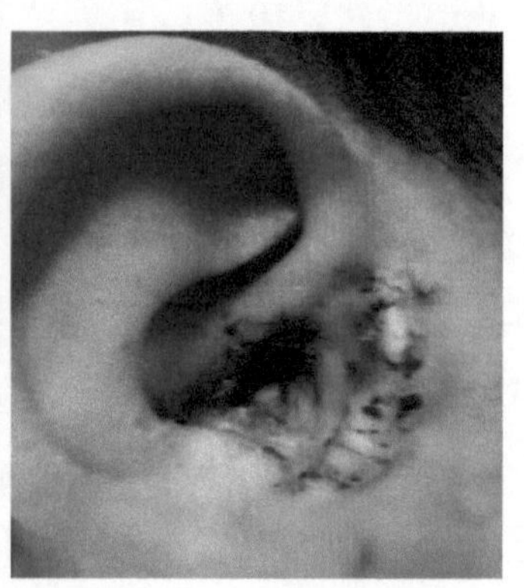

图 2.4.3　术后 2 周外耳道口的情况，耳屏部分切除

【随访】

术后 3 个月外耳道口直径约 1 cm，自感听力提高，听力检查仍然呈轻度传导性耳聋。术后 1 年，听力好转，外耳道口直径约为 8 mm（图 2.4.4），目前仍在随访中。

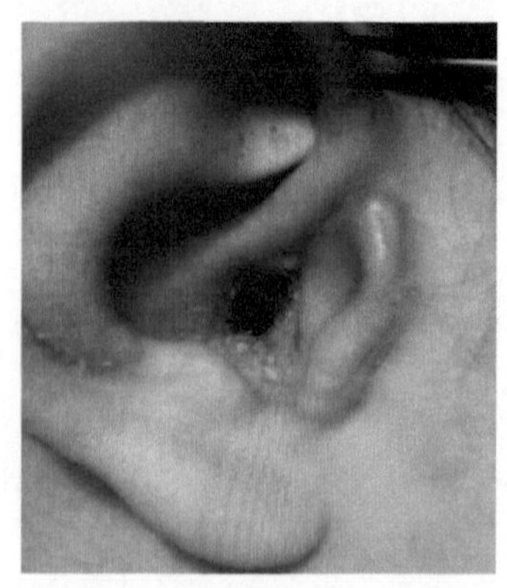

图 2.4.4　术后 1 年外耳道口直径约 8 mm

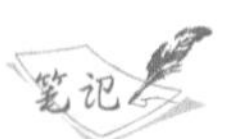

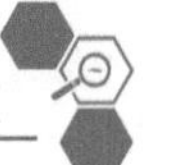

病例分析

耳后皮瓣修复外耳道缺损时要注意，修复外耳道后、上、下壁均可，但是修复耳道前壁则较为困难，耳道前壁应以耳前皮瓣修复为主。

耳后皮瓣因为是全厚皮瓣，厚度要大于外耳道皮肤，所以在修复外耳道时，尽量把外耳道骨性部分的后壁磨除一部分，以扩大外耳道，也利于皮瓣的贴敷。

皮瓣的后缘可以与耳郭的切缘缝合，深部缝合不容易，也不需要缝合，平铺于外耳道即可，皮瓣与皮肤重叠部分予以修整后，填塞碘仿纱条扩张后适度压迫即可。

一般在术后 7 ～ 10 天可以抽出碘仿纱条，观察皮瓣的成活情况，如果皮瓣有漂浮现象，可以再次填塞压迫。另外，还要注意不要过多地刺激鼓膜，病变只要不涉及鼓膜就尽量不要动，尽最大可能保存听力。

病例点评

本病例是使用耳后皮瓣修复外耳道，最好是用以耳后肌为蒂的耳后皮瓣，其他的皮瓣也可以根据具体情况使用。使用耳后皮瓣不仅可以修复外耳道后壁，也可以修复上壁和下壁，前壁应视为禁忌，如果需要一起修复前壁，可以联合耳前皮瓣进行。

（张芬　王贝贝　李宇玥　胡晓璇　王小雨　程晓娟
张译丹　于伟　王春雨　张庆泉）

005　耳后三角皮瓣修复 1 例

病历摘要

【基本信息】

患者，女性，29 岁，主因“发现左侧耳郭肿块 4 年”，于 2021 年 2 月 23 日入院。患者因常抓挠左侧耳部，逐渐发现耳郭下部和上部出现肿块，偶有痒感，没有在意而继续抓挠，肿块逐渐增大。既往体健。

【查体】

左侧耳郭上 1/3 内侧面近耳轮缘见一皮下隆起肿块，约 1.0 cm × 1.0 cm × 0.5 cm，左耳郭下内侧面近耳轮缘见一皮下隆起肿块约 3.0 cm × 2.0 cm × 2.0 cm。

【诊断】

耳郭瘢痕疙瘩（左侧，图 2.5.1）。

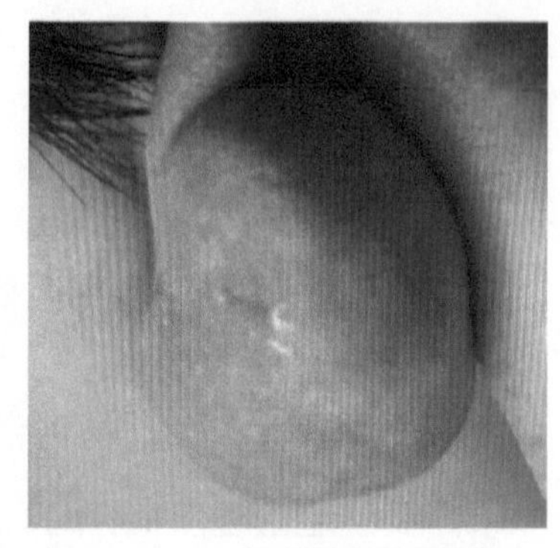
图 2.5.1　左侧耳后巨大瘢痕疙瘩

【治疗经过】

全身检查未见异常后，择期在局部麻醉下行左侧耳郭肿块切除 + 左侧三角推进皮瓣转移术。术中切除左耳郭上部肿块后，对位缝合切口。完整切除左耳郭下部肿块后，见皮肤缺损大小约 3.0 cm × 2.0 cm 的皮肤缺损，于切口后内侧做三角形皮瓣，向前推进移位至皮肤缺损区，对位缝合切口，供皮区拉紧缝合，油纱覆盖，适当加压包扎。术后病理：瘢痕疙瘩。治疗经过见图 2.5.2、图 2.5.3。

术后给予局部换药治疗，适当用药，7 天后给予间断拆线（图 2.5.4），10 天后全部拆除缝线，皮瓣愈合好。2 周后切口局部使用曲安奈德注射液 + 利多卡因局部封闭（图 2.5.5），每 2 周局部封闭治疗。

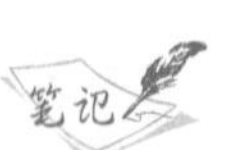

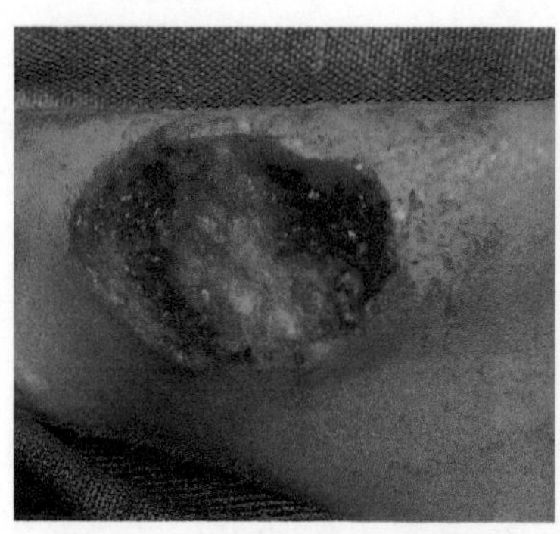

图 2.5.2　局部切除后的皮肤缺损

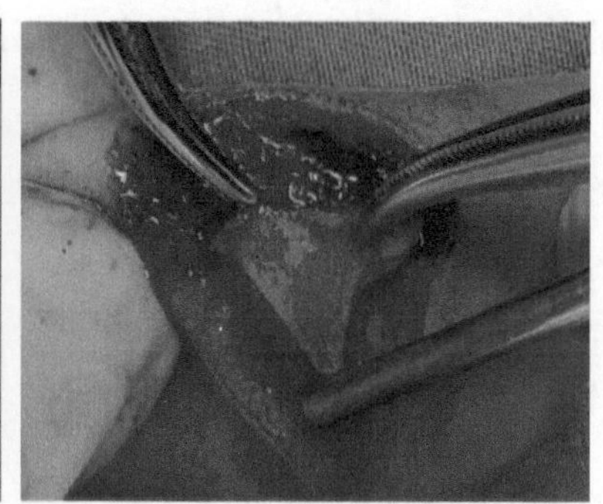

图 2.5.3　创面后部的三角皮瓣前移

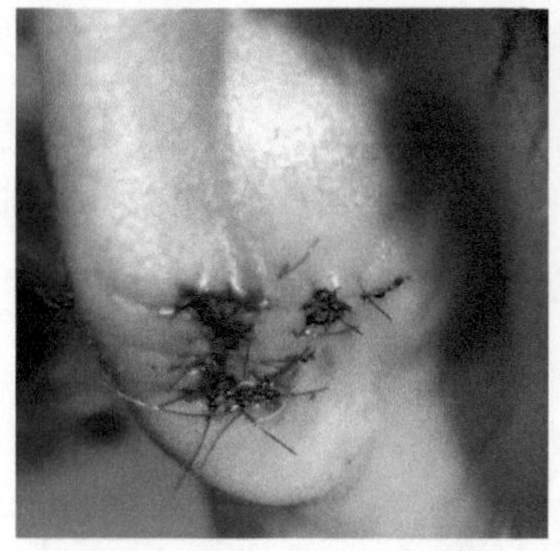

图 2.5.4　术后 7 天的局部情况

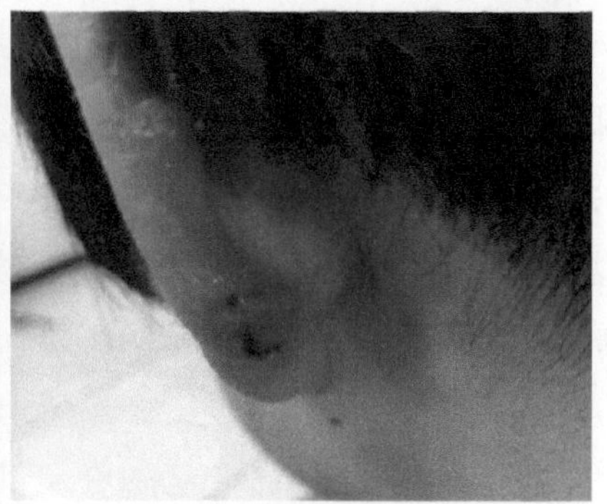

图 2.5.5　术后 2 周局部情况

【随访】

随访 3 年多局部无异常，未再发生局部增殖性改变（图 2.5.6）。

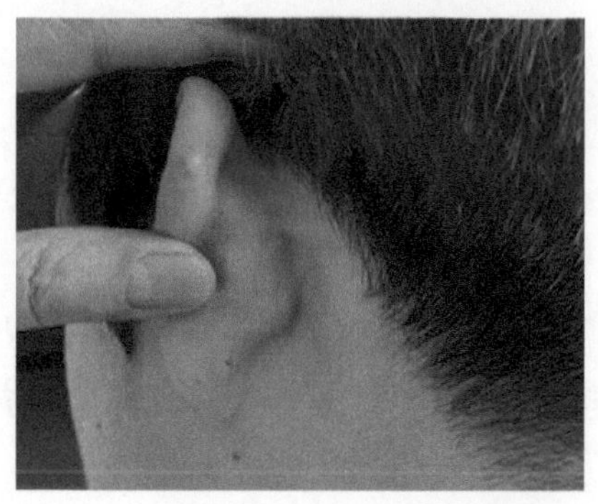

图 2.5.6　术后 3 年局部情况

病例分析

耳后皮瓣的临床使用历史较久，使用方法也很多，我们针对耳后的具体情况设计了很多的皮瓣形式，如旋转皮瓣、矩形推进皮瓣、三角推进皮瓣等来进行修复，具体如何使用要依据局部皮肤缺损的大小、位置及术者习惯而确定。

本病例在耳郭内侧面的下部切除瘢痕疙瘩后施行了三角推进皮

瓣的修复，这种皮瓣不易形成猫耳现象，唯一的修整就是皮肤缺损的对侧边缘，皮瓣的蒂部在深部，皮瓣前移要注意，应根据皮瓣前移的程度来控制蒂部的大小和游离度，后部直接缝合即可。

病例点评

本病例是位于耳郭内侧面的瘢痕疙瘩，一般的发生于该位置的瘢痕疙瘩常规修复就行，较大的切除后要注意局部再形成瘢痕的可能性，所以本病例在切除后使用了耳后的三角推进皮瓣进行修复，效果良好。修复后的继续观察治疗是很有必要的，我们对本例患者使用曲安奈德注射液间断地进行局部封闭，未再发生瘢痕。其他的方法，如局部冷冻、小剂量的局部放射治疗都可以尝试，但是如果对激素的使用没有禁忌，激素应该是最好、最简单的方法。

（王贝贝　王小雨　张芬　李宇玥　胡晓璇
程晓娟　张泽丹　于伟　王春雨　张庆泉）

我们使用耳后皮瓣穿经耳郭软骨隧道转位于耳郭外侧面进行修复，创新点就是穿经耳郭软骨隧道，将原来耳前皮瓣或游离皮瓣修复耳郭外侧面皮肤缺损的手术增加一个新的、有效避免弊端的方法。后来我们逐渐把耳后皮瓣设计成以颞浅动脉吻合支为蒂的耳后皮瓣，以耳后动脉为蒂的耳后皮瓣，以耳后肌为蒂的耳后皮瓣，严格地说这应该是一个随意皮瓣，但是如果在做蒂时准确地含有相关的血管，那就是一个轴型皮瓣。皮瓣蒂部的大小我们一般控制在皮瓣大小的 1 ～ 1.5 倍，有时可以是 2 倍，蒂部在下或耳后肌的皮瓣较小，而以颞浅动脉吻合支为蒂的皮瓣可以向乳突尖或颈部延伸，在临床中可以根据耳郭皮肤缺损的大小选择使用。

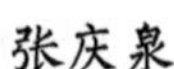
张庆泉

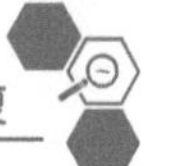

006　耳前矩形皮瓣修复 1 例

病历摘要

【基本信息】

患者，女性，32 岁，主因“左外耳道上方肿块 6 年，发现肿块逐渐增大 4 个月”入院。既往无特殊病史。

【查体】

左外耳道前至上部有约 1.0 cm × 1.0 cm × 0.7 cm 的褐色肿块（图 2.6.1），表面略不平，肿块可推动、无粘连。

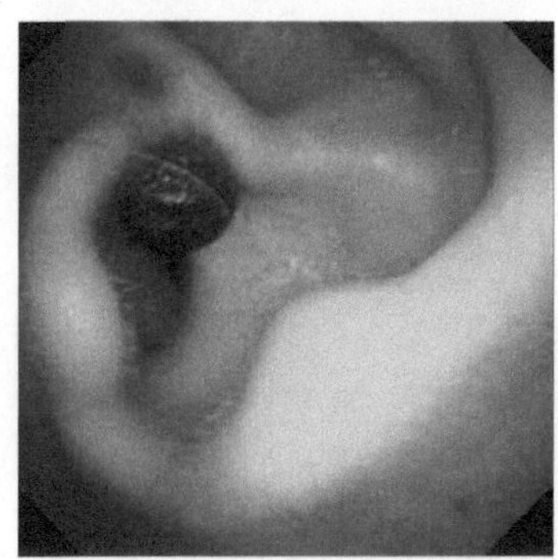

图 2. 6. 1　外耳道前至上部肿块

【诊断】

外耳道肿块（左）。

【治疗经过】

于 2019 年 4 月 13 日在局部麻醉下行左耳外耳道病损切除术，先在距肿块边缘 1 ～ 2 mm 处切除肿块，后设计斜形左侧耳轮脚前矩形皮瓣（图 2.6.2），推移至外耳道的皮肤缺损处，与内下的缺损边缘对位缝合，将耳屏上部上移，与推进皮瓣的耳轮脚处皮肤对位缝合（图 2.6.3）。切除后观察外耳道口无狭窄，耳道内填塞凡士林及碘仿纱条予以压迫扩张。术后病理：（左外耳道）色素痣。

术后使用适量抗生素，术后 7 天换药，抽出外耳道填塞碘仿纱条，皮瓣成活。术后 10 天拆除部分缝线（图 2.6.4），术后 14 天完全拆除缝线，皮瓣成活好，外耳道无狭窄，表面少许痂皮。

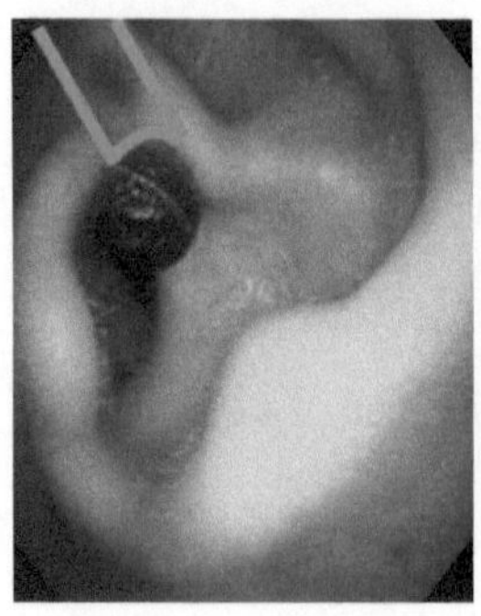
图 2.6.2　设计耳前矩形皮瓣

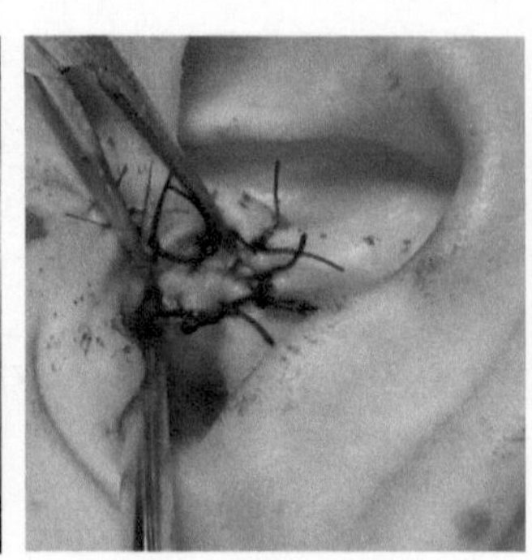
图 2.6.3　外耳道肿块切除后，耳轮前皮瓣推进修复外耳道皮肤缺损，前部拉拢缝合

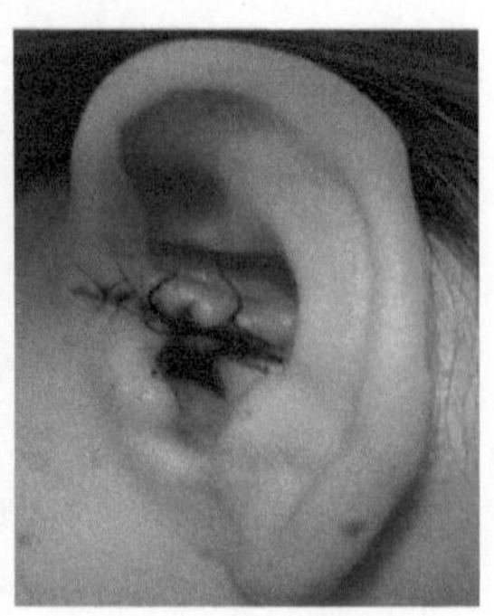
图 2.6.4　术后 10 天，间断拆除缝线

【随访】

术后随访治疗，术后 4 年 6 个月复查，皮瓣与外耳道融为一体，外耳道无狭窄（图 2.6.5）。

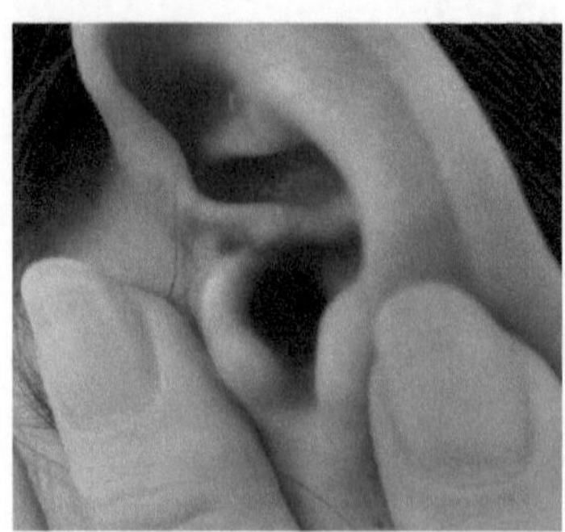
图 2.6.5　术后 4 年 6 个月的耳郭

病例分析

耳前皮瓣的使用历史悠久，在耳郭耳道修复手术时的应用相对较多，弊端是修复范围受限，且影响美观，故在手术时患者的选择

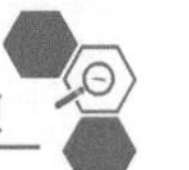

会受限。但是，有一些病例的病变位置需要在耳前做出皮瓣，对于此类选择进行手术的患者，向患者交代其弊端后再实施。

本病例患者的肿块位于外耳道口的前上壁，切除后修复的原则是不要影响外耳道口，所以我们在耳轮脚前做了一个矩形推进皮瓣，下移修复皮肤缺损，在皮瓣下移的前壁做了修整，以免外耳道前壁组织推挤造成外耳道狭窄。

耳前壁皮瓣需要在临床中谨慎使用，更应该征求患者的意见，严格掌握适应证后再进行常规操作。

病例点评

本病例是发生于外耳道前上壁的肿块，如果切除后直接拉拢缝合势必造成外耳道口的狭窄，耳后皮瓣又不能修复该位置，所以我们根据肿块的具体位置设计了将耳轮脚和耳屏之间的矩形皮瓣推进到外耳道前上壁对缺损进行修复，对于皮瓣推进后两侧的皮肤堆积可以做三角的切除，以对应局部的缝合。

（王小雨　王贝贝　张芬　李宇玥　胡晓璇
程晓娟　张译丹　于伟　王春雨　张庆泉）

007　耳郭外侧面三角推进皮瓣修复 1 例

病历摘要

【基本信息】

患者，男性，67 岁，主因“左侧耳郭下部至耳垂上部肿块 3 个月，抗感染治疗无好转”而入院。

【查体】

全身检查未见异常。左侧耳郭外侧面下部近耳轮处至耳垂上方有约 2.0 cm × 1.5 cm × 1.0 cm 大小的肿块（图 2.7.1），表面呈暗紫色，表皮结痂，质软，无压痛。

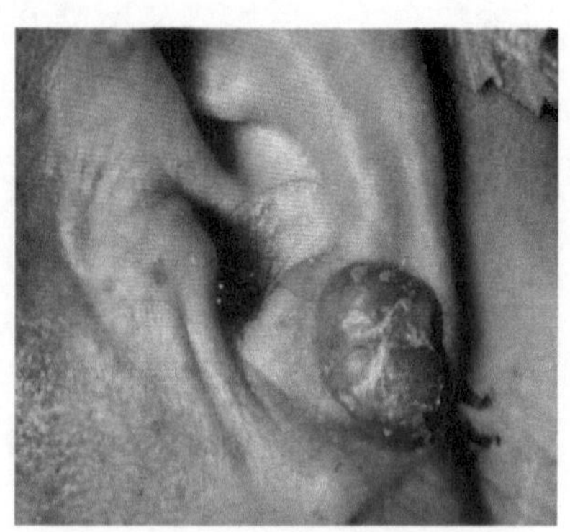

图 2.7.1　左侧耳郭外侧面肿块

【诊断】

耳郭肿块。

【治疗经过】

择期在局部麻醉下行耳郭肿块切除术，切除后创面裸露，在耳垂处剖开耳垂外侧面上移覆盖创面，但是耳后下部内侧面皮肤折叠隆起，在耳垂内侧面修整切除隆起组织，予以对位缝合，再次对位于耳垂外侧面下部的矩形瓣上移对位，耳郭规整修复，耳垂略短。术后病理：炎性肉芽肿。治疗经过见图 2.7.2、图 2.7.3。

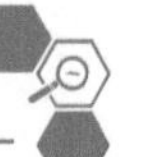

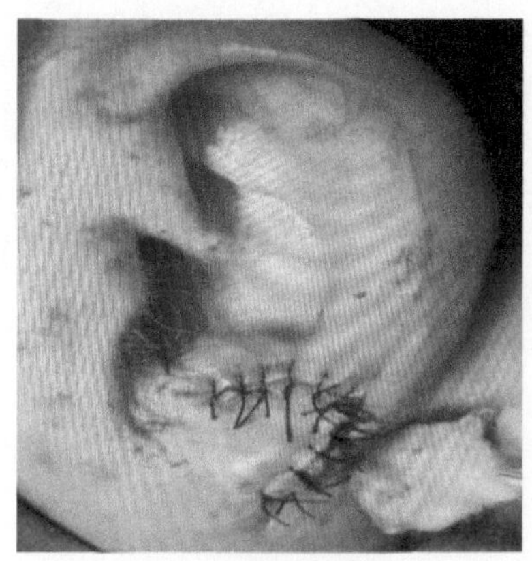

图 2.7.2　设计左侧耳垂外侧面上移修复，耳后组织隆起

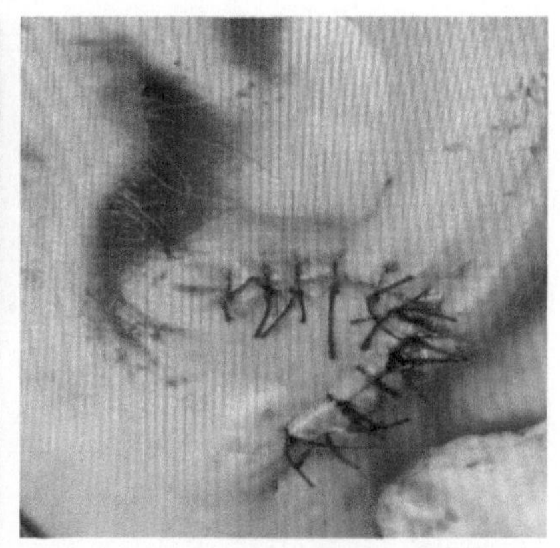

图 2.7.3　修整耳后隆起组织，推进皮瓣对位良好

术后给予口服适量抗生素，术后 7 天间断拆线，术后 10 天完全拆除缝线，伤口愈合好。

【随访】

术后随访至 2 年 2 个月，皮瓣成活良好，无肿块复发（图 2.7.4）。

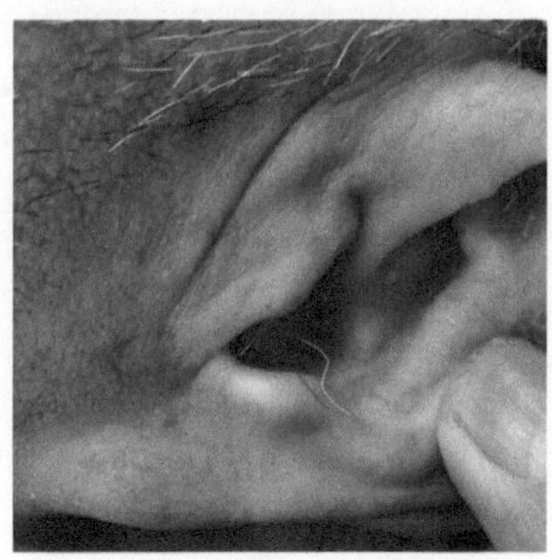

图 2.7.4　术后 2 年 2 个月的耳郭

病例分析

耳垂及其以上部位的肿块，特别是外侧面的肿块，皮肤缺损的修复相对容易进行，因为耳垂的游离度较大，可以使用本身的组织来进行，当然也要视肿块的大小而确定具体的修复方式。本病例中

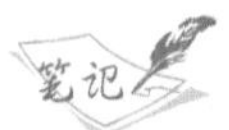

我们选择的是利用耳垂的下半部分，做成上移的推进皮瓣进行修复，后部的组织略显堆积，可以适度地切除一部分，至于切除修整的多少要视具体情况而定。

耳垂的大小因人而异，所以可以相应地进行伸展或缩小，不过分即可，肿块切除为第一原则，修复美容兼顾之。

病例点评

本病例发生于耳郭外侧面下部及耳垂上部的肿块，切除肿块后，我们利用残余耳垂的三角推进皮瓣修复了耳郭下部外侧面的皮肤缺损，耳垂的皮瓣上移后，相应耳后的位置皮肤就堆积了，我们在相应的位置做了三角的皮肤切除，以对应耳郭外侧面和内侧面的形状和外观。

（张芬　王贝贝　王小雨　李宇玥　胡晓璇
程晓娟　张译丹　于伟　王春雨　张庆泉）

008　耳前瘘管感染皮肤溃烂的三角皮瓣修复 1 例

病历摘要

【基本信息】

患儿，女性，6 岁，主因“出生后左耳前有小孔，肿痛、感染、流脓 3 个月”，反复治疗不愈，耳前部分皮肤溃烂，涉及外耳道口上部，要求手术而入院。

【查体】

全身检查未见异常。左侧耳轮脚前小孔，局部略肿，耳轮脚至外耳道的皮肤部分溃烂结痂（图 2.8.1），痂下有脓液少许。

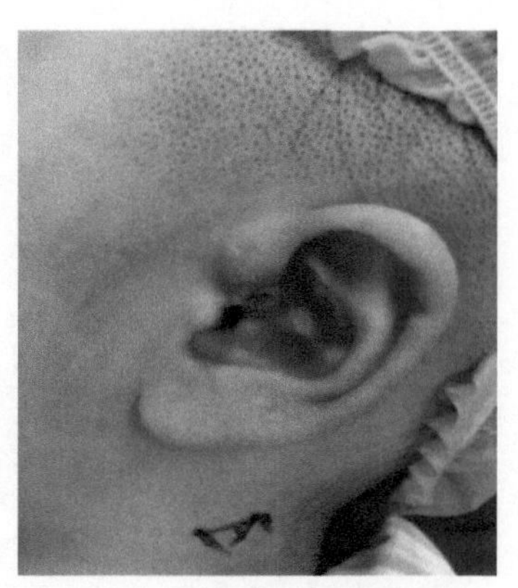

图 2.8.1　左侧耳前瘘管感染皮肤部分溃烂

【诊断】

耳前瘘管感染（左侧）。

【治疗经过】

住院后给予局部换药冲洗，3 天后脓液消失，在全身麻醉下行手术治疗，将溃烂处切除，暴露出耳轮脚软骨，将耳前小孔的深部及局部扩大切除，探查无可见瘘管遗留，便在耳轮脚前部皮肤做三角皮瓣（图 2.8.2），深部组织为蒂，下移至外耳道口上方（图 2.8.3），对位缝合，形成外耳道口，上方供皮区分离拉近缝合（图 2.8.4），创面封闭，外耳道口无缩小，手术后外耳道填塞碘仿纱条。

术后给予适量抗生素治疗及对症处理，术后 5 天抽出碘仿纱条，皮瓣对位成活好，术后 7 天间断拆线，术后 10 天完全拆除缝线（图 2.8.5），耳轮脚略窄，术后未见外耳道口缩小。

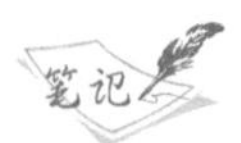

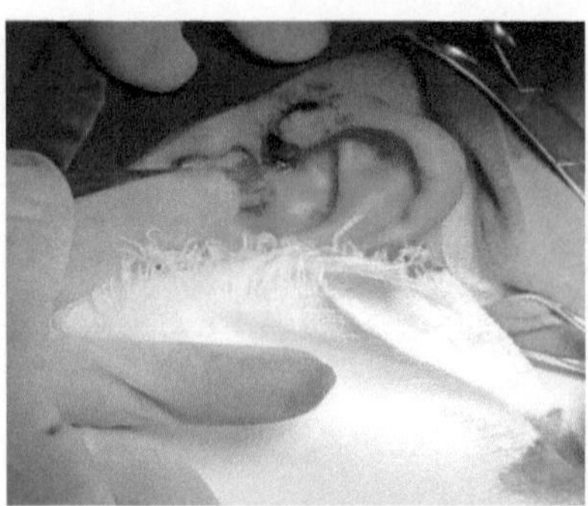

图 2.8.2 切除瘘管及溃烂皮肤，设计耳轮脚的三角皮瓣

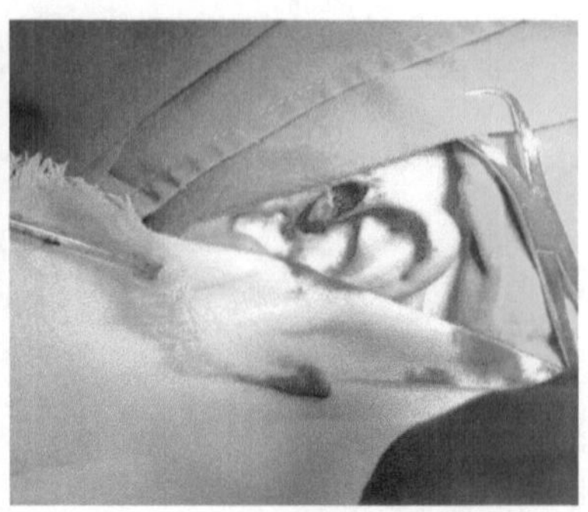

图 2.8.3 三角皮瓣下移至对位缺损区

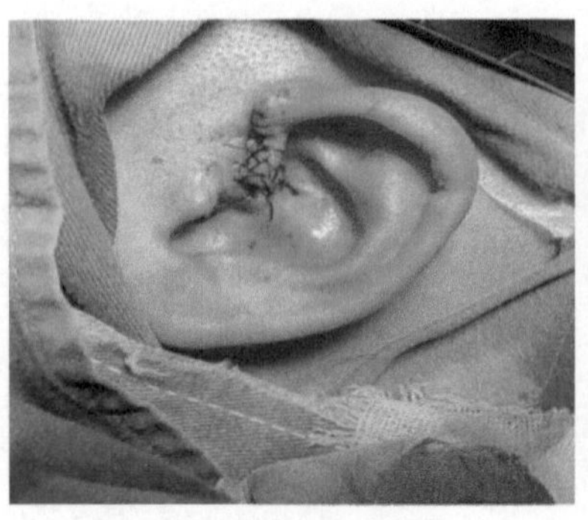

图 2.8.4 缝合局部皮瓣

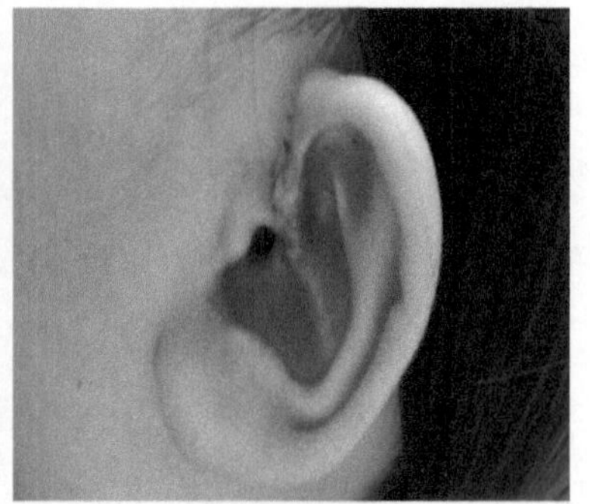

图 2.8.5 术后 10 天拆除缝线后的局部情况

【随访】

术后定期随访至 1 年 4 个月，耳轮脚前略有瘢痕，无瘘管复发（图 2.8.6）。

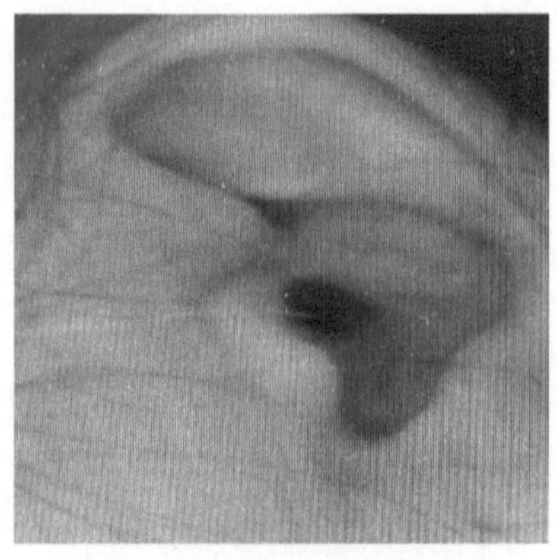

图 2.8.6 术后 1 年 4 个月

病例分析

耳前瘘管感染有时可以造成皮肤溃烂，以至于在瘘管切除后相应的皮肤不能保留，所以就要进行局部修复，特别是儿童患者更是如此。

本例患儿在切除瘘管后，造成了耳轮脚部位皮肤缺损，强行拉紧可造成局部畸形严重，我们根据局部实际情况，选择了上部的三角推进皮瓣下移修复了皮肤缺损，避免了严重畸形，除了有利于局部的恢复，还有利于患儿的身心健康。

病例点评

耳前皮瓣的应用时间久远，因为在耳前暴露区域，术后局部瘢痕影响美观，故临床现已较少使用，但是外耳道前壁的皮肤缺损修复选择性较少，所以临床中在特殊情况下还是需要使用的。我们在不同的部位选择了几个不同的皮瓣和手术方法，例如，使用耳前矩形皮瓣修复外耳道前上部的皮肤缺损，使用耳轮前的三角皮瓣修复外耳道口皮肤缺损，使用耳垂部的推进性皮瓣修复耳部外侧面下部的缺损等，在修复的同时尽量避免容易暴露部位的瘢痕，择优使用。

本病例耳前瘘管感染后局部的皮肤溃烂，造成手术时局部的皮肤不能覆盖创面，我们根据局部的情况，设计了上方的三角推进皮瓣，下移修复创面，在短时间内局部瘢痕还是很明显的，但是随着时间的推移，孩子的生长，局部的瘢痕就不太明显了。但是我们还是要注意皮肤溃烂患者的局部修复。

（李宇玥　王贝贝　王小雨　张芬　胡晓璇
程晓娟　张译丹　于伟　王春雨　张庆泉）

009　耳前耳后联合皮瓣修复外耳道全缺损 1 例

病历摘要

【基本信息】

患者，男性，54 岁，主因“左耳疼痛 1 年余，加重 1 个月”，于 2023 年 4 月 21 日入院。患者 1 年前无明显原因出现左耳疼痛，开始程度较轻，呈间断性，局部受压时疼痛明显，耳部无溢液，无走路不稳，无听力下降。1 个月前无意中发现左侧外耳道可触及隆起，按压有明显疼痛，于外院就诊并行肿块切除，病理报告示（外耳道）小涎腺或耵聍腺来源肿瘤，似呈浸润性生长，细胞有异型性，可见核分裂。3 天前行 PET-CT 检查示左侧外耳道术后改变，后上壁皮下组织 FDG 摄取升高，建议行病理活组织检查。患者既往体健，否认高血压、糖尿病病史，否认家族性遗传病史。

【查体】

左侧外耳道内上壁见瘢痕，前上壁可见局部隆起（图 2.9.1），按压疼痛，局部皮肤无红肿，外耳道口狭窄，外耳道无脓性分泌物。

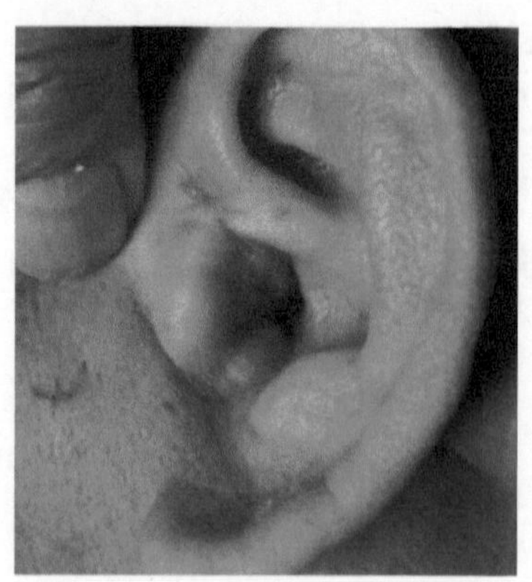

图 2.9.1　外耳道前上壁的肿块

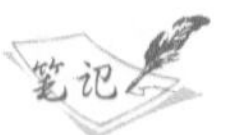

【诊断】

外耳道恶性肿瘤（左侧）；骨与软骨维持肿瘤。

【治疗经过】

入院完善常规检查后在全身麻醉下行左侧外耳道肿瘤切除 + 耳前耳后双皮瓣修复术，手术步骤如下。①切除肿瘤：麻醉成功后，小圆刀片在左侧耳轮脚下方耳屏间切迹向下至耳屏外侧，继续向下延长切口至耳甲腔，沿切口处紧贴耳屏软骨进行分离，向前剥离至外耳道前壁及上壁的骨与软骨交界处 2 ～ 3 mm，见肿瘤组织位于外耳道前上壁，表面不光滑；沿肿瘤边界向下、向后剥离，边剥离边电凝止血，自切口处前下部沿耳甲腔向后延长切口至外耳道口后部约 0.5 cm 处，沿切口处向后上剥离，深达乳突，继续沿肿瘤边界进行剥离，直至将肿瘤完全切除（图 2.9.2）；分别标记肿瘤组织的前壁、上壁、后壁、中间及深部送病理检查，将乳突骨及部分外耳道骨质予以电钻磨薄 1 ～ 3 mm。②设计耳前皮瓣：自外耳道切口上方前部设计（耳屏前方）矩形皮瓣，蒂部留于上方，切开皮肤及皮下组织（图 2.9.3），分离后做全厚皮瓣，制备成大小约 5.0 cm × 1.5 cm 的长方形带蒂皮瓣，在矩形瓣的后侧再次设计 Z 形瓣，自左侧耳轮脚前部向内侧做切口，将耳前的矩形瓣转位于外耳道前上壁，Z 形瓣转位后前部对位缝合，深部平铺于外耳道前上下壁，对位缝合后耳屏前部切口创面封闭。③设计耳后皮瓣：用磨钻再次磨除乳突表面及外耳道后壁骨质，生理盐水反复冲洗。自耳后沟向后下方制备大小约 4.5 cm × 1.6 cm 的带蒂皮瓣（图 2.9.4），蒂部留于耳后上方，切除部分耳甲腔软骨，通过耳后软骨隧道，将制备好的皮瓣平铺于外耳道后部的皮肤缺损处（图 2.9.5），将 2.0 cm × 2.0 cm 的生物膜反复冲洗 3 遍后，平铺于外耳道皮瓣修复后的缺损残留处，凡士林纱条铺底，碘仿纱条填塞加压，对位缝合耳后切口，局部适度加压包扎。手术结束。术后病理示肿瘤由导管细胞和变异肌上皮细胞组成，大小一致，呈圆形或椭圆形，核深染，排列呈筛状、管状或实性结构，可见神经周或神经内侵犯。术后病理：腺样囊性癌（图 2.9.6）。

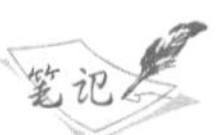

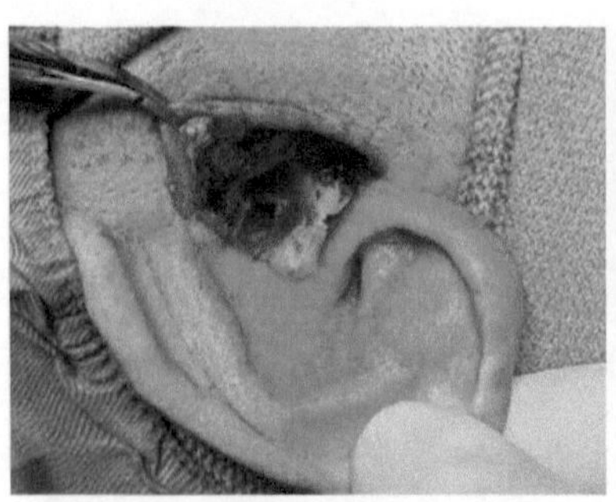
图 2.9.2　肿块切除后的皮肤缺损

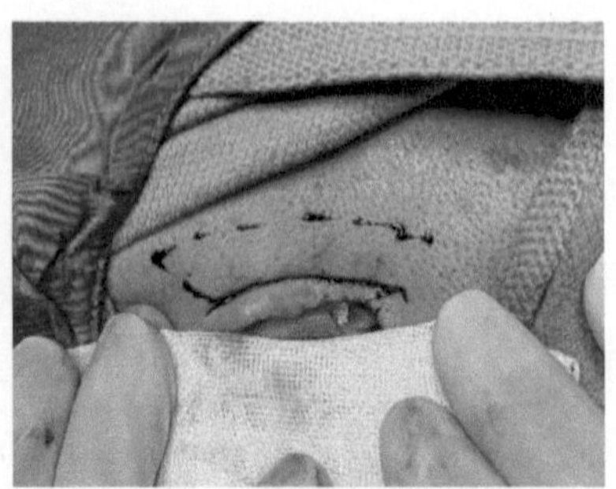
图 2.9.3　设计蒂部位于上方的耳前皮瓣

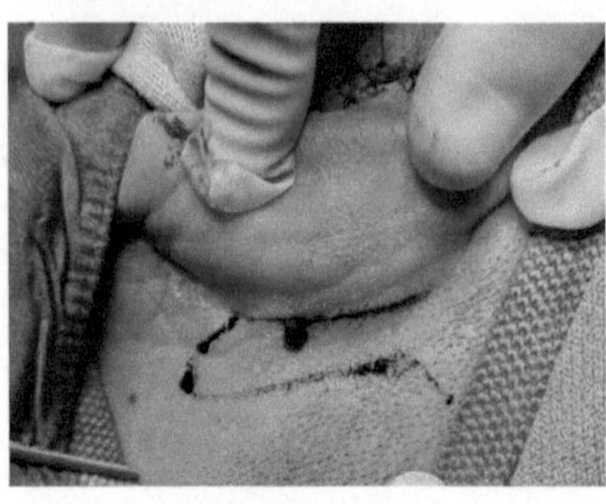
图 2.9.4　设计蒂部位于后上方的耳后皮瓣

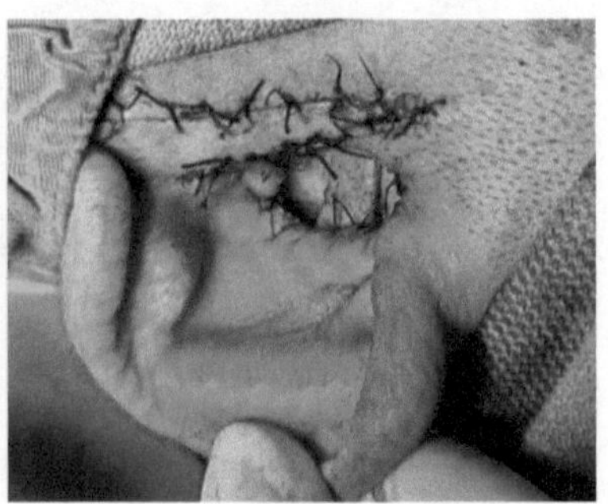
图 2.9.5　蒂在上方的耳前皮瓣修复外耳道前壁

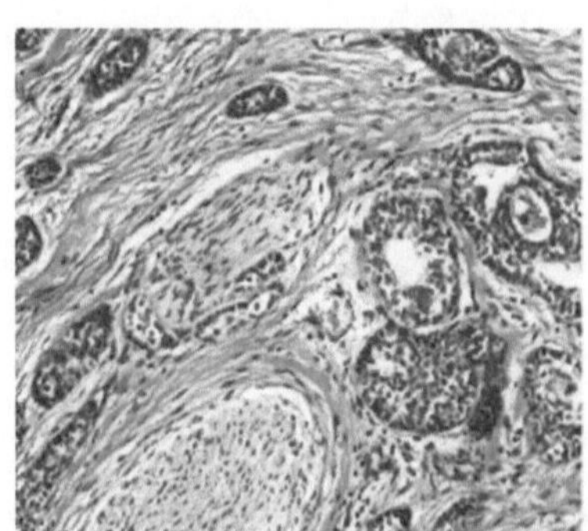
图 2.9.6　（左外耳道）腺样囊性癌，切缘阴性

术后耳部包扎处局部理疗，术后 3 天换药，观察切口情况。术后 7 天抽出外耳道碘仿纱条，观察皮瓣血运好，予以间断拆线。术后 14 天全部拆线，切口对位良好，皮瓣颜色、皮温正常。

【随访】

术后第 1 个月每周复诊 1 次，术后第 2 个月每 2 周复诊 1 次，

术后3～6个月每月复诊1次，复诊时及时清理外耳道分泌物及炎性肉芽组织，给予局部生理盐水冲洗，涂以重组牛碱性成纤维细胞生长因子凝胶及红霉素眼膏促进愈合。术后3个月耳郭外形正常，皮肤色泽与周围皮肤色泽一致，皮瓣成活满意，耳道内切口愈合好，其余区域上皮化完好，外耳道无狭窄（图2.9.7）。术后10个月外耳道较前略狭窄（图2.9.8）。

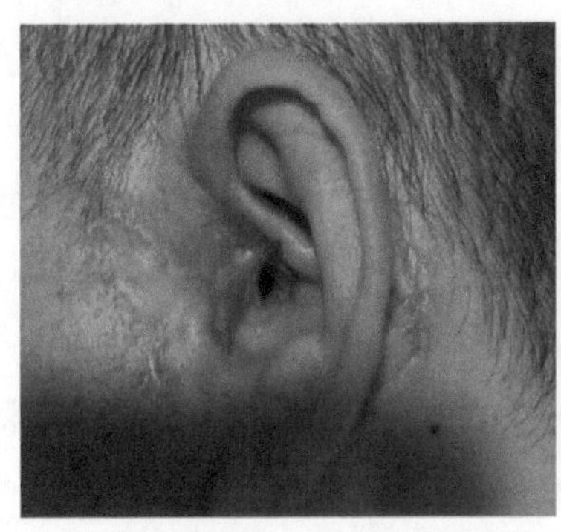

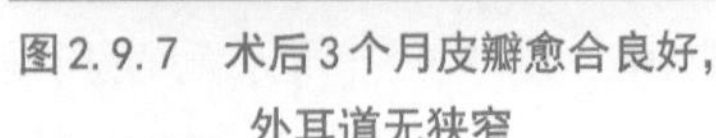
图2.9.7 术后3个月皮瓣愈合良好，外耳道无狭窄

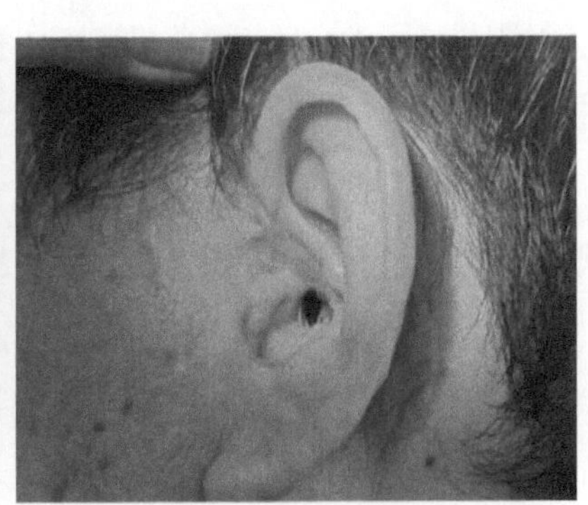

图2.9.8 术后10个月的外耳道

病例分析

外耳道皮内有耵聍腺，可以分泌耵聍。外耳道癌是一种比较少见的恶性肿瘤，其发病率低于百万分之一，来源于耵聍腺的恶性肿瘤更是罕见。

发生于外耳道的病变，当切除后皮肤缺失较大时，需要进行皮瓣修复，常用的方法有植皮、颞筋膜移植、人工修复材料修复等。植皮边缘局部易出现肉芽生长，较易感染，造成外耳道狭窄甚至闭锁，颞筋膜移植用于重建外耳道的皮肤缺损，发生术后感染及瘢痕组织增加的可能性极大，外耳道骨壁暴露、慢性感染等也有报道。使用带蒂皮瓣进行外耳道皮肤缺损的修复，因皮瓣有血运，易存活，且局部抗感染能力强，手术成功率高。为避免术后发生外耳道狭窄或闭锁，临床开展了多种手术方法，并取得了良好的效果，术中碘仿纱条支撑等也是很好的办法。

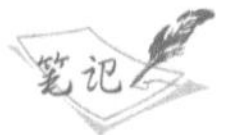

本例患者曾于外院行肿块切除，病理结果显示耵聍腺癌，入院后经仔细评估后行肿瘤扩大切除，切除后遗留的皮肤缺损较大，单纯一个皮瓣很难将其修复，我们采用耳前、耳后两个带蒂皮瓣进行修复，利用耳前带蒂皮瓣穿过耳屏软骨上方的缺损平铺于外耳道前壁皮肤缺损处，再从耳后沟处切取耳后带蒂的肌皮瓣穿过耳后软骨隧道，修复外耳道后上下壁的皮肤缺损，部分裸露的位置用生物膜进行修复，这样既保证了耳郭及外耳道外形的完整性，同时不影响外耳道的通畅度。

选择耳郭邻近的皮瓣进行修复，主要是因为耳郭周围血运丰富，主要的供血动脉有颞浅动脉和耳后动脉，且耳郭前后侧有较多细小的吻合分支，他们交织成网状，保证了皮瓣成活的血液供应。耳后皮瓣具有并发症少、瘢痕隐蔽、与耳郭前部皮肤色泽匹配好等优点，是目前最常用的修复方法。为避免术后发生外耳道狭窄或闭锁，我们采用了碘仿纱条填塞固定，1 周后取出，并严格进行术后换药及定期随诊，及时清理痂皮及分泌物，最终取得了良好的临床效果。此术式适用于外耳道术后皮肤缺损面积较大，单纯一个皮瓣难以达到修复目的的患者。

病例点评

耳前耳后皮瓣的联合应该是在外耳道恶性肿瘤侵犯较广的情况下使用，本例患者为腺样囊性癌，在局部扩大切除后外耳道皮肤全部缺损，外耳道的骨质也予以扩大磨除，这样修复就成了问题。经过周密的设计，我们使用耳前耳后联合皮瓣进行修复，在两个皮瓣接合处有暴露的区域使用修复膜贴敷，术后取得了很好的效果，临床可以有针对性地使用。需要注意的是外耳道前壁是颞颌关节和腮腺组织，切除时应注意关节囊或腮腺的包膜是否被破坏，如果有破坏应在耳前皮瓣使用前先进行闭合。

（王艳华　许玲　刘英娜　贾丽丽　辛志军　王宁　王天风　张庆泉）

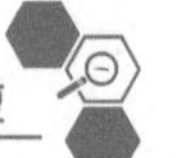

010　耳郭内侧软骨皮肤复合瓣修复耳郭外耳轮外伤后全层缺损 2 例

病历摘要

病例 1

【基本信息】

患者，女性，53 岁，主因“家事争执后被咬伤右侧耳郭并丢弃”，于当地医院予以局部清创缝合后观察，后因局部畸形，要求修复耳郭而于伤后 15 天入院。

【查体】

全身检查未见异常。局部检查见约 3.5 cm 的耳郭外侧的全层弧形缺损（图 2.10.1），深约 1.4 cm，给予局部治疗 5 天。

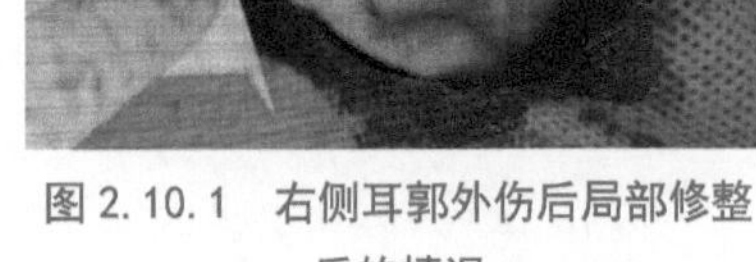

图 2. 10. 1　右侧耳郭外伤后局部修整后的情况

【诊断】

外伤性耳郭部分缺损（右侧）。

【治疗经过】

向患者交代病情后择期在局部麻醉下行手术治疗。先在耳郭内侧面设计带软骨的翻转皮瓣，将以耳郭外伤边缘为蒂的耳郭皮肤软骨瓣翻转至缺损区对位缝合，修整边缘后在耳后乳突区取耳郭内侧供皮区大小的蒂部位于下方的皮瓣，转位至耳郭内侧面对位缝合，后部创缘采取乳突供皮区的后缘分离前移缝合，局部予以凡士林、碘仿纱条适度加压包扎，手术结束。

术后给予抗生素治疗，第 2 天加用山莨菪碱口服、局部电磁波治疗仪照射等治疗。术后 7 天拆除加压包扎，局部皮瓣呈灰色肿胀，

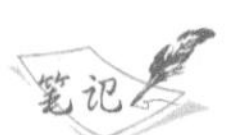

继续予以口服药物，局部换药、照射。术后 15 天拆除缝线，耳轮处的皮瓣缘变暗、结痂。术后约 25 天局部开始脱落，继续观察治疗。术后约 40 天皮瓣变暗处脱落，耳轮凹陷约 5 mm。

【随访】

术后近 3 个月（图 2.10.2），软骨皮瓣大部分成活，耳轮处凹陷 5 ～ 6 mm，患者自感较前好转，不再要求手术。

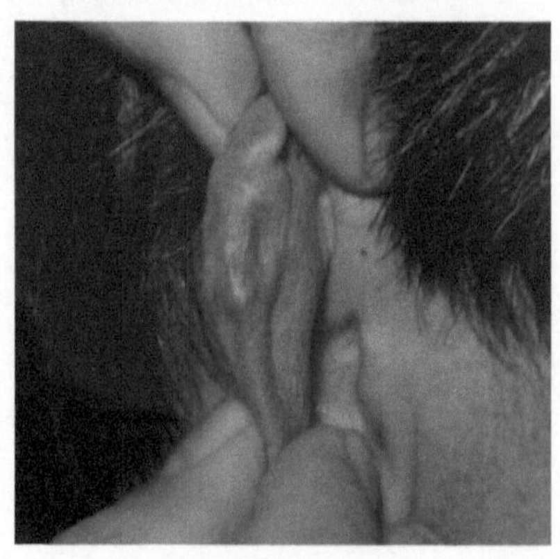

图 2.10.2 术后 3 个月愈合好，见耳轮中上部略呈凹陷状

病例 2

【基本信息】

患者，男性，35 岁，主因“右耳郭被咬伤 6 天”，在当地医院行抗感染治疗及换药后入院。

【查体】

体温 36.5 ℃，心肺无异常。右耳郭中部偏上有约 2.7 cm × 1.2 cm 大小的全层组织缺损，边缘不规则，表面有渗出物及痂皮，软骨小部分暴露。

【诊断】

外伤性耳郭部分缺损（右）。

【治疗经过】

入院后予以换药，局部及全身应用抗生素。于入院 8 天后在局部麻醉下行右耳郭缺损修补术，术中在耳郭内侧面做一以皮缘和软骨膜为蒂、位于缺损边缘的 2.7 cm × 1.2 cm 软骨皮瓣，翻转到缺损处，后缘切口根据耳郭缺损边缘的形状做直切口或弧形切口，以适应耳郭外观需要，将翻转的软骨皮瓣上、下缘做创面使对位缝合，形成缺损处的耳部外侧面（图 2.10.3A、图 2.10.3B），然后在耳后乳突区做 5.4 cm × 2.4 cm 的皮瓣，蒂部留于上方，穿过皮

笔记

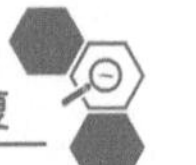

下隧道至耳郭内侧创面对位缝合，耳后供皮区予以潜行分离缝合（图 2.10.3C、图 2.10.3D），轻轻加压包扎，术后应用抗生素、扩血管药物。

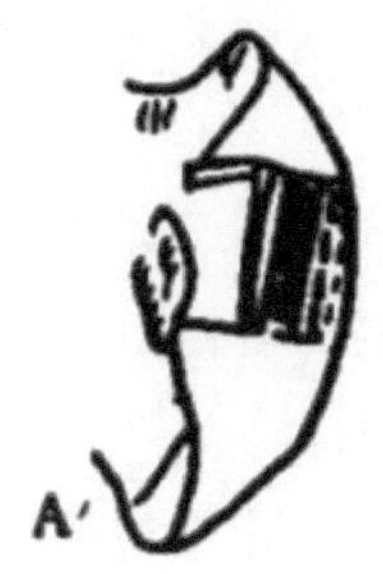

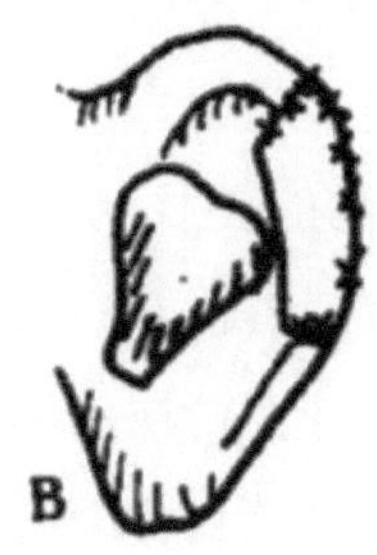

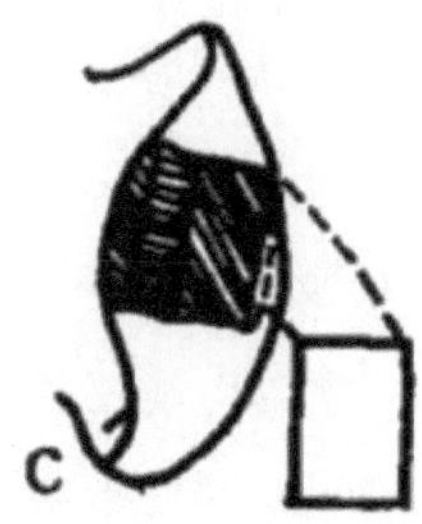

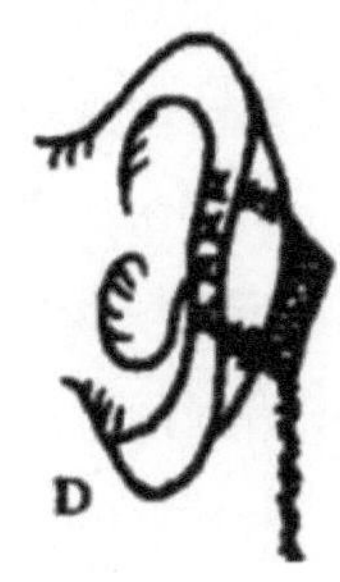

图 2.10.3 修复步骤

术后 3 天换药见皮瓣呈蓝褐色、略水肿。术后 5 天皮瓣色泽转红润，以耳后皮瓣为佳。术后 8 天拆线，皮瓣愈合好，略呈褐色。治疗共 16 天，右耳郭渗出、痂皮消失，创面愈合。

【随访】

术后 15 个月皮瓣成活，耳郭整形满意。

病例分析

耳郭部分缺损多用皮管或耳后皮瓣进行修复，前者需多次手术，后者在软骨缺损较多时易致术后畸形。

笔者团队设计的耳郭内侧面的软骨皮瓣和耳后皮瓣，以翻转的软骨皮瓣为支架，以耳后皮瓣为主要的血液供应，一次手术便修补成功，避免了术后畸形。做软骨皮瓣时应注意保护好软骨膜，特别是在缺损边缘处，翻转后应将软骨与上、下缘软骨稍做固定，以防耳后皮瓣向后牵拉致软骨皮瓣后移。后缘切口可根据耳郭形状做成直切口或弧形切口，缺损处的蒂部应多留软骨膜和皮缘组织。因软骨皮瓣的血液供应较差，故耳后皮瓣的血液供应一定要充足，并防止蒂部过小、扭曲、受压等。

病例 1 患者是耳郭被人咬伤而致的耳郭全层部分缺损，如何修复是一个难题，我们根据耳郭后部的具体情况，选择了耳郭内侧面的复合皮肤软骨瓣，以耳郭缺损缘为蒂进行翻转来修复耳郭的缺损，在前部修复后，耳郭内侧面就形成了一个大的皮肤缺损，又用耳后皮瓣转位进行修复，最终取得了成功。

手术时要注意在耳郭复合瓣前移时，其凹凸形式有别于耳郭外侧面的结构，此时要根据凹凸不同的情况进行软骨的切割修整，给予适当地固定，后续的皮瓣修复也要注意两层的密切贴合。

术后的围手术期处理也很重要，翻转复合瓣的血运肯定不如其他血液供应，耳后皮瓣即使进行补救也会有不足之处，所以术后适当地使用扩张血管的药物，以及进行局部的理疗都很有必要，还要注意防止局部皮瓣的感染。病例 1 患者远端部分皮肤坏死脱落，因为耳郭外形大致正常，所以该类手术方式应该提倡，也可以根据具体情况将耳郭缺损边缘先埋于耳后皮肤边缘，再择期掀起进行二次手术。

病例 2 的修补成功，提示在外伤清创的同时可行一期耳郭成形，既缩短了患者住院时间，又减轻了患者痛苦，效果亦较为满意。病例 2 不足之处是没有留下手术前后和手术过程中的照片。

病例点评

病例 1 患者是外伤后遗留的耳郭部分缺损，我们设计了耳郭内侧面的带部分软骨的复合皮瓣，以缺损边缘为蒂，翻转至耳郭缺损对应处，对位缝合。耳后皮肤缺损处又旋转耳后皮瓣进行修复。该病例术后修复的耳轮局部皮肤软骨大部成活，部分坏死脱落，局部遗留了约 5mm 的凹陷。所以我们设想可以先将耳郭断缘缝合于耳后，待愈合后再行二期手术或更好。

病例 2 的手术方法与病例 1 相似，但是其治疗效果很好，探索原因可能系局部缺损的范围较小。

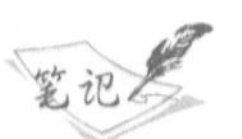

耳郭全层缺损的修复较为复杂，不仅要修复皮肤，还要顾及软

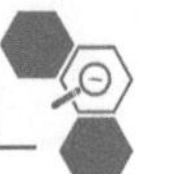

骨，应该根据局部的具体情况而决定。例如，做成的带软骨皮肤的复合瓣要在耳郭缺损部位的外侧面，耳郭内侧面的缺损相应增大时就要设计较大的耳后皮瓣来修复耳郭内侧面的皮肤缺损并保证血运。我们做的这 2 例，尽管有相对好的效果，但是皮瓣边缘血液供应还是差一些，这导致部分皮肤缺血处坏死，所以应该注意血液供应。围手术期的相关处理也很重要，在临床中必须注意。

（张庆泉　孙岩　王永福　宇雅苹）

病例总点评

耳郭完全缺损的修复较为复杂，而耳郭皮肤缺损或部分全层缺损修复的方法也涉及很多问题，耳郭完全缺损不在我们本次讨论的范围内，这里仅讨论耳郭皮肤缺损或部分全层缺损的修复。以往多用耳前皮瓣或游离皮片修复耳郭外侧面的缺损，但耳前皮瓣遗留面部瘢痕，游离皮瓣成活率受限，所以在临床上是个难题。但耳后皮肤的缺损修复却相对容易。

从耳郭修复的历史来看，以往国内外学者根据耳后皮肤的色泽、质地及血液供应等问题进行研究，利用带有血管蒂的耳后皮瓣修复鼻翼、眉弓和眼睑及耳郭内侧面的缺损等，但是对于修复耳郭外侧面的皮肤缺损没有涉及，对于修复耳郭部分的全层缺损则涉及更少。

我们根据国内外学者对耳后皮肤的研究及耳后皮瓣血液供应的研究，在临床上首先尝试对一个耳郭外侧面上部牛角刺伤皮肤缺损的患者切取耳后带蒂皮瓣，在创面相应的耳郭软骨部位做一个隧道，将皮瓣通过隧道转位至耳郭外侧面的皮肤缺损区，进行修复并取得了成功，可惜的是这一病例没有留下照片。该病例手术修复成功后，我们又对耳郭肿块切除、外耳道狭窄的患者进行了修复手术，设计了 3 种皮瓣：①蒂部在上方的耳后皮瓣（颞浅动脉吻合支为蒂的耳后皮瓣），但是我们并没有解剖出血管蒂，只是根据颞浅动脉吻合支大约的走行

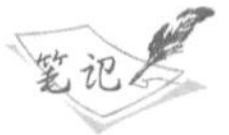

部位进行组织保护，适于较大皮瓣的修复；②蒂部在下方的耳后皮瓣（耳后动脉供血为蒂的耳后皮瓣），适于较小皮瓣的修复；③耳后肌为蒂的耳后皮瓣，这个皮瓣的供血可能有颞浅动脉或耳后动脉的供血，或作为随意皮瓣使用，适于耳甲腔、耳甲艇等中部部位皮肤的缺损。这3种皮瓣各有所长，可以在手术中灵活掌握并使用。

对于耳郭部分的全层缺损，我们只是针对上述2例被咬伤的患者进行了手术修复，因为是全层缺损，我们首先要确立缺损软骨和前面皮肤的修复，不仅要注意软骨，也要注意耳郭轮廓的设计。我们根据患者的具体情况，在耳郭内侧相应的后部做缺损边缘为蒂，将带有相应软骨的复合皮瓣转位到耳郭缺损处，修复成耳郭外侧面的形状，耳郭内侧面的缺损及取复合瓣的位置使用蒂部在上方的耳后皮瓣，这种皮瓣可以向乳突尖和颈部扩大，转位修复耳郭内侧面皮肤缺损区，这样就形成了耳郭的形状。

其他局部皮瓣在耳郭皮肤缺损修复中的使用我们涉猎不多，从耳后皮瓣的使用情况来看，其可以用于大部分病例，仅外耳道前壁的皮肤缺损使用其修复时较为困难，这就需要联合或使用耳前皮瓣。

（张庆泉　王永福　孙岩）

第三章
鼻部的修复——外鼻部分

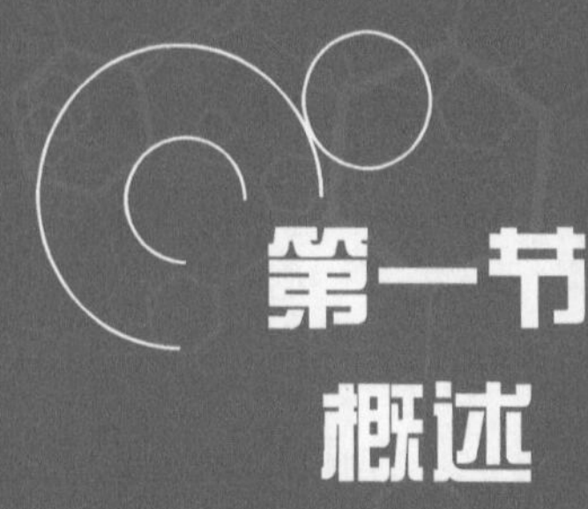

第一节 概述

鼻由外鼻、鼻腔和鼻窦三部分构成，鼻腔的三维解剖结构是维持鼻正常生理功能的基础。鼻腔为一个不规则腔隙，其内结构复杂，尤以外侧壁最具代表性，每侧鼻腔借助深在而隐蔽的鼻窦开口分别与四组鼻窦相交通。鼻窦分别与眼眶，前、中颅底（颈内动脉颅内段及海绵窦）等构成复杂的毗邻关系，是鼻眼外科及鼻神经外科的解剖学基础。

本章的范畴是讲解外鼻的解剖和修复病例，下一章是介绍鼻腔的解剖和修复病例，因所涉及的鼻窦修复病例极少，故本书中没有鼻窦解剖相关的章节。

一、外鼻的解剖

（一）外鼻形状

外鼻由骨和软骨构成其支架，外覆皮肤及软组织。外观上窄下宽，呈基底向下三棱锥体状，前棱上部为鼻根，向下依次为正中部

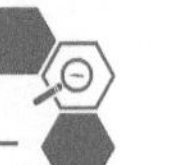

鼻梁及鼻尖。鼻梁的左右两侧为鼻背，鼻尖两侧的半圆形隆起为鼻翼，三棱锥体的底部为鼻底。鼻中隔软骨的前下缘及鼻翼软骨内侧脚构成鼻小柱，鼻底向前延续形成左、右前鼻孔，鼻底向外下与面颊交界处有一条浅沟，即鼻唇沟。

（二）外鼻软骨支架

外鼻软骨支架主要由鼻外侧软骨和大翼软骨组成。鼻外侧软骨又称隔背软骨鼻背板，左右各一，呈三角形，上缘与鼻骨下缘和上颌骨额突相连，内侧缘在中线汇合，与鼻中隔的前上缘相连。隔背软骨底面观呈“个”字形，两侧翼为鼻外侧软骨（鼻背板），中间为鼻隔板，由鼻中隔软骨构成。大翼软骨呈马蹄形。有两脚：外侧脚构成鼻翼支架，左右内侧脚在中线夹鼻中隔软骨的前下缘构成鼻小柱支架。另有鼻副软骨（小翼软骨和籽状软骨）填充于鼻外侧软骨和大翼软骨之间。

（三）外鼻骨性支架

外鼻骨性支架由鼻骨、额骨鼻突和上颌骨额突组成。鼻骨成对，其上缘、外侧缘、下缘分别与额骨、上颌骨额突、鼻外侧软骨上缘连接，鼻骨后面的鼻骨嵴则与额嵴、筛骨垂直板和鼻中隔软骨连接。鼻骨上端窄而厚，有良好的保护作用，下端宽而薄，易发生骨折。鼻骨下缘与上颌骨额突内缘及腭骨突起共同形成梨状孔。

（四）外鼻皮肤

鼻尖、鼻翼及鼻前庭皮肤较厚，并与其下的脂肪纤维组织及软骨膜连接紧密，炎症时皮肤稍有肿胀即压迫神经末梢，痛感明显。鼻尖及鼻翼处皮肤含较多汗腺和皮脂腺，易发生痤疮、疖肿或形成酒渣鼻。

（五）外鼻血管

外鼻的动脉主要来自鼻背动脉、筛前动脉、额动脉、面动脉、上唇动脉、眶下动脉的分支。

鼻面部的皮肤缺损在修复时要注意血液供应，鼻面部的皮瓣统称面瓣，主要有以下几种。

从解剖区域上分为上唇面瓣、下唇面瓣、颧面部面瓣、鼻唇沟面瓣。

从组织上分为带蒂皮瓣（由筋膜浅层的面部皮肤和皮下组织构成）、带蒂面部全层组织瓣（由面颊部黏膜、肌层、皮肤等全层组织构成）。

从形状上分为矩形面瓣、三角形面瓣、单叶或双叶状面瓣。

从这几种鼻面瓣的供血看，面动脉是主要的供血动脉，面动脉由颈外动脉延续而来，经下颌骨下缘与咬肌前缘交界处迂曲上行（约在下颌角上 2.3 cm），在口角外侧约 1.7 cm 处到达鼻唇沟附近，再向上到鼻翼下缘外侧约 1.4 cm，大部分面动脉能够到达鼻外侧皮肤。面动脉的分支有前后两组，前组有颏支、下唇动脉、上唇动脉、与眶下动脉的吻合支、鼻翼下缘动脉、鼻翼动脉、鼻外侧动脉、内眦动脉；后组有咬肌部支、颊部支、颧部支。主要的动脉是下唇动脉、上唇动脉、鼻翼下缘动脉、鼻外侧动脉。下唇动脉与鼻面部组织瓣的使用关系不大，而上唇动脉是鼻面部组织瓣主要的供血动脉，其来自面动脉，行走于上唇和鼻翼处，两侧的上唇动脉在中间吻合，还发出鼻中隔支。鼻翼下缘动脉、鼻外侧动脉及鼻中隔支在鼻中隔、鼻尖和鼻背、鼻梁处广泛吻合，所以鼻背部切除的各种皮瓣都可以获得丰富的吻合支，供体大多能够成活。

外鼻的静脉主要经内眦静脉和面静脉（又称面前静脉）汇入颈内静脉，但内眦静脉又可经眼上静脉、眼下静脉与海绵窦相通。因面部静脉无瓣膜，血液可双向流动，故鼻部皮肤感染（如疖肿）可造成致命的海绵窦血栓性静脉炎。临床上将鼻根部与上唇三角形区域称为“危险三角区”。

（六）外鼻神经

外鼻运动神经为面神经的颊支，支配鼻部的运动；感觉神经主要是三叉神经的眼支和上颌支。①筛前神经为眼神经的分支，分布于鼻尖；②滑车上神经为眼神经发出的额神经的分支，分布于鼻根；③滑车下神经为眼神经发出的鼻睫神经的分支，分布于鼻根；④眶下神经为上颌神经的分支，分布于鼻翼及鼻前庭。

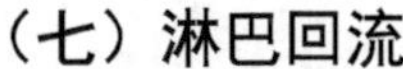

（七）淋巴回流

外鼻的淋巴主要汇入下颌下淋巴结、耳前淋巴结和腮腺淋巴结。

二、外鼻皮瓣的研究史

1500 年前古印度有一位贵妇人的鼻子被当朝太子下令割掉了，国王为了补偿贵妇人的损失，责令太医必须重新做一个鼻子，但是使用何种方法再造的鼻子未有记载。直到公元前 7 世纪，在古印度经文中介绍了利用额部皮瓣行鼻部成形术，这种方法延续至今。世界历史书中记载了 1422 年有人利用面部和前臂皮瓣修复鼻、耳郭和口唇的缺损。但是将这一技术推广和发展的是意大利的解剖学家 Gasparo Tagliacozzi（1546—1599 年），他首次描述了使用臂部皮瓣做成管状，再移植做成鼻子，这个技术使他名闻遐迩。英国的外科医生卡普于 1814 年在欧洲开展了第 1 例古印度鼻成形手术，之后又传播到德国、法国、美国等国家，自此，该技术方推广开来。

多年来的国内外研究使得鼻部的皮肤缺损除了使用额部皮瓣修复以外，还可以使用耳后带血管蒂的皮瓣、鼻唇沟皮瓣等进行修复。

最早的鼻唇沟皮瓣设计为蒂部在下方，蒂部较宽，利用设计的基底在下方的双侧三角形鼻唇沟皮瓣修复上唇缺损，也可以用其修复鼻翼和鼻尖的缺损，后来逐渐将其应用到鼻背部缺损的修复，但不论如何应用，都要注意保护好面动脉的分支——鼻外侧动脉。

鼻唇沟皮瓣是面瓣的典型皮瓣，已使用了近千年，取得了很好的修复效果，我们在掌握鼻唇沟皮瓣制作的基础上，将鼻唇沟皮瓣进行改良并创新应用，如翻转的鼻唇沟做鼻腔内的衬里技术，鼻唇沟皮瓣与不同局部翻转皮瓣联合使用修复鼻翼全层缺损，双侧不同上下带蒂鼻唇沟皮瓣的联合使用，鼻唇沟皮瓣与颧部面瓣联合修复等，均获得了很好的临床效果。

当然，还有其他皮瓣可供选择，如额瓣、带颞浅动脉血管蒂的皮瓣等都可以根据情况使用，但是我们还是提倡局部的皮瓣修复，本书也主要表达了这种观点。

（陈晓华　姜绍红　王永福　张庆泉）

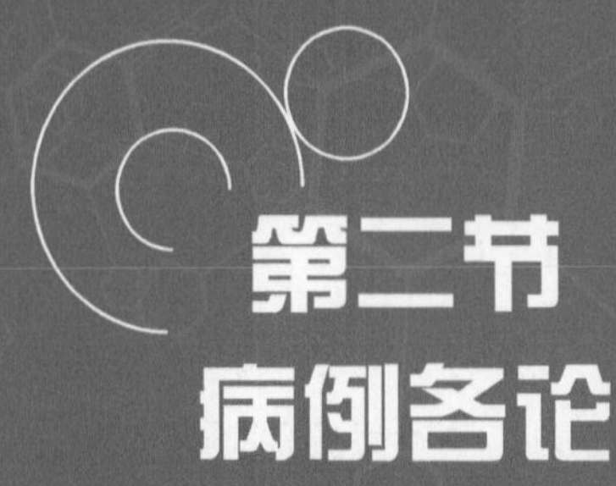

第二节 病例各论

外鼻皮肤缺损的修复包括单层皮肤缺损和全层皮肤缺损。单层皮肤缺损很常见，常见的外伤、肿瘤的切除都可造成单层皮肤缺损；全层皮肤缺损如鼻翼的全层缺损是鼻部全层皮肤缺损的经典缺损，全层皮肤缺损也是修复最早的研究，目前极为少见。我们耳鼻咽喉科、整形外科、皮肤科常见的需要修复的鼻部皮肤缺损主要是外伤和肿瘤切除造成的皮肤缺损，其他较为少见。

鼻部皮肤缺损常用的皮瓣主要为局部皮瓣，如鼻唇沟皮瓣及鼻部的矩形皮瓣、三角皮瓣、旋转皮瓣等。

鼻唇沟皮瓣是修复鼻部皮肤缺损时最常用的局部皮瓣，因为鼻面部血运丰富，无须特定知名血管供应皮瓣血运，使用随意皮瓣即可，且皮瓣的大小、色泽都符合鼻部的要求，特别是老年人更是如此，蒂部可以设计在上部，也可以设计在下部，根据鼻部缺损的位置和大小而定即可，下面介绍我们使用鼻唇沟皮瓣修复鼻部皮肤缺损的病例。

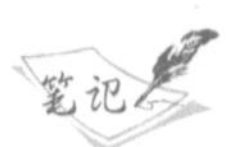

011　鼻唇沟皮瓣修复鼻翼外层皮肤缺损2例

病历摘要

病例1

【基本信息】

患者，男性，77岁，主因“发现左侧鼻旁肿块10余年”入院。既往体健。

【查体】

左侧鼻翼可见局部突起，大小约1.8 cm × 1.2 cm，呈暗红色，隆起于皮肤表面（图3.11.1）。

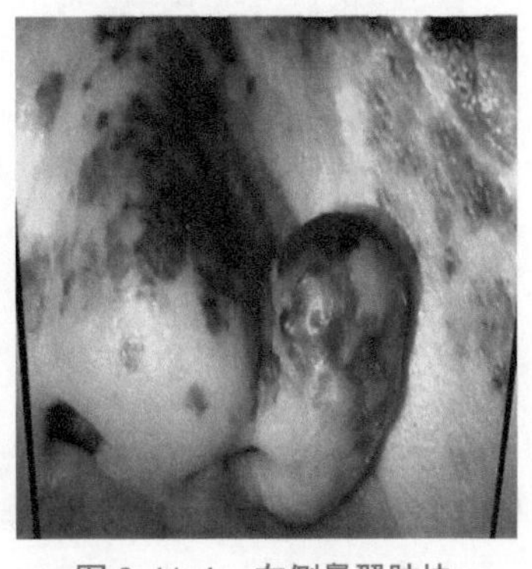

图3.11.1　左侧鼻翼肿块

【诊断】

鼻翼肿块（左侧）。

【治疗经过】

于2017年11月20日在局部麻醉下行鼻翼肿块切除 + 鼻唇沟皮瓣鼻翼成形术。术中沿肿块边缘外0.3 cm处切开皮肤、皮下组织，仔细分离肿块与周围组织，深达左侧鼻翼软骨，完整切除肿块后见局部与鼻前庭少许相通，予以缝合1针。以鼻旁皮肤为蒂，设计向下做约2.0 cm × 1.4 cm的纵行皮瓣，向内侧旋转90°至鼻翼处对位缝合，修复鼻翼外侧的皮肤缺损。鼻唇沟供皮区予以潜行分离，内外缘皮肤做对等缝合，修复鼻唇沟缺损。碘仿纱条做荷包加压于皮缘上，敷贴覆盖，碘仿纱条1根填塞左侧鼻前庭处。术后病理:（左侧鼻旁）基底细胞癌。手术过程见图3.11.2～图3.11.7。

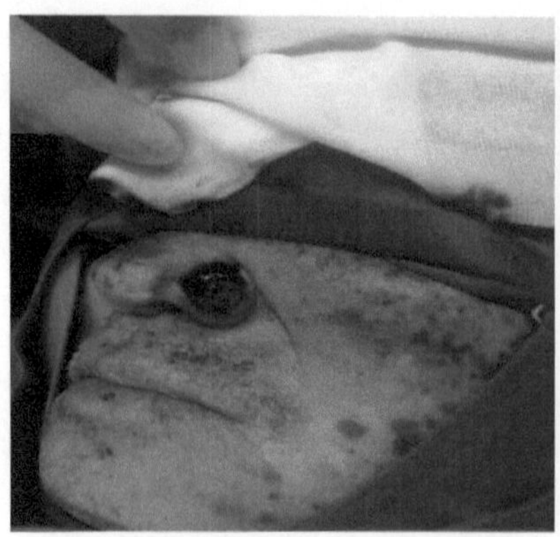
图 3.11.2　肿块切除后的鼻翼外层皮肤缺损

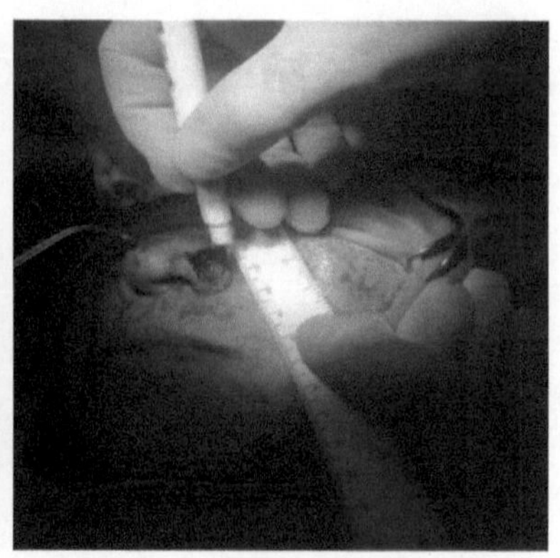
图 3.11.3　测量皮肤缺损的大小

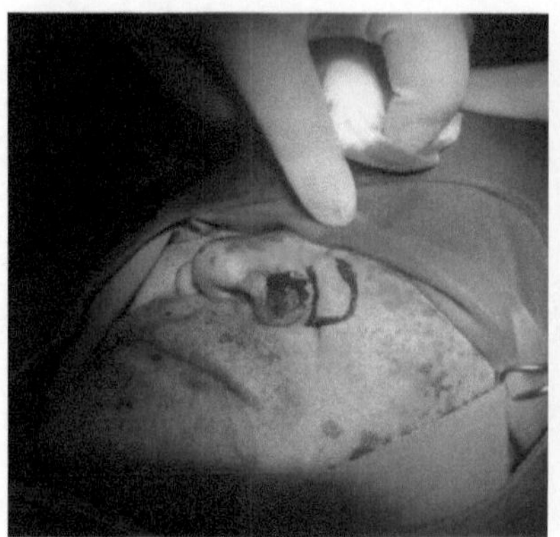
图 3.11.4　设计蒂在上方的鼻唇沟皮瓣

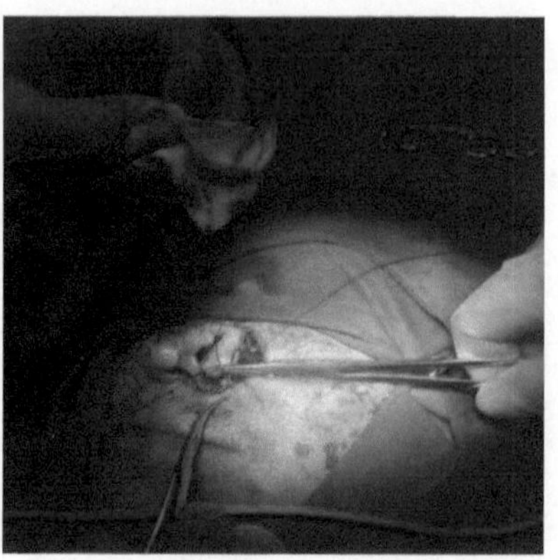
图 3.11.5　鼻唇沟皮瓣转位于皮肤缺损区，先对位鼻翼边缘缝合

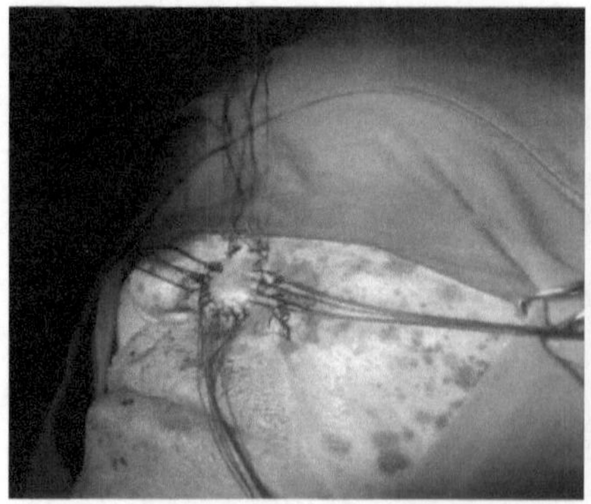
图 3.11.6　皮瓣各个边缘对位缝合，预制缝线，缝合鼻唇沟供皮区

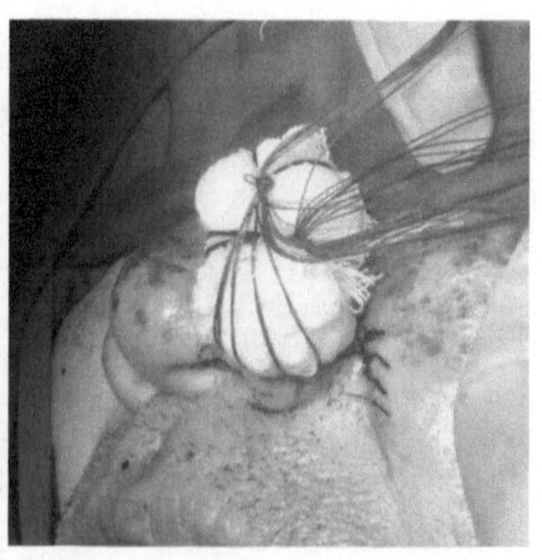
图 3.11.7　局部缝合后打包固定

术后给予适量的抗生素治疗及对症处理，术后 6 天解除加压包扎，局部皮瓣色泽好，局部略肿，术后 7 天间断拆线，术后 11 天完全拆线，皮瓣成活。

【随访】

术后随访 2 个月皮瓣成活良好（图 3.11.8）。

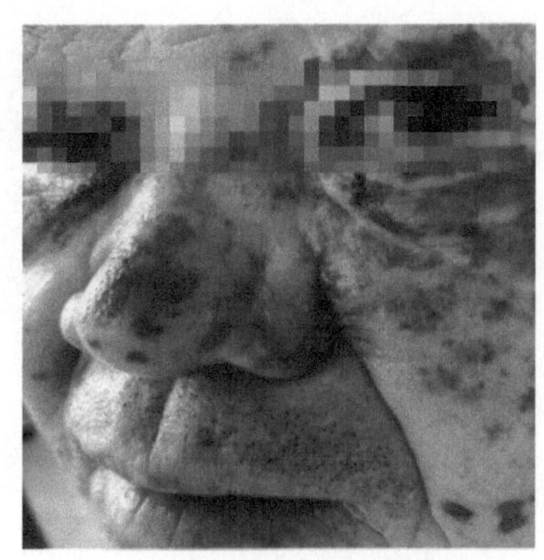

图 3.11.8　术后 2 个月的局部情况，愈合良好

病例 2

【基本信息】

患者，女性，48 岁，主因“右侧鼻翼外侧肿块 6 个月，无不适，肿块逐渐增大”，要求手术治疗而入院。

【查体】

心肺腹未见异常，右侧鼻翼外侧近鼻唇沟处可见 1.0 cm × 1.0 cm × 0.5 cm 的暗褐色肿块（图 3.11.9），未见破溃。鼻前庭、鼻腔未见异常。

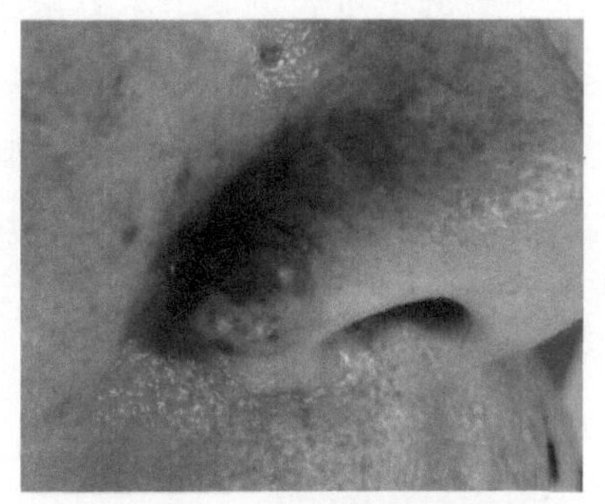

图 3.11.9　右侧鼻翼肿块

【诊断】

鼻翼肿块（右侧）。

【治疗经过】

入院后各项检查未见异常，择期在局部麻醉下行局部肿块切除术，在距离肿块 1 mm 处的安全边缘切除肿块，深达鼻翼软骨（图 3.11.10），妥善止血后在右侧鼻唇沟做相应的皮瓣，转位近 90° 至鼻翼皮肤缺损处，对位缝合，鼻唇沟供皮区予以分离后缝合（图 3.11.11、图 3.11.12），局部适度加压包扎。术后病理：色素痣。

术后给予口服抗生素及对症处理，术后 7 天间断拆线，术后 10 天拆除全部缝线。

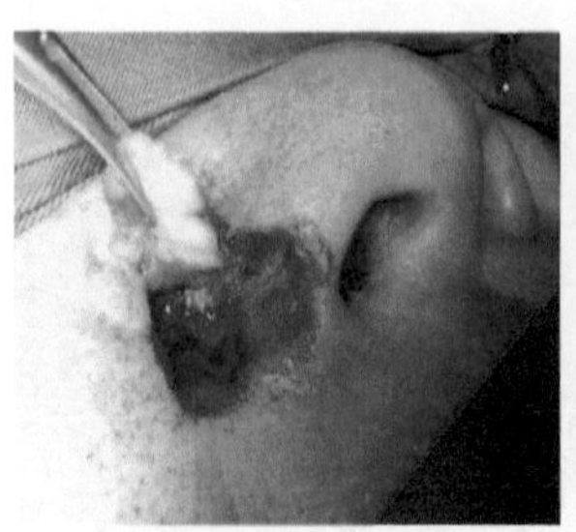
图 3. 11. 10　切除肿块后鼻翼外侧皮肤部分缺损

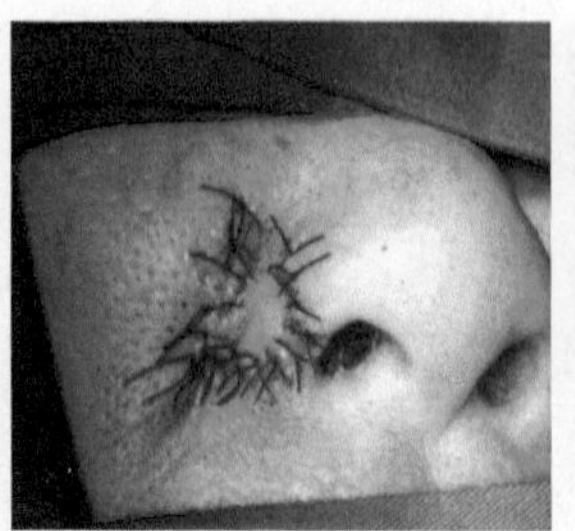
图 3. 11. 11　鼻唇沟皮瓣转位缝合，并缝合鼻唇沟供皮区

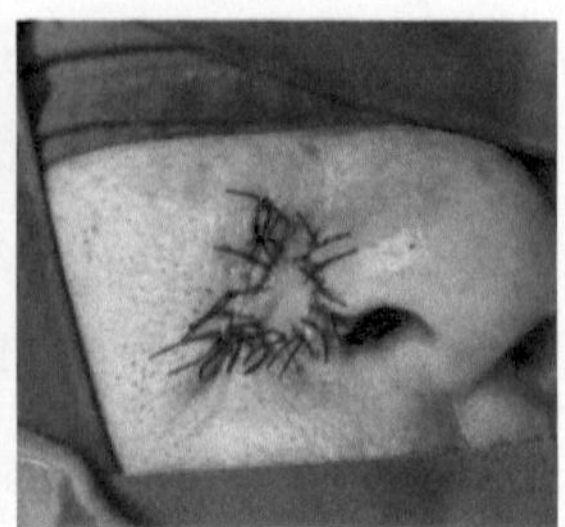
图 3. 11. 12　缝合后的局部情况

【随访】

患者愈合良好。

病例分析

病例 1 与病例 2 手术方法基本相同，唯一不同的是病例 2 位置偏下，所以做成的鼻唇沟皮瓣就较小，转移后的局部情况很好，这说明了鼻唇沟皮瓣不论大小，都有很好的临床应用价值。

局部肿块的切除要掌握肿块切除的原则，良性肿块的切除范围一般在肿块边缘 1 ～ 2 mm 处，恶性肿块的切除范围一般在肿块边缘 3 ～ 5 mm 处，力求切除干净，需要做肿瘤切缘的快速病理检查。

病例点评

病例 1 为鼻翼肿瘤，但是在局部切除后，保留了鼻翼内侧面，缺损的外侧正好邻近鼻唇沟，所以直接使用了蒂部位于上方的鼻唇沟皮瓣，转位至鼻翼的缺损处进行修复，效果良好。

病例 2 的色素痣切除后，很好地保留了鼻翼内侧面，更适合使用鼻唇沟皮瓣。

鼻唇沟皮瓣应用历史悠久，目前在临床中使用的概率和成功率均很高，是修复外鼻皮肤缺损最好的皮瓣。不论是作为随意皮瓣

笔记

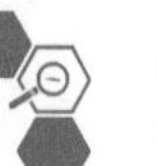

使用，还是作为轴型皮瓣使用，效果都很好，而轴型皮瓣血液供应更好。

鼻唇沟皮瓣的使用很灵活，可以做成蒂部在上方或蒂部在下方的皮瓣，也可以作为翻转瓣使用，还可以鼻部两侧联合使用，我们用起来得心应手，并在临床中做出了许多新的手术方式，这在之后的病例中有所体现。

鼻唇沟皮瓣目前有单独使用的，有联合使用的，不论是何种使用方法，局部皮瓣的色泽、质地都很合适，血液供应也没有问题，建议大家在临床实践中去体会。

（张芬　李宇玥　王贝贝　王小雨　胡晓璇
程晓娟　张译丹　于伟　王春雨　张庆泉）

笔记

012　鼻唇沟皮瓣修复鼻背部皮肤缺损1例

病历摘要

【基本信息】

患者，男性，43岁，主因“右侧鼻部肿块3个月，抓后局部破溃1个月”，在某医院行局部活组织检查，病理报告示基底细胞癌，要求手术治疗而入院。

【查体】

全身检查及辅助检查未见异常。局部检查见右侧鼻背部偏下约有1 cm直径的隆起肿块（图3.12.1），表面破溃呈增生样改变，略有渗出。鼻前庭及鼻腔未见异常。

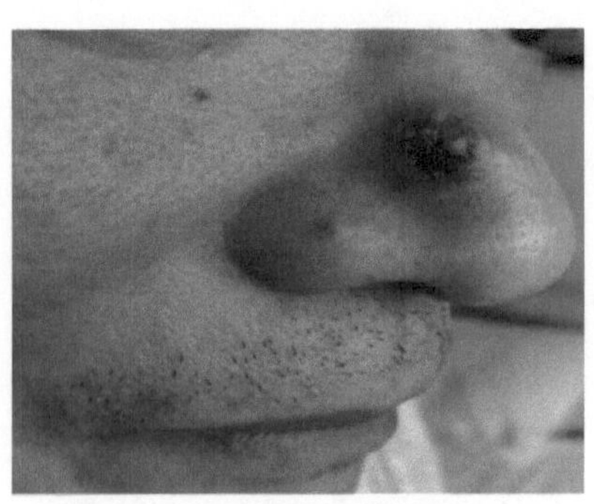

图3.12.1　右侧鼻背部肿块

【诊断】

鼻背部肿块（右侧）。

【治疗经过】

各项检查未见异常，择期在局部麻醉下行局部肿块切除术，手术在安全边界3 mm处切开，深部分离，创面电灼，在相应鼻唇沟的上方做蒂部在创面边缘的矩形瓣，转位90°至创面对位缝合，局部适度加压包扎（图3.12.2）。术后病理报告同术前，切缘阴性。

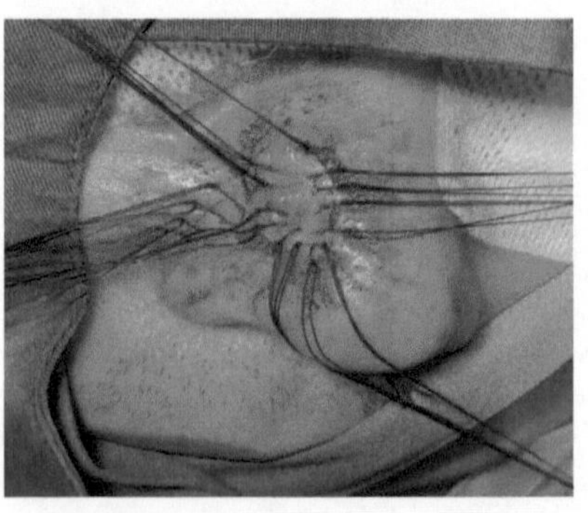

图3.12.2　鼻唇沟皮瓣修复鼻背部皮肤缺损

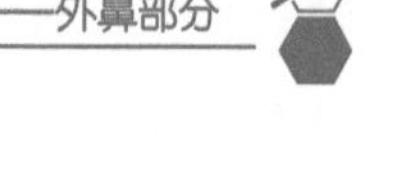

术后给予适量的抗生素口服治疗，局部换药，7 天后间断拆线，10 天后全部拆线，皮瓣成活好。

【随访】

目前正在随访中。

病例分析

本病例也是鼻唇沟皮瓣的手术案例，不同的是肿块在鼻翼上方的鼻背处，局部有溃烂，术前已经做过活组织检查并确定为基底细胞癌，所以我们就按照恶性肿瘤的切除原则进行了手术切除，鼻唇沟的设计比较向上，皮瓣转移的旋转度在 90°，修复效果良好，手术边缘为阴性。术前的活组织检查是否必要，如果不做，那么手术中切缘在必要时要做快速病理检查。

目前术后处理存在争议，基本上大多数专家的意见是随访观察，注意局部情况。此外，有病例报道出现肺部转移，这提醒我们要和患者交代清楚，定期进行局部和肺部乃至及全身的检查。

病例点评

本病例患者的病变位置位于鼻背部，皮肤有部分溃烂，病理证实为恶性肿瘤，在局部略扩大切除后，仍然使用了位置偏上的鼻唇沟皮瓣，蒂部仍然在上方，修复效果也依然很好，再次证实了鼻唇沟皮瓣使用范围宽广。

（李宇玥　张芬　于伟　张庆泉）

013　翻转带蒂的鼻唇沟皮瓣衬里在鼻侧切开手术中的应用 1 例

病历摘要

【基本信息】

患者，男性，67 岁，主因“左侧鼻塞、鼻旁肿块 1 个月”，于 2022 年 10 月 14 日入院。患者于 1 个月前发生左侧鼻塞，偶流清涕，无喷嚏及鼻出血，触摸鼻部发现左侧鼻旁有隆起，无痛，未经检查治疗，肿块亦无明显增大，此次来门诊检查后入院治疗。既往有高血压、糖尿病病史，血糖控制良好，血压未经治疗。

【查体】

体温 36.3 ℃，血压 150/86 mmHg，心肺未见异常，腹部未触及异常。左侧鼻旁偏下可触及肿块，约 2.0 cm × 2.0 cm × 1.5 cm，无压痛，质略韧，无活动，与皮肤边界欠清晰。鼻腔黏膜充血，鼻中隔略偏左，左侧下鼻甲增大（图 3.13.1），探针触之韧，左鼻腔狭窄，右侧鼻腔未见异常。鼻窦 CT 显示左侧鼻旁软组织肿块，左侧下鼻甲增大，无骨质破坏（图 3.13.2）。实验室检查示血糖 7.3 mmol/L，其他未见异常。

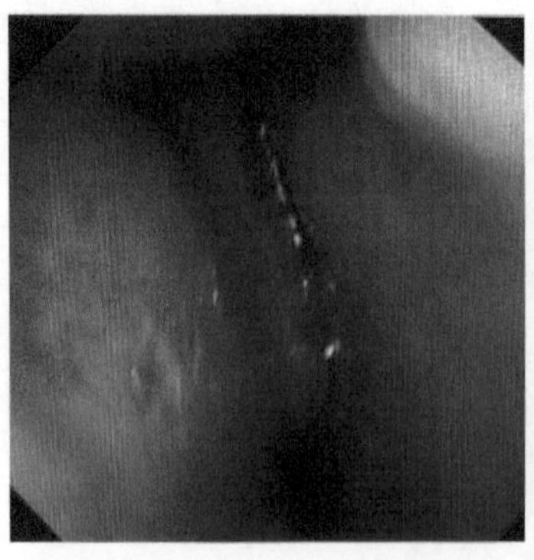

图 3.13.1　鼻内镜下可见左侧下鼻甲增大，触之质韧

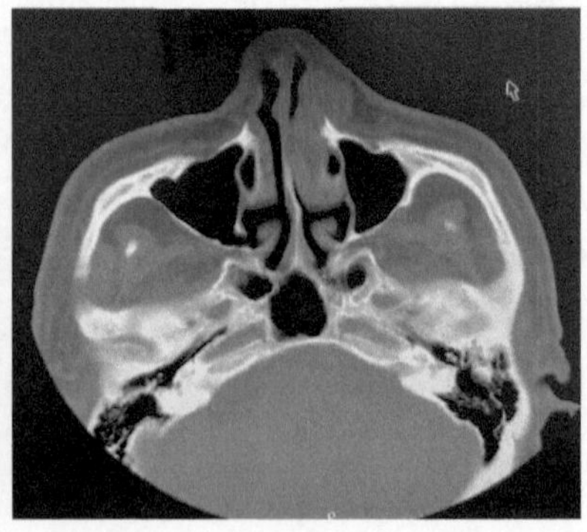

图 3.13.2　鼻窦 CT 水平位

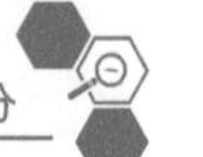

【诊断】

鼻旁鼻腔肿块（性质待诊？）。

【治疗过程】

入院后行全身检查及辅助检查，无手术禁忌证后于2022年10月16日在全身麻醉下行鼻侧切开+鼻内镜下手术，行常规左侧鼻旁侧切开，由鼻骨中下部向下至鼻翼旁切开，局部分离至肿块略与皮肤粘连，分离后见肿块呈褐色，质韧，边界欠清晰，在肿块外侧2 mm的正常组织处切开分离肿块，见肿块至梨状孔边缘，无骨质破坏，肿块绕过梨状孔边缘与下鼻甲相连，凿除左侧梨状孔骨质至左侧鼻腔下鼻甲处，鼻腔收敛后鼻内镜下可见左侧下鼻甲整个增大，质韧，鼻旁肿块连同左侧下鼻甲予以完全切除，清理左侧鼻旁创面和左侧鼻腔创面，左侧鼻旁仅有较薄的皮肤，深部至鼻腔形成腔洞（图3.13.3），为防止术后单纯皮肤缝合后出现鼻旁瘘的并发症，在鼻侧切开的下缘鼻唇沟处做矩形皮瓣，约1.5 cm×1.2 cm，由下至上分离矩形皮瓣至切口下外侧缘留蒂，蒂部留于鼻旁切口外下侧软组织处，在蒂部固定缝合2针（图3.13.4），然后将矩形皮瓣翻转至鼻侧切开的腔洞处，皮瓣上端与切缘上端两侧深部软组织缝合固定，形成内侧衬里，然后将鼻侧切口对位缝合（图3.13.5），鼻腔内填塞碘仿纱条，外部用碘仿纱条局部轻加压，手术结束。术后5天抽出鼻腔碘仿纱条，收敛换药，鼻旁解除加压，切口对位好。术后7天，间断拆除缝线。术后10天，完全拆除缝线，切口愈合好（图3.13.6），鼻腔创面继续门诊换药。术后病理：肿瘤细胞弥漫分布，大小一致且失黏附，形态符合淋巴瘤（图3.13.7）。免疫组化示（左鼻旁下鼻甲）非霍奇金弥漫大B细胞淋巴瘤（生发中心型），CD20（+）、bcl-2（约70%+）、C-myc（约50%+）、bcl-6（约60%）、CD21（–）、CD19（约60%+）、P53（约30%+）、CD5（–）、CD3（–）、CD30（–）、MUM-1（–）、CD10（–）、cyclinD1（–）、Ki67约90%细胞增殖指数。术后2周患者转肿瘤内科进行化疗。

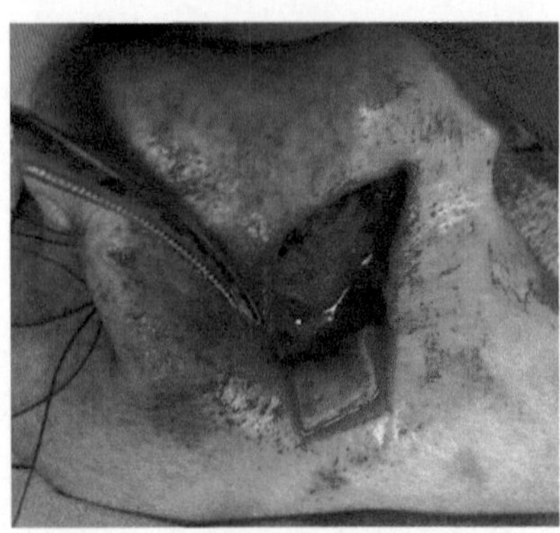

图 3.13.3　鼻旁肿块和下鼻甲切除后形成的腔隙

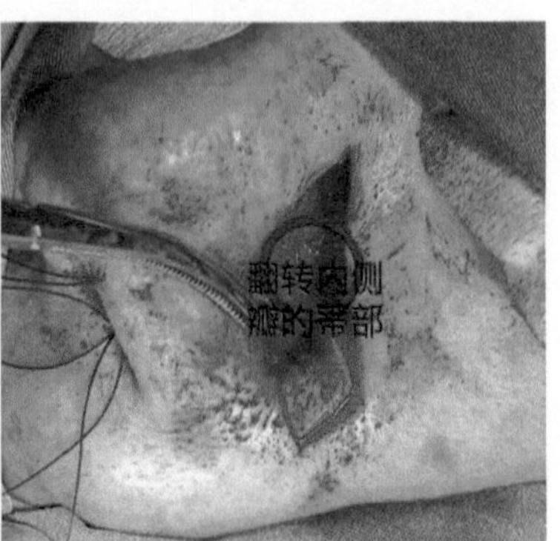

图 3.13.4　矩形皮瓣的蒂部予以固定缝合

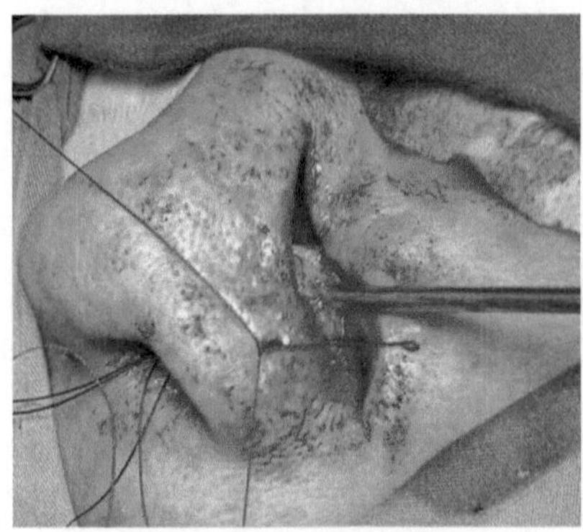

图 3.13.5　翻转矩形皮瓣做衬里，外部切口拉拢缝合

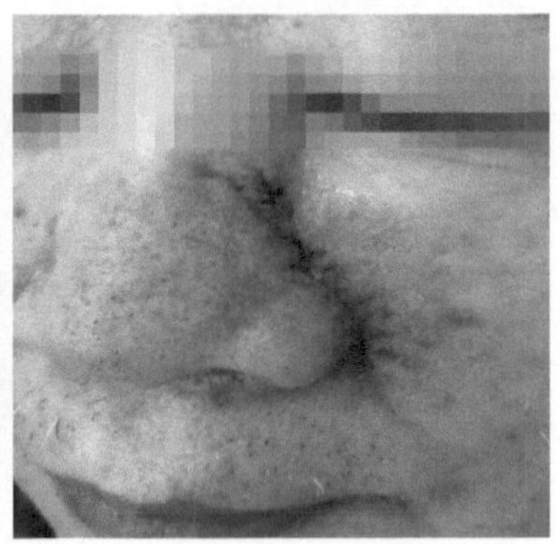

图 3.13.6　术后 10 天完全拆除缝线，切口愈合良好

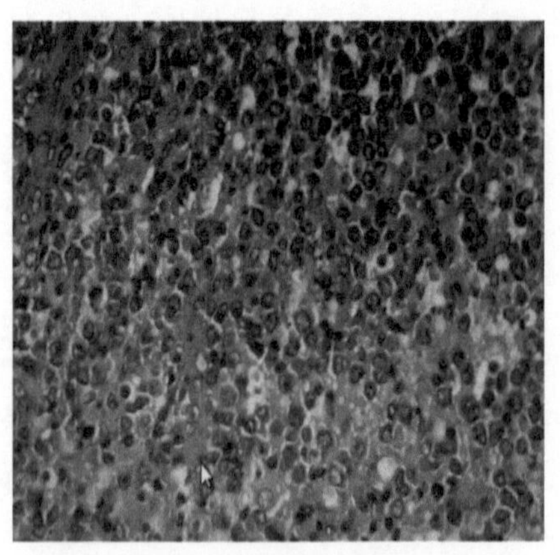

图 3.13.7　术后病理（HE，×40）

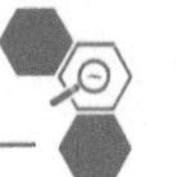

【随访】

术后 2 个月复查，左鼻腔宽大，少许结痂，翻转皮瓣处愈合良好，仍在肿瘤内科治疗中。

病例分析

本例患者鼻旁皮肤下肿块突出，通过左侧梨状孔边缘累及左侧鼻腔的下鼻甲，在切除肿瘤及骨质后，局部的皮肤已经很薄，尤其是在切除了左侧梨状孔边缘骨质和下鼻甲后，深部形成腔隙，如果常规单纯拉拢缝合局部的皮肤很容易形成鼻旁瘘孔，针对这种情况，我们在鼻侧切口的下缘外侧做了一个矩形鼻唇沟皮瓣，蒂部留于上部软组织处，在将远端皮瓣分离翻转后固定蒂部与软组织的连接，将皮瓣翻转于形成腔隙的中上部内侧，局部缝合后形成的衬里封闭了内侧，外部切缘对位缝合，这样就不容易形成鼻旁瘘孔了。

本例患者病变所涉及的鼻外部分尚少，鼻唇沟皮瓣不需要做太大，如果除了梨状孔边缘骨质外，上颌骨还需要做部分切除，那么就要将这个皮瓣做大一些，同样可以起到类似的效果，具体实施皮瓣的设计要根据手术的具体情况而定。

现在开展的鼻唇沟皮瓣局部修补的手术很多，可以用于各种鼻部皮肤缺损的修补，但是翻转的鼻唇沟皮瓣做衬里进行修补者未见报道，在行鼻侧切开鼻部手术若遇到皮瓣太薄时可以选择使用，其他皮瓣也可以根据情况选择使用。

本例患者的病变属于恶性淋巴瘤的范畴，术后由肿瘤内科行化疗即可，局部也可以加用放射治疗。

病例点评

鼻侧切开手术是一个古老的手术方式，随着临床诊疗技术的进步，特别是鼻内镜的临床应用，目前已经很少使用，但是在某些情

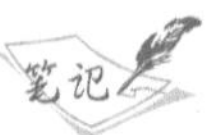

况下（鼻外部的肿块或上颌骨的肿瘤）尚需要行鼻侧切开来完成。鼻侧切开手术或上颌骨切除手术，除了需要处理鼻面部软组织病变，还要处理累及梨状孔或上颌骨骨质的病变，这样在鼻侧切开，清理了深部所涉及的骨质病变后，深部便形成了腔隙，面部皮肤完整保留尚好，如果肿瘤累及部分面部皮肤，那么面部就存留很薄的皮肤了，这样手术后容易形成鼻旁瘘孔，特别是在放疗后的患者中形成较多，给患者造成很大的痛苦。

目前许多鼻腔鼻窦病变可以通过鼻内镜来完成，但是鼻旁和鼻腔的联合病变仅用鼻内镜难以全部完成，所以在鼻旁施以较小的切口联合鼻内镜技术，既可以减少面部切口，又能切除病变，值得提倡。

我们在使用鼻唇沟皮瓣修复时，不仅修复鼻翼的部分缺损、鼻背部的皮肤缺损，还创新性地翻转鼻唇沟皮瓣作为衬里来修复鼻侧切开的内层，后续还有和其他皮瓣的联合使用等，大家可以在阅读病例时予以讨论。

（王艳华　张芬　李宇玥　王贝贝　王小雨
胡晓璇　程晓娟　于伟　张庆泉）

014　鼻面部肿块切除后的三角皮瓣推进修复 1 例

病历摘要

【基本信息】

患者，女性，55 岁，主因“确诊鼻背部皮肤基底细胞瘤 1 天”入院。既往冠心病病史 5 年。

【查体】

肿瘤位于鼻背左侧约平鼻梁中部水平（图 3.14.1），范围约 0.7 cm × 0.5 cm，缝线在位。

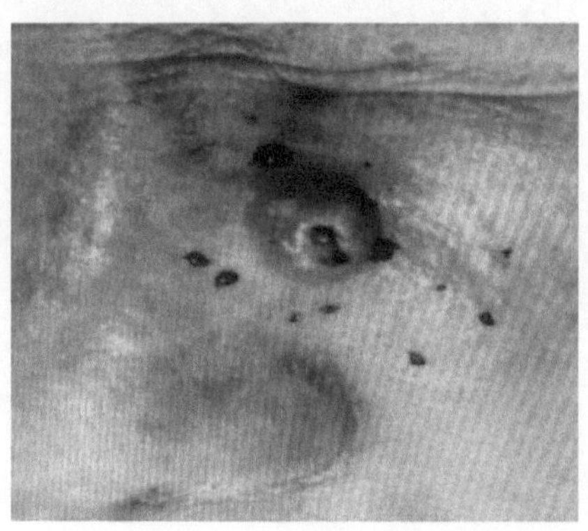

图 3. 14. 1　鼻背面部肿瘤

【诊断】

鼻背部基底细胞癌。

【治疗经过】

于 2019 年 12 月 9 日在局部麻醉下行外鼻皮肤病损切除 + 带蒂皮瓣移植术。术中沿肿瘤边缘 0.5 cm 处完整切除肿瘤，切除后测量缺损，约为 1.2 cm × 0.9 cm 的椭圆形状（图 3.14.2）。在缺损的上下两端向左侧作交汇延长线，形成三角皮瓣（图 3.14.3），皮下分离皮

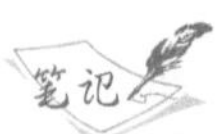

瓣边缘，上下尖端拉向缺损两端，缝合固定（图 3.14.4、图 3.14.5），其他边缘对位缝合，加压包扎。

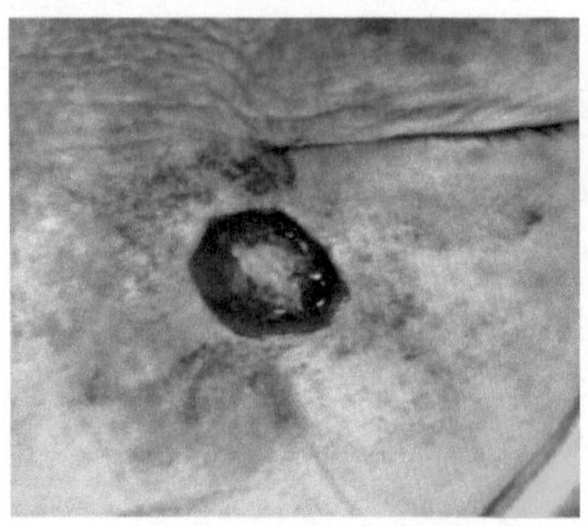
图 3. 14. 2　肿块切除后遗留的皮肤缺损

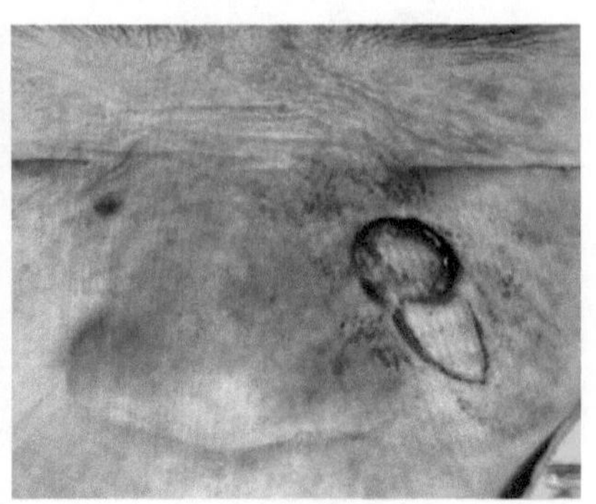
图 3. 14. 3　设计鼻唇沟下外方的三角皮瓣

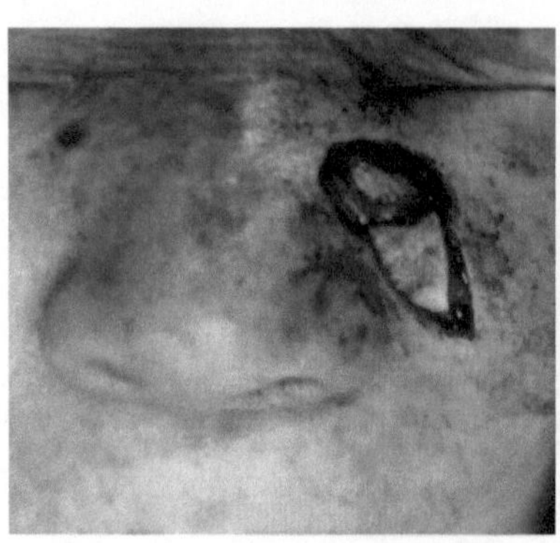
图 3. 14. 4　上移三角皮瓣修复皮肤缺损

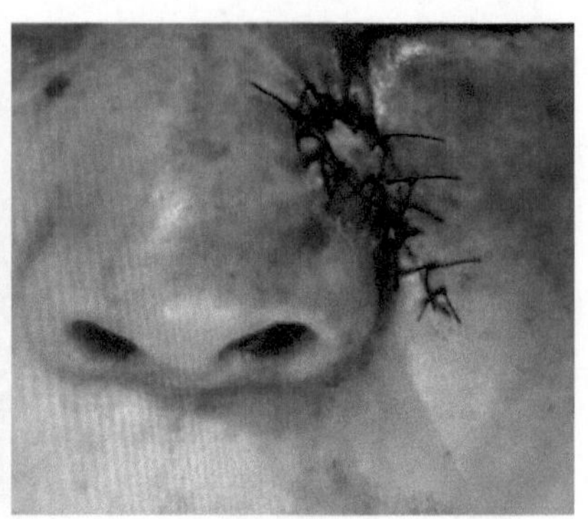
图 3. 14. 5　三角皮瓣上移修复缝合后的局部情况

术后给予适量抗生素治疗，局部理疗换药，术后 7 天换药见皮瓣成活，色泽良好，间断拆线，术后 10 天全部拆线，患者痊愈出院。

【随访】

目前在随访中。

病例分析

鼻面部交界位置肿块切除后的修复方法很多，有旋转皮瓣、菱形皮瓣、推进皮瓣等。对于较小的皮肤缺损，我们一般使用三角推

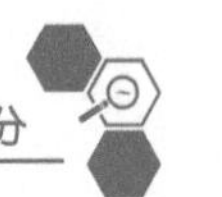

进皮瓣，也具有了一定的体会，无论在哪一个位置，旋转推进皮瓣都易形成猫耳形状或皮瓣旁的组织堆积，需要很好地进行修整才行，三角皮瓣则需要较少修整，只在对应处修整即可，这样就会有很好的美观效果。因此本病例采用了此种方法。

在进行三角皮瓣手术时需要注意，要沿着皮纹或鼻唇沟做，这样术后形成的凹陷或纹路就与面鼻部纹路接近了。还要注意三角皮瓣深部组织蒂的延伸度和血液供应问题，尽量将组织蒂留在皮瓣的中央，至于做多大的蒂，主要看皮瓣的移动度，在临床中灵活应用即可。

病例点评

三角推进皮瓣是鼻唇沟皮瓣的变种，本病例病变位于鼻背部与面部的交界处，位于鼻唇沟的上方，所以设计了缺损下方的三角皮瓣，推进到缺损处进行修复。所以说在临床修复缺损时，一定根据实际情况，灵活地运用组织瓣进行皮肤缺损的修复。

（张庆泉　王永福　姜绍红　于伟　王春雨）

015　三角皮瓣在鼻翼皮肤缺损修复中的应用 1 例

病历摘要

【基本信息】

患者，女性，55 岁，主因“发现右侧鼻尖肿块 2 年”入院。高血压病史 5 年。

【查体】

右侧鼻尖至鼻翼处见一类圆形肿块（图 3.15.1），直径约 0.5 cm，质韧，活动可，边界清，无压痛，局部皮温不高，皮肤无破溃。

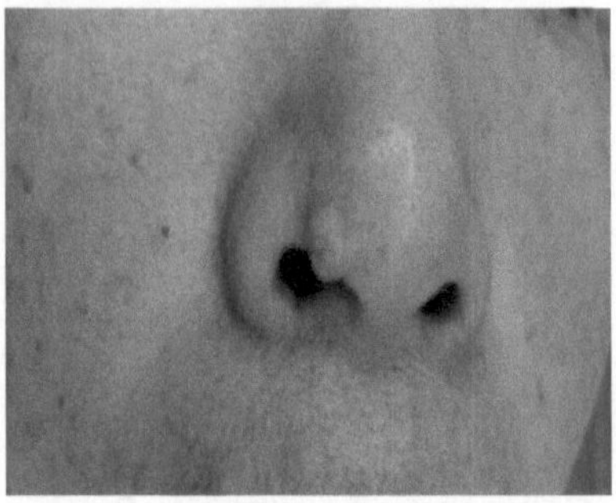

图 3.15.1　鼻翼与鼻尖结合部的小肿块

【诊断】

鼻部肿块（右侧）。

【治疗经过】

2018 年 7 月 21 日在局部麻醉下行外鼻肿块切除（破坏）+ 带蒂皮瓣转移术。术中切除右侧鼻尖肿块后，见大小约 0.8 cm × 0.7 cm 的皮肤缺损（图 3.15.2），于右侧鼻翼切缘上方做三角带蒂皮瓣，切开皮肤及皮下组织，向缺损处推移皮瓣（图 3.15.3），使皮瓣同缺损处对位缝合，取瓣处皮肤亦对位缝合，取油纱及碘仿纱条进行右侧鼻前庭填塞（图 3.15.4），再用油纱及碘仿纱条覆盖切口。术后病理：（右鼻尖）混合瘤。

给予局部换药、理疗，适当服用药物，术后 7 天（图 3.15.5）间断拆线，术后 12 天拆除全部缝线，局部愈合好。

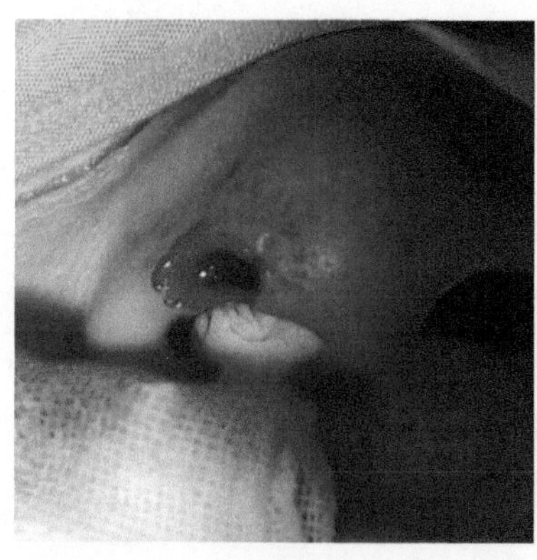
图 3.15.2 局部切除后的皮肤缺损

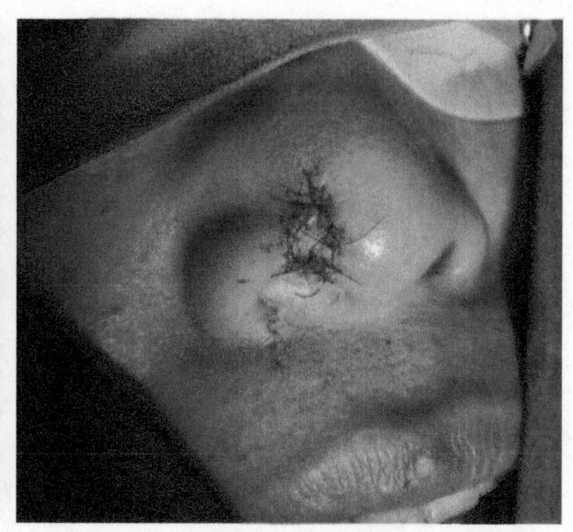
图 3.15.3 下移三角皮瓣修复皮肤缺损

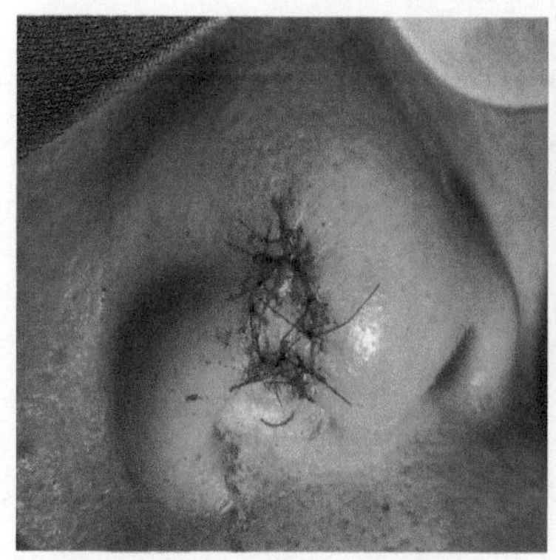
图 3.15.4 前鼻孔予以填塞支撑

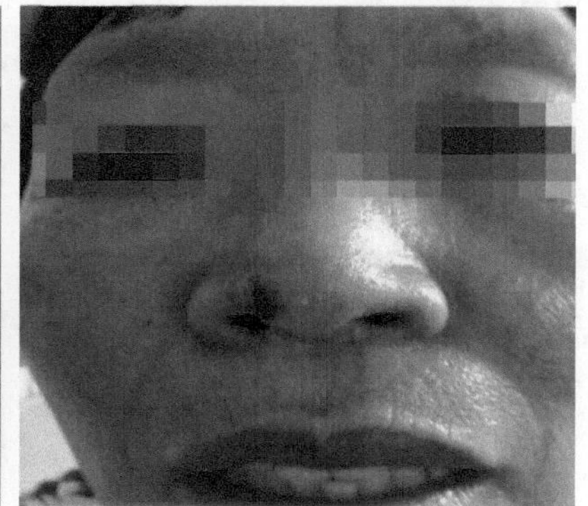
图 3.15.5 术后 7 拆线后的局部情况

【随访】

随访无异常（图 3.15.6、图 3.15.7），皮瓣成活好。

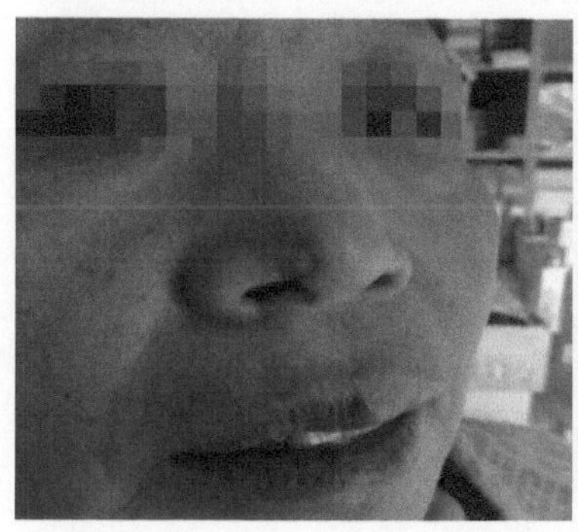
图 3.15.6 术后 1 个月的局部情况

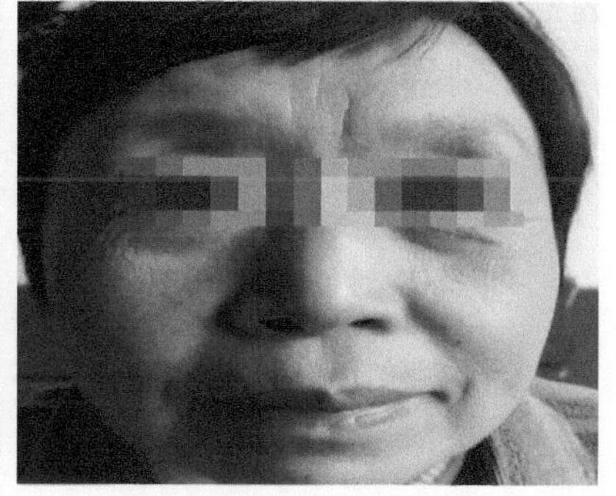
图 3.15.7 术后 6 年

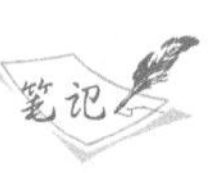

病例分析

鼻翼边缘与鼻尖的外观十分重要，哪怕是一个细微的变化就会影响社交。本例患者鼻尖与鼻翼之间出现肿块，且局部的特点是组织之间贴敷较紧、组织致密、分离和移动受限，这就给该手术造成了难度。

我们根据病变部位的具体情况，考虑到肿块上方组织的特点，其相对游离度较大，就在肿块切除后，在其上方设计了三角皮瓣，并将其下移到鼻翼边缘缺损处，对位缝合。

本病例在随访观察中皮瓣逐渐愈合良好，局部基本无改变，获得了良好的临床效果，因此建议大家可以在临床中探索使用。

病例点评

本病例患者的病变并不大，但是由于位置的关系，修复缺损技术的选择性并不大，各种皮瓣都有不足或缺陷。我们进行了术前设计，决定使用鼻翼尖缺损的上方皮肤做三角皮瓣，推进移位至缺损处进行修复。但是各位同道要注意，因为该位置的皮肤与皮下组织粘连较紧密，分离有一定难度，操作时一定注意做好蒂部，注意蒂部的游离度和血运情况。

（胡晓璇　张芬　张庆泉）

016　三角推进皮瓣在鼻背部皮肤缺损修复中的应用 1 例

病历摘要

【基本信息】

患者，男性，52 岁，主因“发现右侧鼻背部肿块 2 个月，局部略胀，近来有所增大”，遂来院就诊。有高血压病史，目前服药控制在正常范围。

【查体】

心肺腹未见异常。右侧鼻背部偏下约有直径 1 cm 的暗褐色隆起肿块（图 3.16.1），皮肤光滑，无触痛。鼻腔内未见异常。

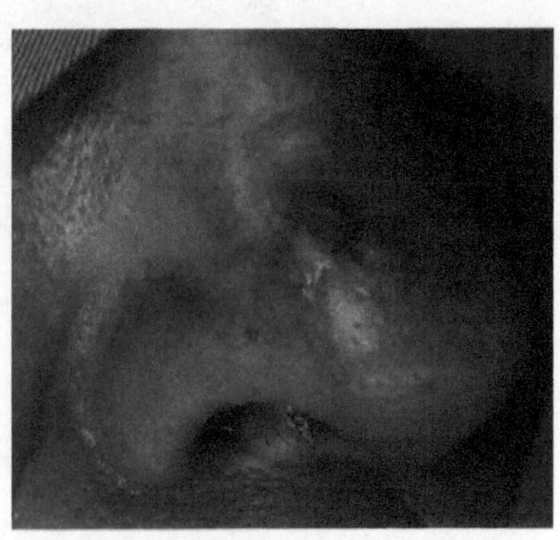

图 3.16.1　右侧鼻背部肿块

【诊断】

鼻背部肿块（右侧）。

【治疗经过】

辅助检查未见异常后在局部麻醉下行手术切除，手术在安全边界 2 mm 范围进行，切除肿块后测量局部皮肤缺损的大小（图 3.16.2），在其上方设计三角皮瓣（图 3.16.3），切开周边皮肤，深部

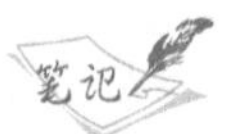

留带，向下移行至皮肤缺损区，修整后对位缝合（图 3.16.4），上部取皮区潜行分离后对位缝合（图 3.16.5），适度加压包扎。术后病理：色素痣，局部增生活跃。

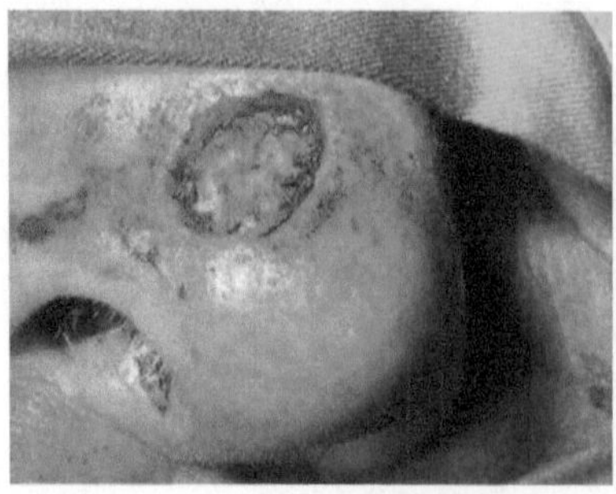

图 3.16.2　肿块切除后的局部皮肤缺损

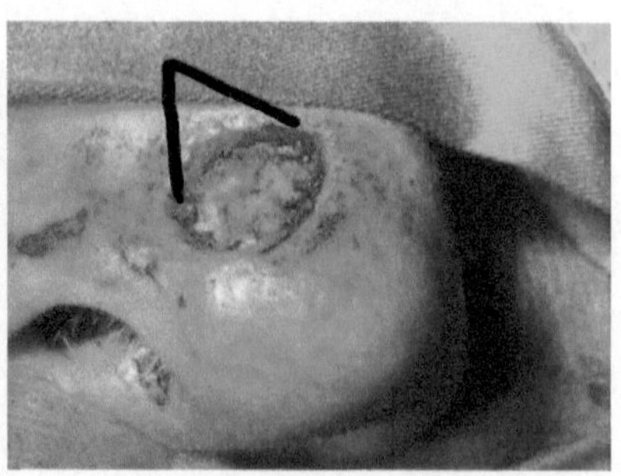

图 3.16.3　皮肤缺损上方设计三角皮瓣

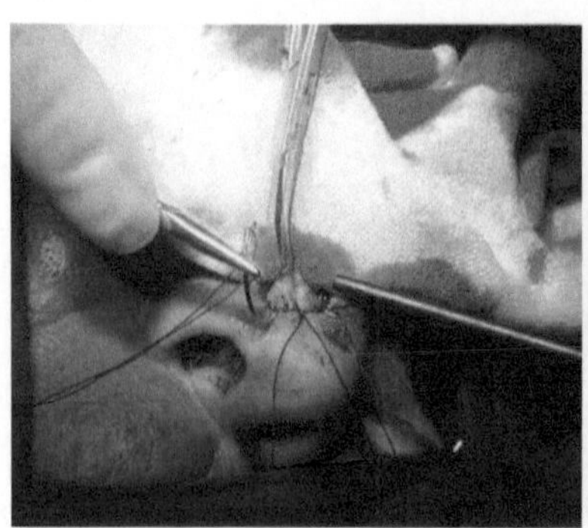

图 3.16.4　下移三角皮瓣修复皮肤缺损，对位缝合

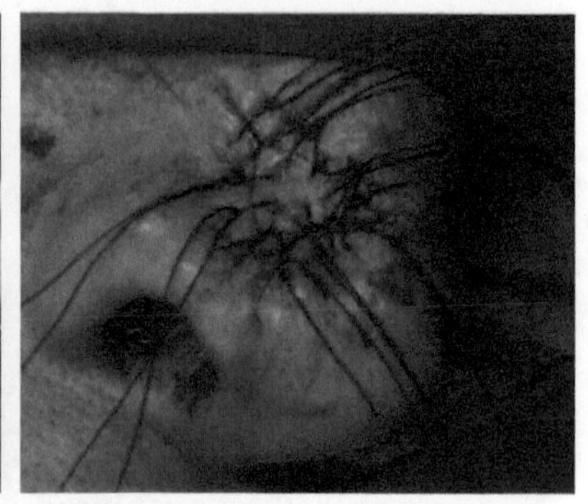

图 3.16.5　局部缝合后的情况

术后给予适量的抗生素口服治疗，局部换药处理，术后 3 天换药，局部皮瓣色泽好，术后 7 天间断拆线，术后 10 天拆除全部缝线，皮瓣成活良好。

【随访】

术后随访至 2 年 4 个月，皮瓣成活良好（图 3.16.6）。

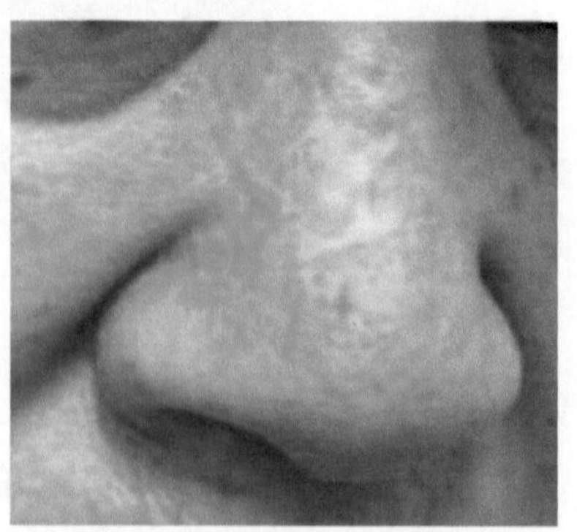

图 3.16.6　术后 2 年 4 个月

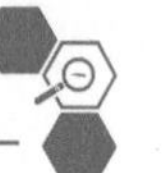

病例分析

鼻背部的肿块在切除后遗留的局部皮肤缺损修复的方法也很多，如鼻唇沟皮瓣是常用的皮瓣，还有其他皮瓣可供选择，我们根据本病例局部的具体情况选择了三角推进皮瓣进行修复，效果良好。

鼻部的三角推进皮瓣多在邻近眼睑、鼻尖或需要减少手术瘢痕的部位考虑使用，例如，邻近眼睑的鼻旁边缘的三角推进皮瓣，邻近鼻尖的三角推进皮瓣，还有减少切口瘢痕的鼻背部肿块的手术后使用。这种手术方法使用灵活，择机使用即可。

病例点评

鼻背部的皮肤特点较鼻翼和鼻尖游离度大，皮肤与皮下组织贴合也不太紧密，这就给推进皮瓣的应用形成了很大的优势，也可发挥三角推进皮瓣的特点。从本病例来看，三角推进皮瓣是应该考虑的，但是皮肤缺损不能太大，我们认为大于 2 cm 就应该考虑使用鼻唇沟皮瓣或面部旋转皮瓣了。

（张庆泉　王永福　于伟）

017 游离耳郭组织瓣结合局部 Z 形瓣修复鼻翼缺损 1 例

病历摘要

【基本信息】

患者，男性，62 岁，主因“鼻部外伤后致左侧前鼻孔闭锁 6 年，不能经左鼻孔呼吸”入院。

【查体】

检查可见左侧鼻尖略向左侧移位，左侧鼻翼中部有纵向的瘢痕凹陷至鼻唇沟处，左侧前鼻孔闭锁（图 3.17.1），中央有一凹陷样小窝。鼻窦 CT 显示左侧前鼻孔闭锁，鼻腔正常。

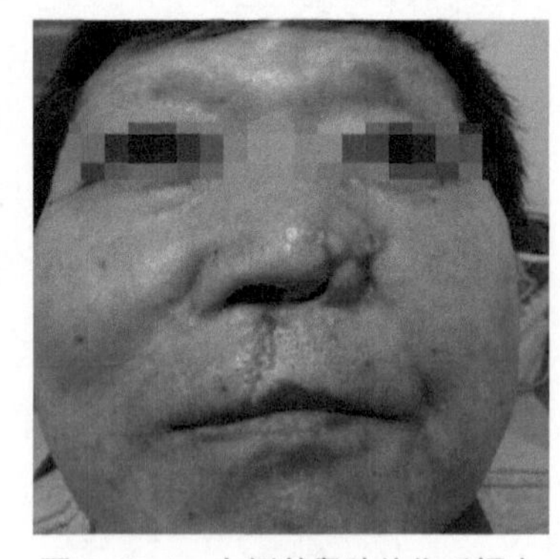

图 3.17.1　左侧前鼻孔外伤后闭合畸形

【诊断】

外伤性前鼻孔闭锁（左）。

【治疗经过】

全身检查无异常后择期在全身麻醉下行左侧前鼻孔成形术，手术消毒范围包括左侧耳郭部位，以备取修复材料。在左侧前鼻孔的小窝处向上切开前鼻孔闭锁组织，由鼻翼中部的瘢痕处至鼻唇沟上方下缘，在左侧鼻翼外做 Z 形切开（图 3.17.2），将 Z 形瓣错位缝合以扩大左侧前鼻孔，并封闭前鼻孔下外壁皮肤，在鼻镜下将左侧前鼻孔撑到正常大小以观察鼻翼上部切开处的组织缺损范围，依照此范围大小取左侧耳郭全层游离组织，修整后置于鼻翼缺损处对位缝合（图 3.17.3），缝合后检查左侧前鼻孔略大于右侧前鼻孔，鼻阈处宽敞，依次填入凡士林纱条、碘仿纱条，外部包扎，手术结束。

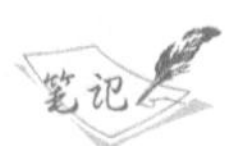

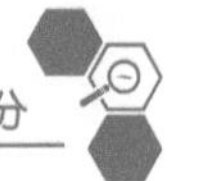

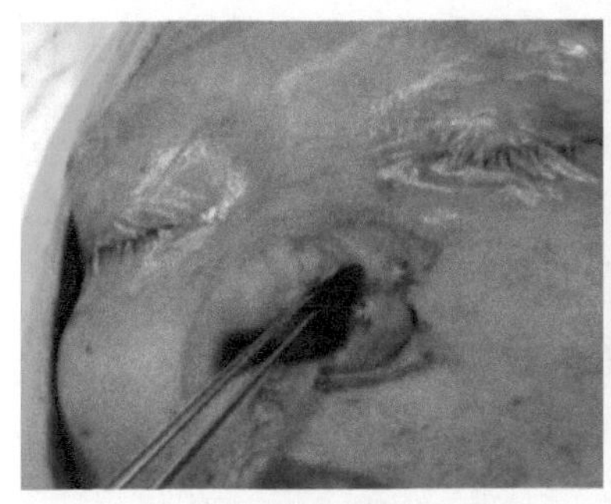

图 3.17.2　切除局部瘢痕，设计 Z 形切口

图 3.17.3　使用游离耳郭皮瓣修复左侧鼻翼外缘外展后的全层缺损

术后给予适量的抗生素治疗及对症处理，术后 5 天解除外部辅料，游离耳郭瓣略呈红晕色，术后 7 天抽出前鼻孔填塞物，并拆除部分缝线，游离耳郭瓣红晕明显好转，前鼻孔成形良好，呼吸通畅（图 3.17.4）。术后 15 天完全拆除缝线，局部喷药、涂药并观察。术后 3 周前鼻孔通畅，皮瓣成活（图 3.17.5）术后 3 个月左鼻孔恢复良好，双侧基本对称（图 3.17.6），唯鼻小柱略偏，术后 4 个月行鼻小柱成形术。

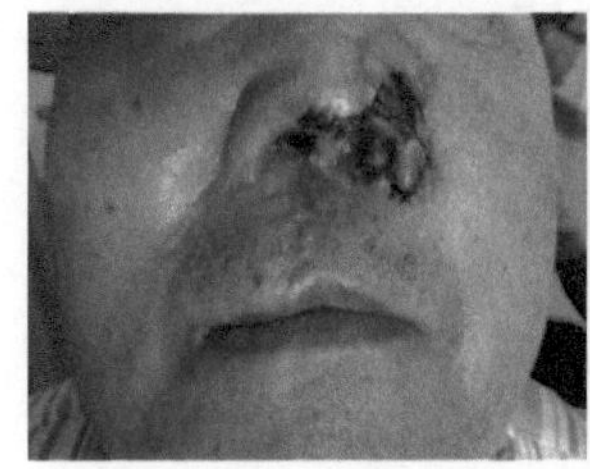
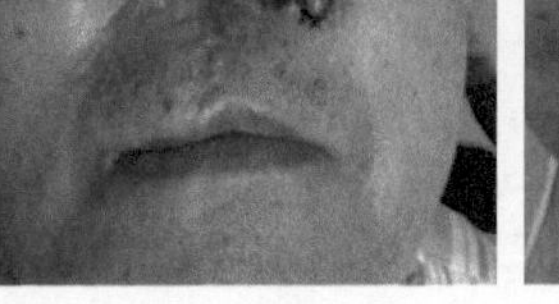

图 3.17.4　术后 7 天

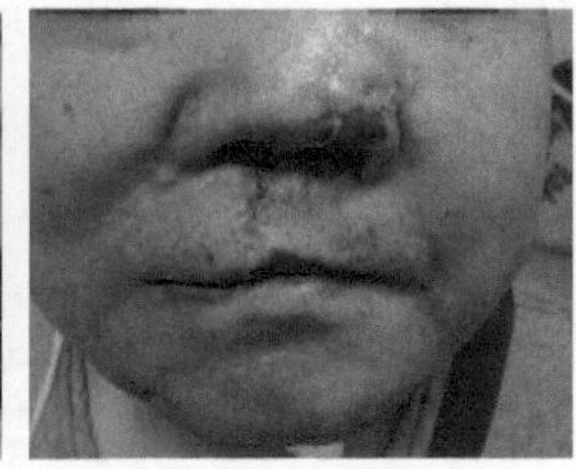
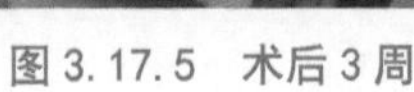

图 3.17.5　术后 3 周

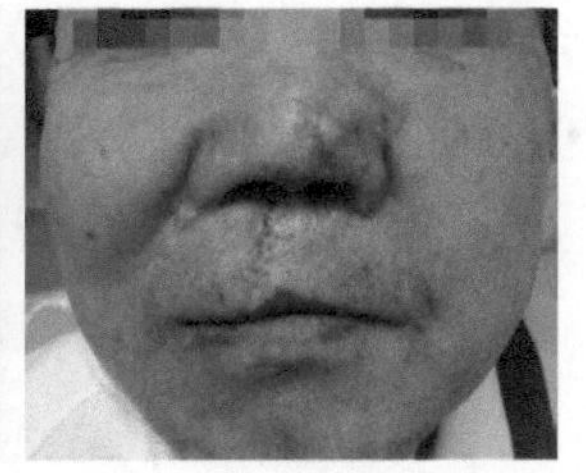

图 3.17.6　术后 3 个月

【随访】

术后 6 年，左侧前鼻孔大小正常，呼吸通畅。

病例分析

鼻翼全层缺损的修复方法较多，耳郭全层游离移植是其中的一种方法，本病例在前鼻孔闭锁的修复中使用了游离的全层耳郭组织

瓣，进行了鼻翼上部部分缺损的前鼻孔成形，耳郭组织瓣成活，前鼻孔成形良好。

耳郭组织瓣的选择尽量在耳郭游离缘的中上部，以上部为好，切除时要做成楔形，然后将耳郭对位缝合，适当修整耳郭形状。

游离耳郭组织瓣的对位缝合要注意测量缺损的大小和耳郭组织瓣的大小，尽量把创面做大一些，尖部要修整，内侧面先进行缝合，后缝合外侧面，也勿过紧缝合，缝合后前鼻孔填塞碘仿纱条，外部适度加压。

术后处理如同其他修复方法，适度的使用抗生素和扩张血管的药物，局部理疗和换药，5 天后可以打开敷料观察皮瓣的色泽，以确定皮瓣的成活情况。

病例点评

鼻翼的全层缺损修复的技术方法较多，本病例患者因外伤造成的左侧鼻翼缺损并前鼻孔闭锁，周围皮肤又有瘢痕形成，修复有一定的难度。我们根据实际情况设计了局部切除并开大前鼻孔，做了一个鼻翼外侧的 Z 形切开，开大左侧前鼻孔，然后切除游离的耳郭全层组织瓣，修复鼻翼的全层缺损，形成了前鼻孔，经过精心设计和实施，再加上围手术期的处理，游离的全层耳郭组织瓣成活良好，前鼻孔形成良好。

（张芬　李宇玥　王贝贝　王小雨　胡晓璇　程晓娟　于伟　张庆泉）

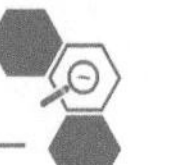

018　残余鼻翼半层翻转衬里联合鼻唇沟皮瓣修复1例

病历摘要

【基本信息】

患者，女性，77岁，主因“发现左侧鼻旁肿块10余年”入院。既往体健。

【查体】

左侧鼻翼可见局部突起（图3.18.1、图3.18.2），大小约1.0 cm×0.5 cm，呈红色，隆起于皮肤表面，并侵及鼻前庭外侧。

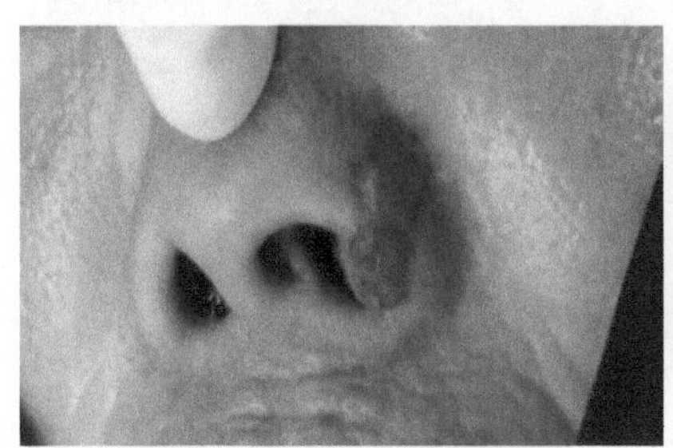

图3.18.1　左侧鼻翼肿块累及全层

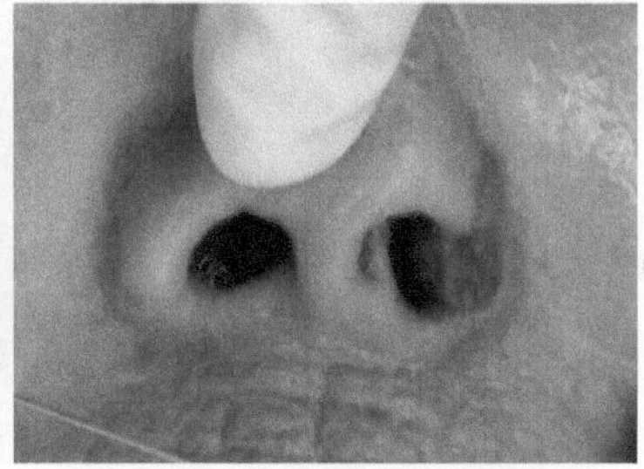

图3.18.2　左侧前鼻孔内侧情况

【诊断】

鼻翼肿块（左侧）。

【治疗经过】

患者于2017年11月20日在局部麻醉下行鼻旁肿块切除+复合瓣鼻翼成形术。术中沿肿块边缘外0.3 cm处切开皮肤、皮下组织，仔细分离肿块与周围组织，见肿块深达左侧鼻翼软骨，部分与鼻前庭相通。完整切除肿块后，鼻翼约有1/2的全层缺损。在外侧鼻翼残存部位向外做与鼻翼缺损相当的矩形皮瓣，切除边缘后为蒂，予以缝合3针并固定，将鼻翼旁皮肤切开向内侧翻转与鼻翼缺

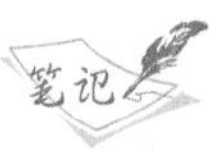

损的内侧切缘、上方切缘对位缝合，形成衬里，这样鼻翼内侧就封闭了，测量鼻翼外侧皮肤缺损及翻转皮瓣后总的皮肤缺损大小，再在鼻唇沟至面部做相当的矩形皮瓣，蒂部位于上方，将皮瓣向内侧鼻翼皮肤缺损区旋转对位，适当修整后与鼻翼下缘、内侧缘、外侧缘对位缝合，然后将供皮区缺损边缘潜行分离，拉紧对位缝合，凡士林纱条及碘仿纱条做荷包加压于皮瓣上，碘仿纱条填塞左侧鼻前庭处。手术过程见图 3.18.3 ～图 3.18.9。术后病理:（左侧鼻翼）基底细胞癌。

术后给予抗生素治疗及对症处理，术后 5 天换药并解除包扎，见鼻唇沟皮瓣及翻转衬里的皮瓣成活好，继续治疗。术后 7 天，间断拆除缝线，鼻前庭皮瓣换药。术后 13 天拆除全部缝线，皮瓣成活，前鼻孔成形好，大小合适，呼吸通畅（图 3.18.10）。

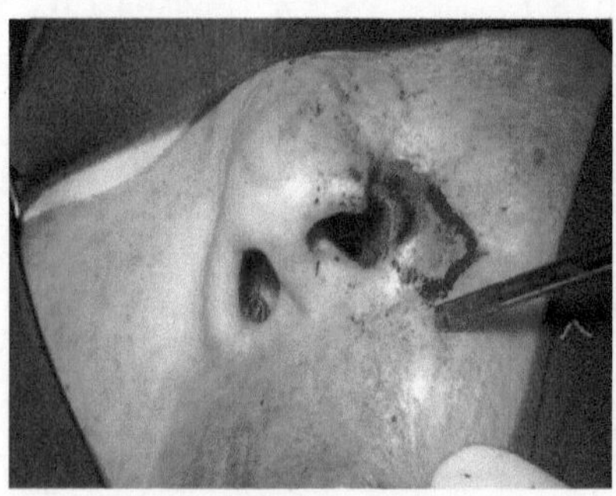
图 3. 18. 3　切除鼻翼肿块，残余下方鼻翼设计半层皮瓣做衬里

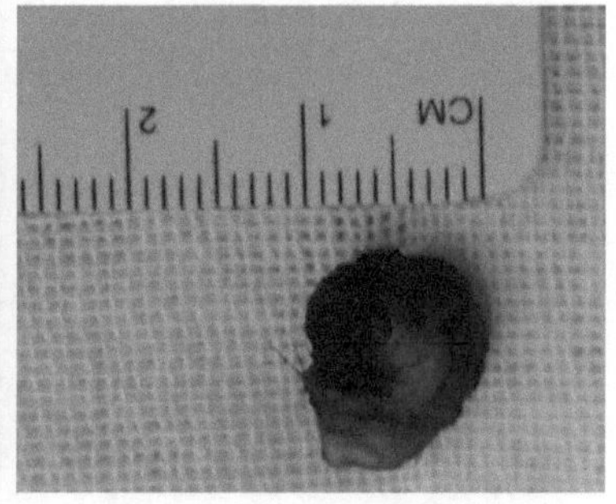

图 3. 18. 4　切除鼻翼肿块的外观

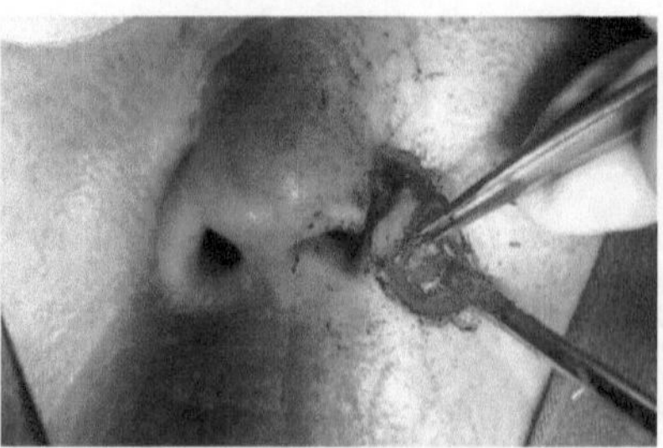
图 3. 18. 5　翻转下方鼻翼皮瓣，蒂部留于鼻翼缺损的残端

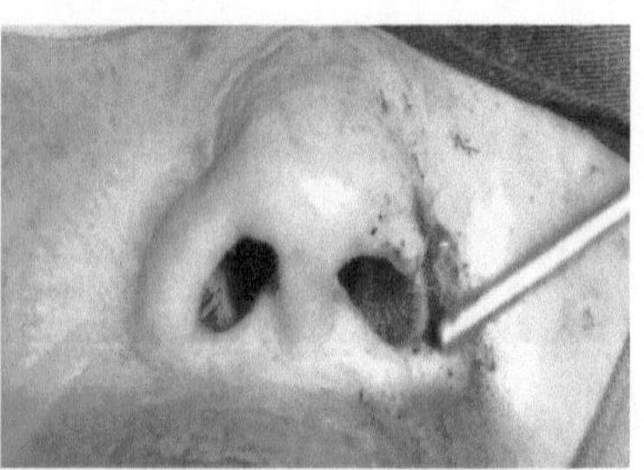
图 3. 18. 6　翻转半层鼻翼皮瓣形成衬里并缝合，形成鼻翼内侧壁

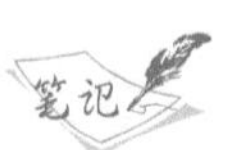

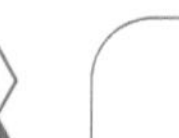

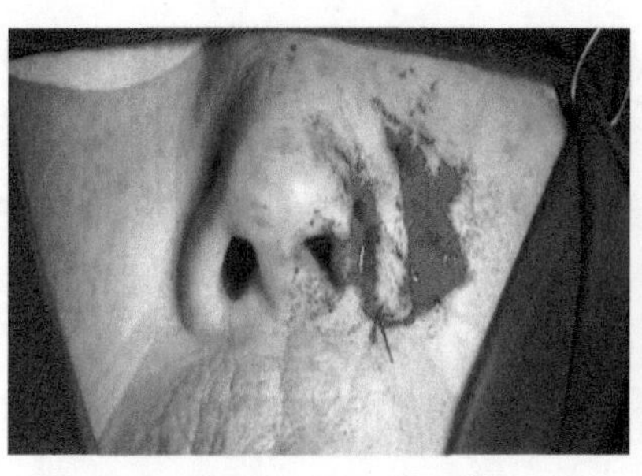

图 3.18.7　设计蒂在上方的鼻唇沟皮瓣，转位于鼻翼缺损区对位缝合

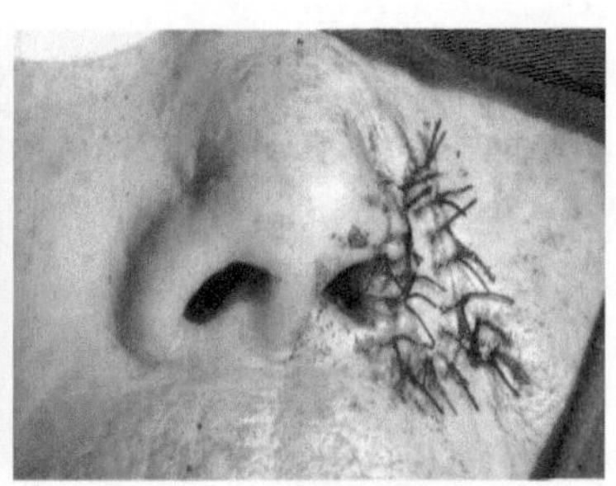

图 3.18.8　皮瓣各边缘对位缝合，形成完整的鼻翼

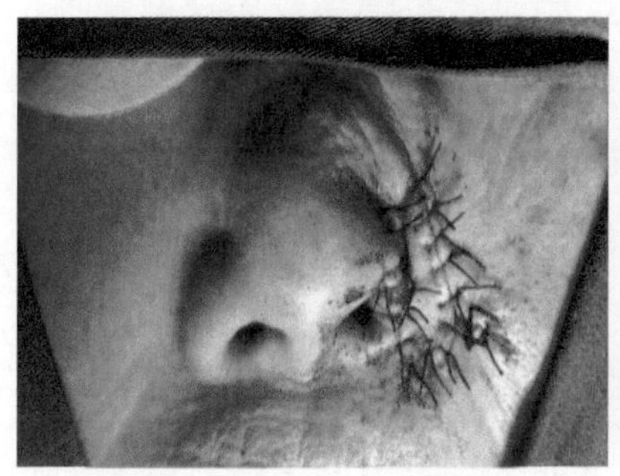

图 3.18.9　前鼻孔形成良好

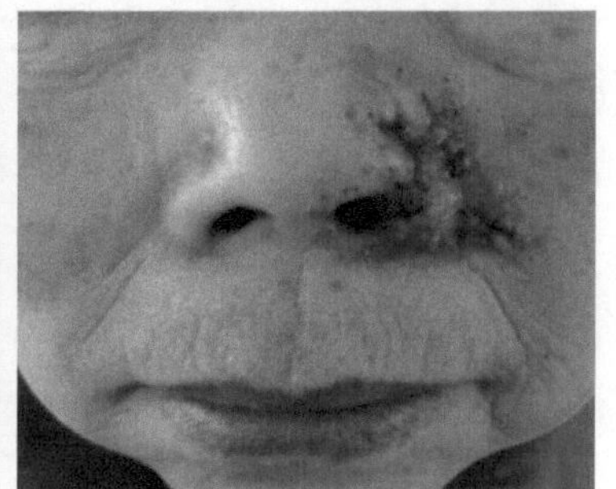

图 3.18.10　术后 13 天完全拆除缝线后皮瓣成活良好

【随访】

术后持续随访，未做其他治疗（图 3.18.11）。

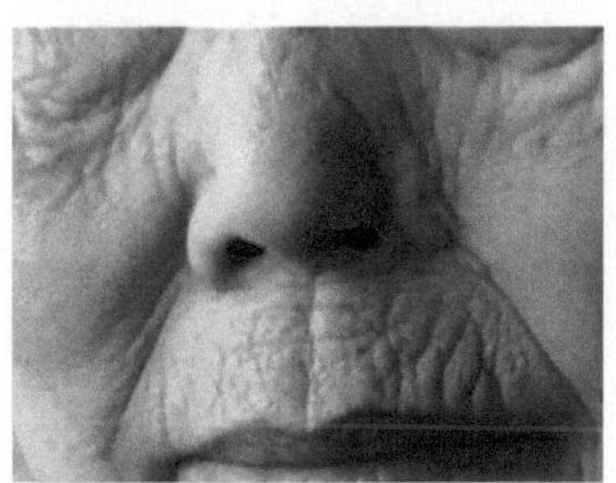

图 3.18.11　术后 3 年随访，见左侧鼻翼变薄

病例分析

本病例是鼻翼恶性肿瘤已侵及鼻翼全层，在做了局部的扩大切

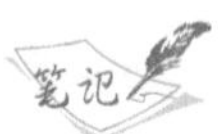

除后，尚残余了部分鼻翼组织，所以就利用了部分鼻翼组织，将其剖开，蒂部留于断缘处，局部略做缝合，远端对应于另一侧切缘进行修复，这样内侧面就修复了。然后使用蒂部在上方的鼻唇沟皮瓣转位修复鼻翼外侧面皮肤缺损，适度的鼻内鼻外加压是必要的。

病例点评

鼻翼全层缺损的修复方法较为困难，关键是牵连全层缺损，尽管有耳郭游离组织瓣可以进行修复，但是对于一部分人来说还是难以接受，而其他皮瓣又难以修复全层的缺损。

我们最早开展了耳郭游离组织瓣进行鼻翼全层缺损的修复，也总结了耳郭游离组织瓣修复的特点。后来我们再遇到鼻部外伤造成鼻翼全层缺损的患者，有部分鼻翼存在，我们就设计了残存鼻翼剖开，蒂部留于伤口的边缘，再将蒂部反转后与内层缝合，然后将剖开的鼻翼瓣与对侧伤口的内层缝合，这样就形成了前鼻孔的内侧面，最后设计鼻唇沟皮瓣转位修复鼻翼外侧的缺损，缺损的两层鼻翼就这样修复了。通过对部分外伤后鼻翼缺损病例的诊疗观察，我们深信了该种手术方式的可靠性。继而我们针对有残存鼻翼组织的鼻翼肿瘤患者用同样的手术方式进行鼻翼的全层重建，效果良好，值得在临床中推广使用。

（张芬　李宇玥　王贝贝　王小雨　胡晓璇　程晓娟　于伟　张庆泉）

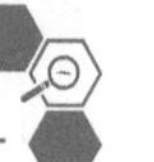

019　鼻翼恶性肿瘤扩大切除局部翻转联合鼻唇沟皮瓣修复 1 例

病历摘要

【基本信息】

患者，男性，52 岁，主因“发现鼻部肿块 1 月余”入院。患者入院前 1 个月，无意中发现左侧鼻翼处有一肿块，开始时约米粒大小，平时无不适，触摸时有轻度疼痛，近 1 个月内肿块增长较快，且逐渐出现局部肿胀感。患者既往健康，否认高血压、糖尿病病史。20 年前曾有锁骨骨折外伤及手术史，否认家族性遗传病史。

【查体】

左侧鼻翼见肿块，大小约 1.5 cm × 1.5 cm，质韧，累及左侧鼻翼全层及左侧前鼻孔内侧缘，局部皮肤粗糙，色红，未触及波动感，局部皮肤无破溃（图 3.19.1）。鼻腔黏膜略充血，鼻中隔居中，鼻道清洁，双侧鼻窦区无压痛。

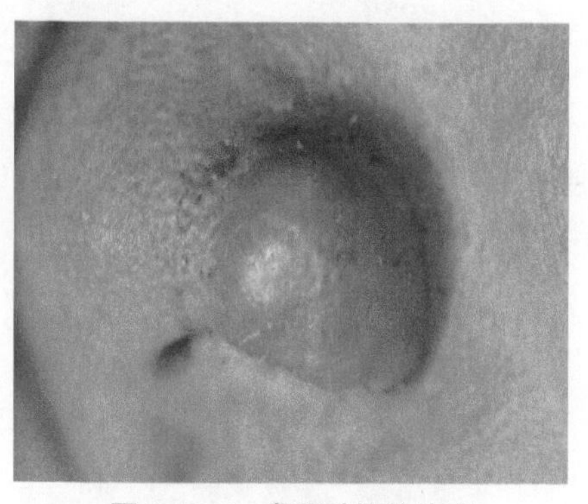

图 3.19.1　鼻翼肿块的外观

【诊断】

鼻翼肿块（左侧）。

【治疗经过】

入院后完善常规检查，排除禁忌证后，在全身麻醉下行鼻翼肿块扩大切除 + 邻近皮瓣修复术。麻醉成功后，常规消毒铺巾。沿肿块外侧缘 2 mm 处将肿块连同左侧鼻翼完整切除，电凝创面止血，缺损大小约为 2.2 cm × 2.0 cm（图 3.19.2），经过精心设计并反复测量，自缺损处外上方取 1.8 cm × 1.5 cm 大小连带皮下组织的矩形瓣蒂部留

于切缘内侧，将其翻转平铺于缺损处作为鼻翼内侧的衬里，对位缝合，修复鼻翼内侧（图 3.19.3）。鼻翼内侧修复成功后（图 3.19.4、图 3.19.5），检查见缺损处呈斜的长方形，测量大小约 2.0 cm × 2.0 cm，先自缺损处一侧沿鼻唇沟向下内侧切取大小约 2.0 cm × 2.0 cm 大小的长方形皮瓣，蒂部留于鼻中部外侧缘，翻转覆盖鼻翼外侧长方形缺损处皮肤，将其外侧切口对位缝合（图 3.19.6、图 3.19.7）。检查局部皮肤松紧度适宜，将凡士林油纱布平铺于左侧前鼻孔并做成盲袋，向内填塞碘仿纱条支撑，左侧鼻旁区缝合处敷以碘仿纱包固定，局部贴敷覆盖包扎，手术结束。术后病理（图 3.19.8）：（左侧鼻翼）鳞状细胞癌，侵犯神经，各切缘阴性。

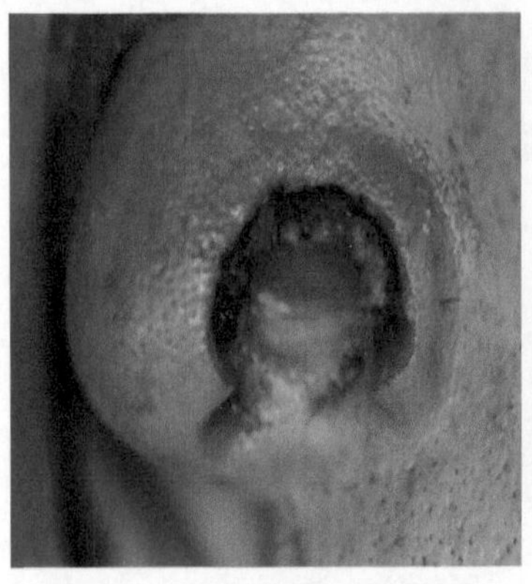
图 3.19.2　切除肿瘤后局部组织缺损

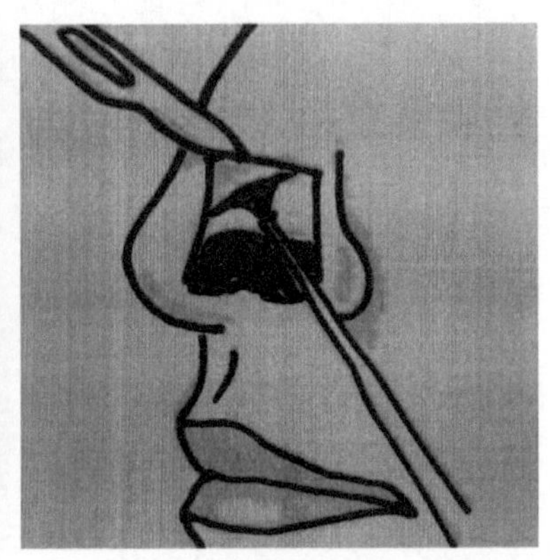
图 3.19.3　在鼻翼缺损的上方做蒂在边缘的皮瓣下翻线条

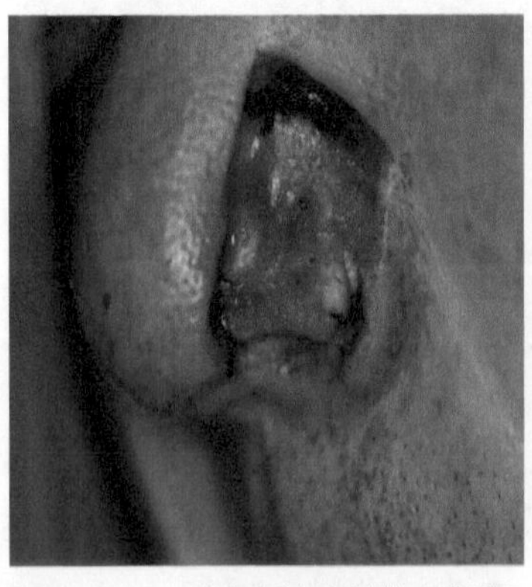
图 3.19.4　上方翻转皮瓣修复鼻翼内侧面

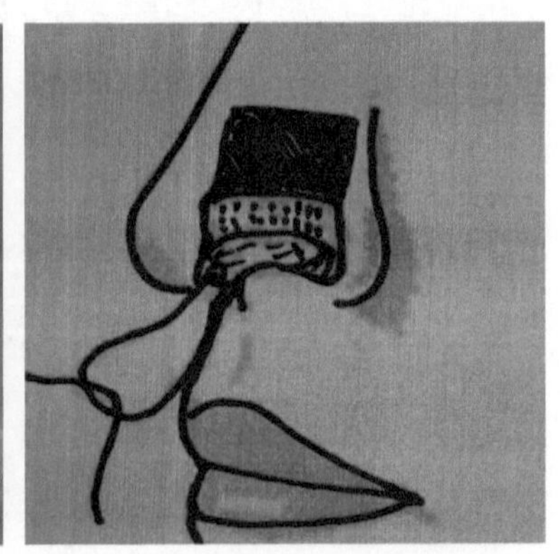
图 3.19.5　上方翻转皮瓣修复鼻翼内侧面线条

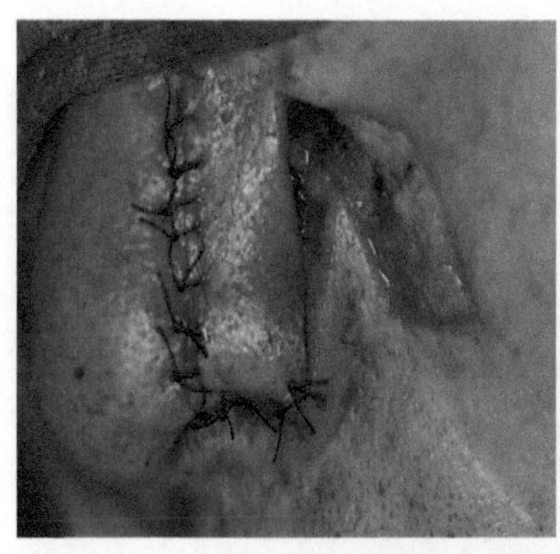

图 3.19.6 鼻唇沟瓣修复鼻翼外侧面

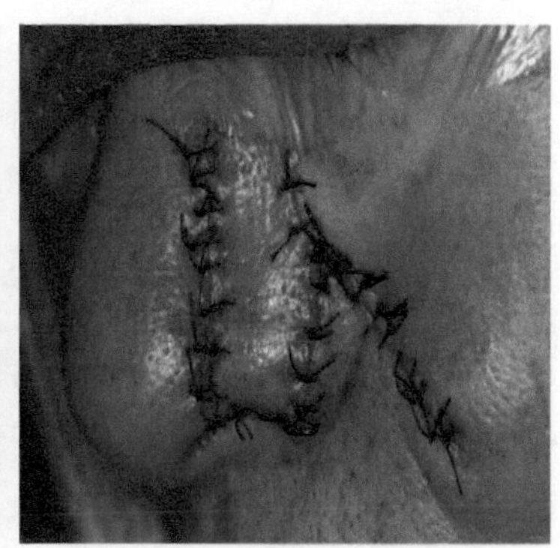

图 3.19.7 完全修复后的鼻翼外观

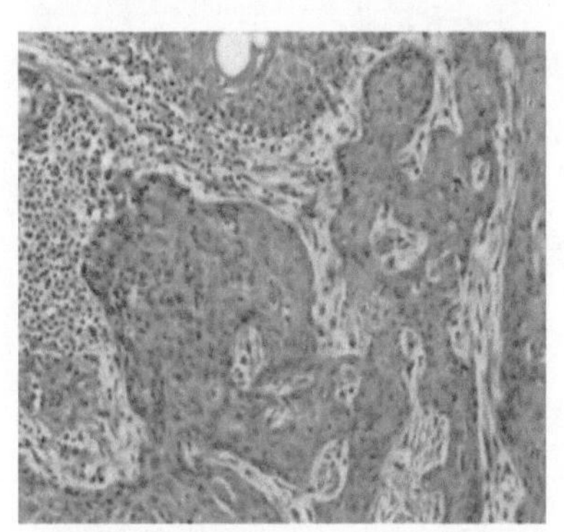

图 3.19.8 术后病理切片示鳞状细胞癌

术后经抗炎、局部换药对症处理后，局部皮肤色泽正常，血运良好。术后 7 天拆除部分缝线，术后 10 天将缝线全部拆除，愈合好（图 3.19.9）。术后 1 个月复诊，鼻部外观正常（图 3.19.10）。拒绝做其他治疗。术后 6 个月复查，鼻部外观尚好（图 3.19.11、图 3.19.12），缝合部位瘢痕凹陷，无肿瘤复发，PET-CT 检查局部及全身无异常发现。

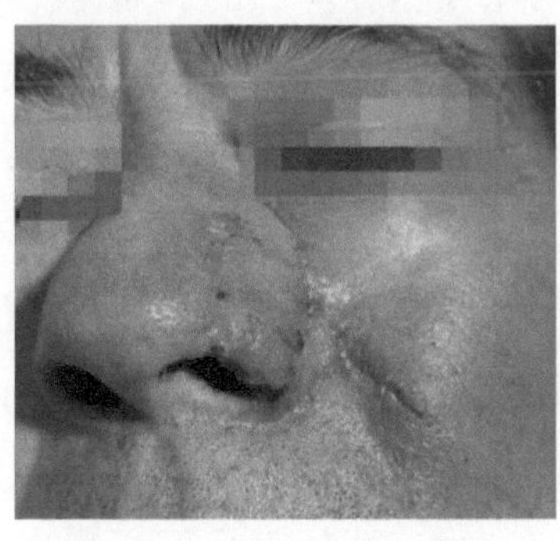

图 3.19.9 术后 10 天拆线愈合好

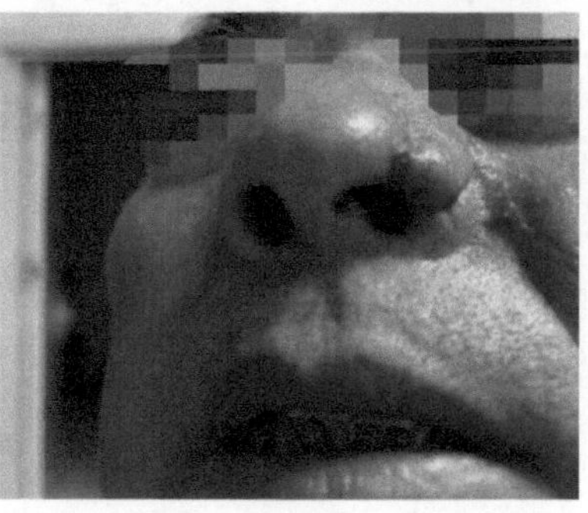

图 3.19.10 术后 1 个月鼻翼外观

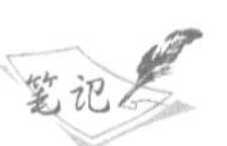

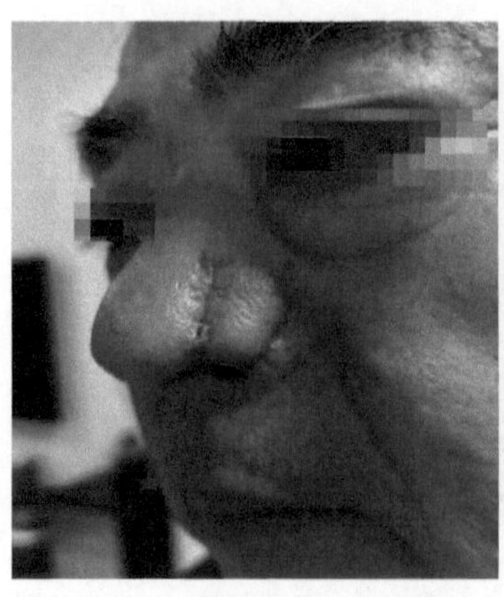

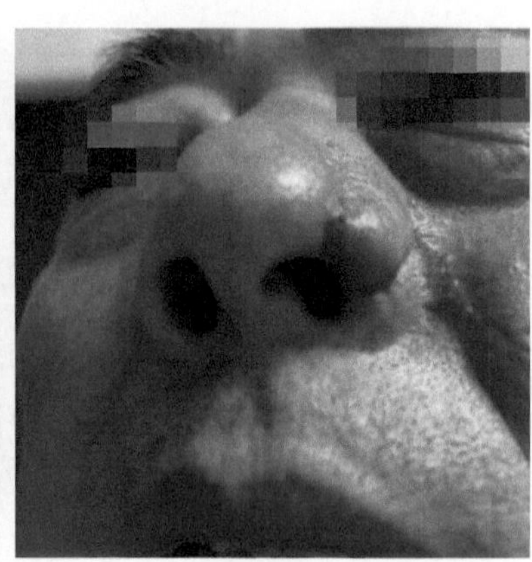

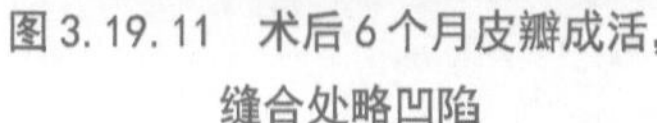

图 3.19.11　术后 6 个月皮瓣成活，缝合处略凹陷

图 3.19.12　术后 6 个月鼻翼边缘增厚

【随访】

目前仍在随访中。

病例分析

外鼻恶性肿瘤的发病率较低，但是其发病率在世界范围内呈上升趋势。外鼻恶性肿瘤以基底细胞癌和鳞状细胞癌最多见，外科手术仍是目前治疗的首选方法，边缘切除干净是肿瘤根治及防止复发的关键。对于手术切除后的局部缺损，需要将鼻的外形重建和维持鼻腔功能相统一。

肿瘤切除术后势必会造成鼻翼组织缺损，对于直径大于 0.5 cm 的缺损不能直接拉拢缝合，因此，对于发生在鼻部的肿瘤，尤其是发生在鼻部下 1/3 区域的（如鼻翼、鼻尖、鼻侧）肿瘤，修复缺损的方法大致有以下几种。①皮肤移植术：常用于缺损较大，邻近皮瓣不足以修复缺损，或者勉强修复后造成局部畸形者，但植皮手术往往带来延迟愈合、皮肤色差大、皮瓣成活率低等弊端。②鼻背皮瓣转移术：适用于发生在鼻尖的小缺损修复，选用鼻背皮瓣重建修复鼻尖区域的缺损时常选取一边的鼻侧作为蒂部，术中需保护位于鼻侧深部的内眦动脉。③鼻唇沟皮瓣修复术：适用于鼻下部侧方、鼻

笔记

翼和鼻侧区域的缺损，设计皮瓣时多以鼻唇沟上端为蒂，有利于向上向内旋转皮瓣。④双叶瓣修复术：一般用于鼻侧外上方稍高处的缺损，如近内眦、下眼睑处的缺损等，关键还是鼻翼全层缺损修复的方法。

本例患者肿瘤发生在一侧鼻翼且累及鼻翼全层，为确保肿瘤切除彻底，须切除鼻翼全层及一侧前鼻孔外部，必须分两层进行皮瓣修复。我们按照外伤造成的鼻翼全层缺损的修复方法，第一层选取鼻翼缺损处外上方鼻外侧皮肤作为供区皮瓣，根据缺损处的大小切取供区皮瓣并将其翻转，平铺缝合作为鼻翼的内侧面，然后制备鼻翼外部的鼻唇沟皮瓣进行修复，自缺损处外上方沿鼻唇沟向下制备皮瓣，将其向内旋转 90° 修复鼻翼外部的缺损，对位缝合后，以碘仿纱条填塞前鼻孔。检查见修复后的鼻翼外形正常，皮肤颜色及纹理与邻近鼻部皮肤一致，鼻部外形无改变，随访皮瓣成活好，缝合处略有瘢痕凹陷。

综上所述，对于鼻翼肿瘤切除术后的皮肤缺损，应根据缺损处的大小、形态、功能等选择合适的供区皮瓣进行修复，原则上应在力求切缘阴性的基础上，在不影响局部功能的前提下，尽可能选用邻近组织瓣进行修复，以保证外鼻的形态美观。

病例点评

本病例患者的鼻翼肿瘤扩大切除后，几乎整个鼻翼全层缺损，这给修复带来了新的挑战。我们进行了精心设计和对比，最后使用了鼻翼缺损上方的鼻背部做了一个翻转皮瓣，以鼻翼上方缺损为蒂部，修复了鼻翼内侧的缺损，然后做了一个蒂部位于上方的鼻唇沟皮瓣，转位修复鼻翼及鼻背部的外层皮肤缺损，患者对手术效果十分满意，这也说明了创新设计、灵活使用各种皮瓣的重要性。

（王艳华　许玲　刘英娜　贾丽丽　王宁　王天风　辛志军　张庆泉）

020 双侧鼻唇沟皮瓣联合修复鼻部巨大肿瘤切除后缺损 1 例

病历摘要

【基本信息】

患者，男性，82 岁，主因“发现左侧鼻旁肿块 1 年”入院。

【查体】

左侧鼻翼旁局部隆起，表面溃烂，可见渗血、大小约 3.5 cm × 3.0 cm（图 3.20.1），表面结痂，部分溃烂。

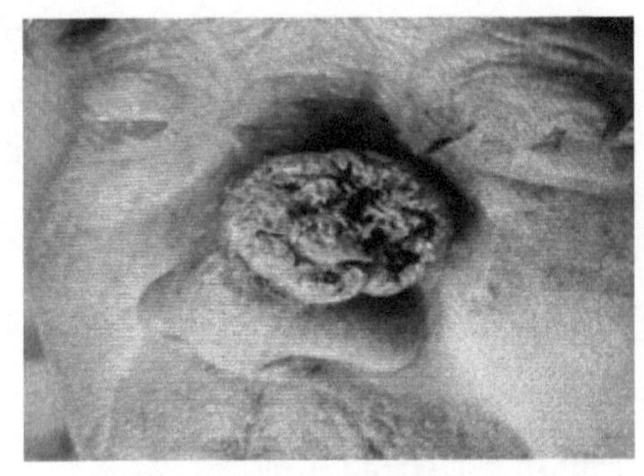

图 3.20.1 外鼻肿块

【诊断】

鼻部肿瘤。

【治疗经过】

患者于 2015 年 5 月 20 日在全身麻醉下行左侧鼻背肿块切除 + 双侧带蒂鼻唇沟皮瓣转移修复术。术中沿肿块边缘外 0.5 cm 切开皮肤、皮下组织，分离肿块与周围组织，深达左侧鼻翼软骨，局部与鼻腔相通，完整切除肿块（图 3.20.2）。以鼻旁皮肤为蒂，向双侧面部做各约 3.5 cm × 3.5 cm 的矩形皮瓣，右侧蒂部位于创面的上方，左侧蒂部位于创面的下方（图 3.20.3），各自向内侧旋转 90° 至创面处对位缝合，两个皮瓣之间对位缝合，将供皮区潜行分离，面部皮肤内移与内侧皮肤缺损边缘对位缝合，修复面部缺损（图 3.20.4）。凡士林纱条、碘仿纱条做荷包加压于皮瓣之上。术后病理:（鼻背）中分化鳞状细胞癌。

术后给予抗生素及对症处理，术后 7 天解除加压包扎，见皮瓣略呈暗褐色（图 3.20.5），术后 10 天色泽好转，间断拆线，术后 20 天完全拆除缝线，皮瓣成活。因年龄较大家属拒绝其他治疗。

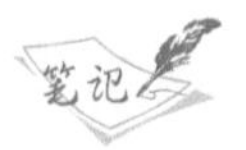

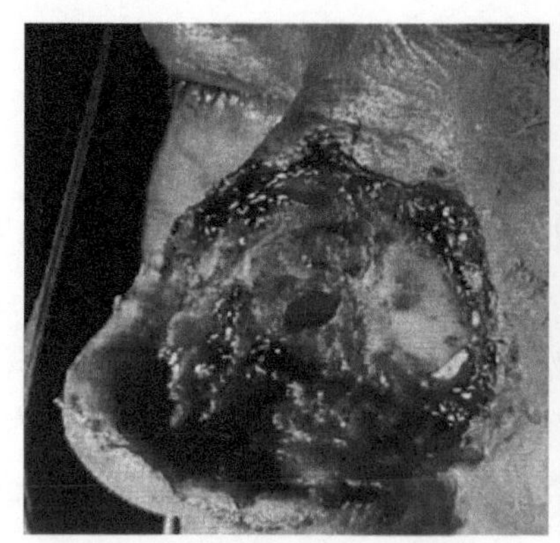

图 3.20.2　肿瘤切除后偏左侧鼻部可见一 6 ㎜×3 ㎜ 较大的皮肤黏膜缺损

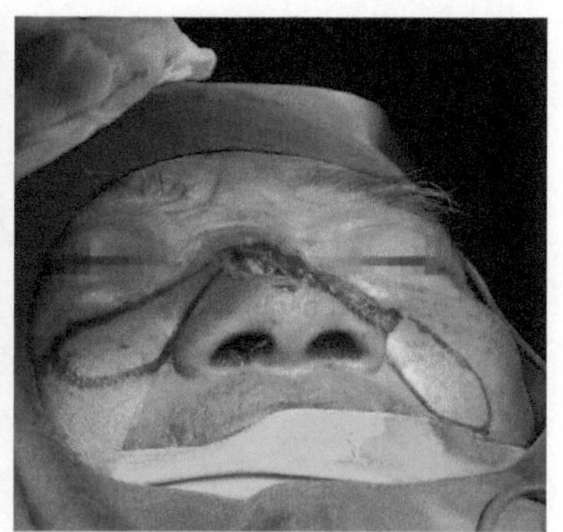

图 3.20.3　设计双侧鼻唇沟联合皮瓣，右侧蒂在上方，左侧蒂在下方

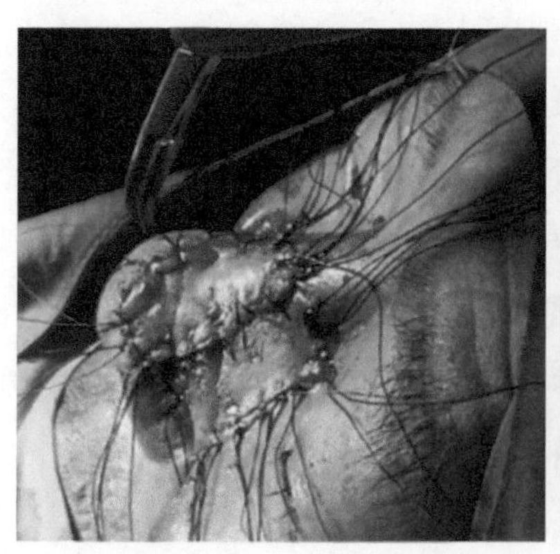

图 3.20.4　双侧鼻唇沟联合皮瓣覆盖创面，对位缝合，周边留线

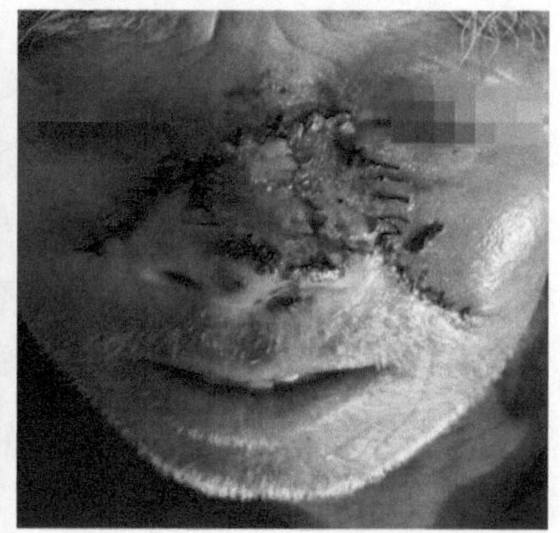

图 3.20.5　术后 7 天解除加压包扎后鼻部

【随访】

定期随访，术后 2 年皮肤外观、色泽正常（图 3.20.6），无前鼻孔狭窄。

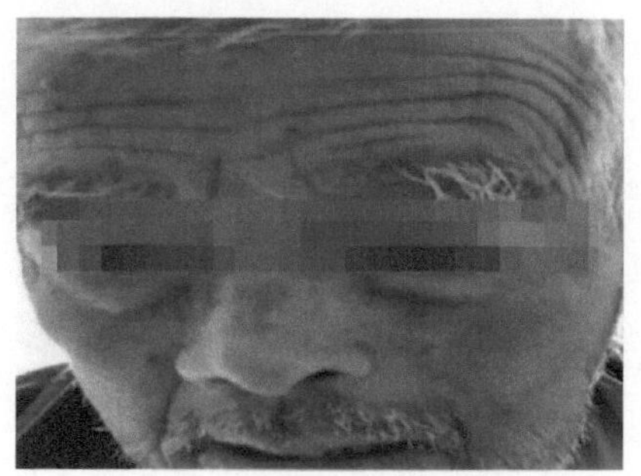

图 3.20.6　术后 2 年鼻面部情况

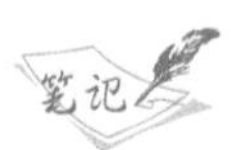

病例分析

对外伤或病损切除术后造成的鼻部皮肤缺损，传统的游离植皮成活率低且不美观，局部皮瓣对面部皮肤缺损的修复具有非常重要的意义。然而对于较大面积的皮肤缺损，应用单一的局部皮瓣修复不足时往往需要两种皮瓣联合修补创面。因此我们设计了双侧鼻唇沟联合皮瓣修补较大面积的鼻面部皮肤缺损，取得了满意的临床效果。

双侧鼻唇沟联合皮瓣设计时注意鼻唇沟两侧皮瓣一侧皮瓣蒂应在上方，另一侧皮瓣蒂应在下方，将两侧皮瓣向创面中心旋转覆盖，间断缝合。供皮区形成的创面直接拉拢缝合，采用两个旋转皮瓣修补创面，可避免皮瓣牵拉和张力所引起的不良后果，同时有利于病灶的充分切除和创面愈合，且旋转修复后的皮肤颜色及弹性与周围皮肤一致，避免了术后皮瓣挛缩现象的发生。对于皮瓣旋转缝合时所形成的“猫耳”现象，在修剪时尽可能保护好其基底部的宽度，缝合不宜过紧，以免影响皮瓣的血液供应。双侧鼻唇沟联合皮瓣还能兼顾鼻面部的美观。

病例点评

本病例的鼻部肿瘤较大，而且是恶性肿瘤，切除后修复是个很大的问题。我们根据局部的具体情况和老年人皮肤松弛的特点，设计了双侧的鼻唇沟联合皮瓣来修复切除后遗留较大的皮肤缺损，根据皮肤缺损的部位、大小蒂部分别设计在上方或下方的鼻唇沟皮瓣，并适度地扩大到部分面部。两个皮瓣的大小比例要根据皮肤缺损的位置来确定，以保证两侧鼻面部的均衡。

（王贝贝　陈晓华　姜绍红　陈秀梅　孙岩　王永福　张庆泉）

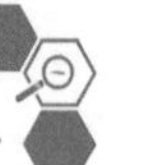

021　鼻面部联合皮瓣修复鼻旁肿瘤切除后的缺损 1 例

病历摘要

【基本信息】

患者，男性，80 岁，主因“发现左侧鼻旁肿块 1 年”入院。

【查体】

左侧鼻翼旁局部隆起，表面溃烂，可见渗血、大小约 1.5 cm × 1.0 cm 肿块（图 3.21.1），蔓延至左侧鼻翼，总面积约 1.5 cm × 3 cm，鼻翼可见黑色瘢痕样改变，质韧，活动度差，边界不清。

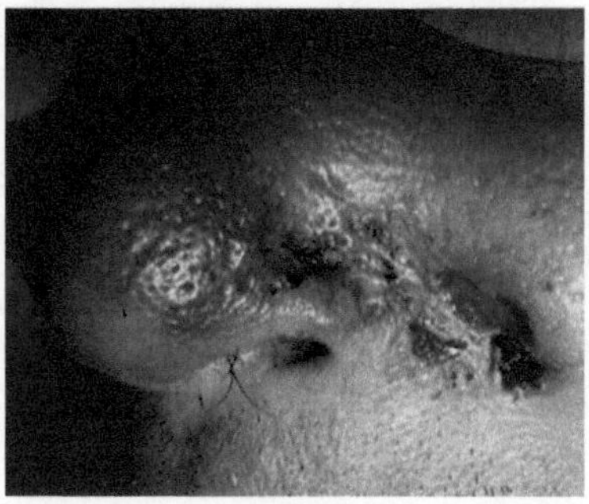

图 3.21.1　左侧鼻翼、鼻旁至面部肿块

【诊断】

鼻旁肿瘤（左侧）。

【治疗经过】

于 2017 年 7 月 31 日在全身麻醉下行左侧鼻旁肿块切除 + 左带蒂皮瓣转移术。术中沿肿块边缘外 0.5 cm 切开皮肤、皮下组织，分离肿块与周围组织，深达左侧鼻翼软骨，局部与鼻腔相通，完整切除肿块（图 3.21.2）。以鼻旁皮肤为蒂，向面部做约 2.5 cm × 1.5 cm 的横行皮瓣，向下旋转 90° 至鼻翼处对位缝合，修复鼻翼的皮肤缺损。在取横行皮瓣之处向面部外侧做横行延长切口，分离皮下组织，使面部缺损的外侧皮肤呈一蒂位于外侧的皮瓣，向内侧延伸推进，与内侧皮肤缺损边缘对位缝合，上下缘皮肤做对等缝合，修复面部缺损（图 3.21.3 ～图 3.21.5）。碘仿纱条做荷包加压于皮瓣上。术后病理:（左侧鼻旁）基底细胞癌。

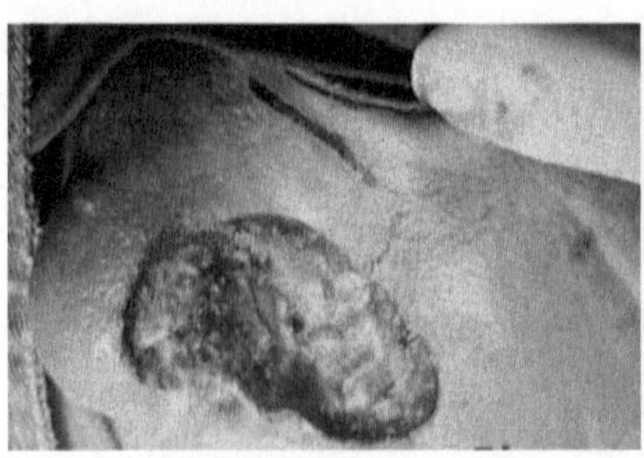

图 3.21.2 肿块切除后，鼻旁见较大的皮肤缺损

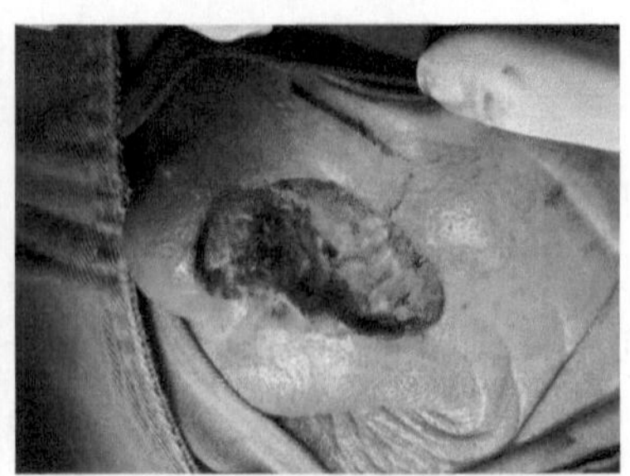

图 3.21.3 缺损上方设计旋转皮瓣

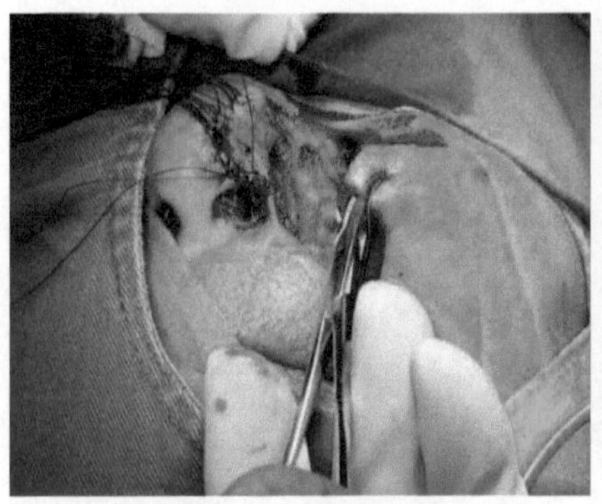

图 3.21.4 旋转皮瓣修补鼻旁缺损，左侧面部设计矩形推进皮瓣

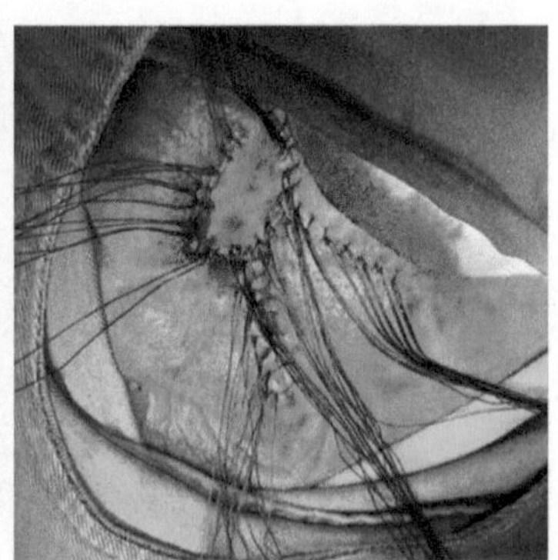

图 3.21.5 旋转皮瓣联合推进皮瓣缝合后覆盖创面

术后给予适量的抗生素及对症处理，局部给予理疗，术后 7 天打开加压包，皮瓣色泽正常（图 3.21.6），术后 12 天间断拆线，术后 16 天完全拆除缝线，局部愈合好，术后未做其他治疗。

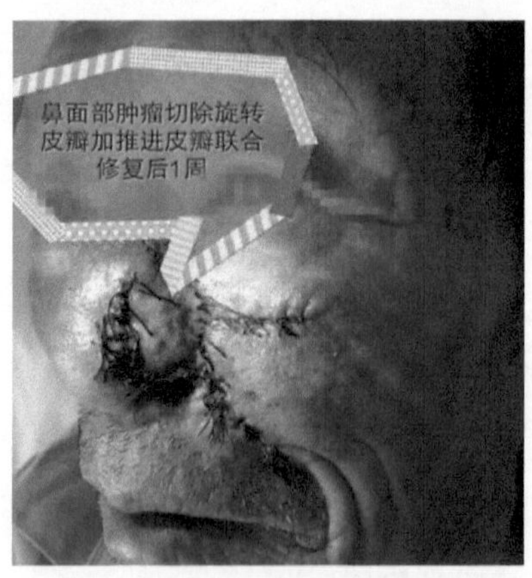

图 3.21.6 术后 7 天解除加压包扎后鼻部

【随访】

随访观察，术后 3 年局部外形及鼻功能正常（图 3.21.7）。

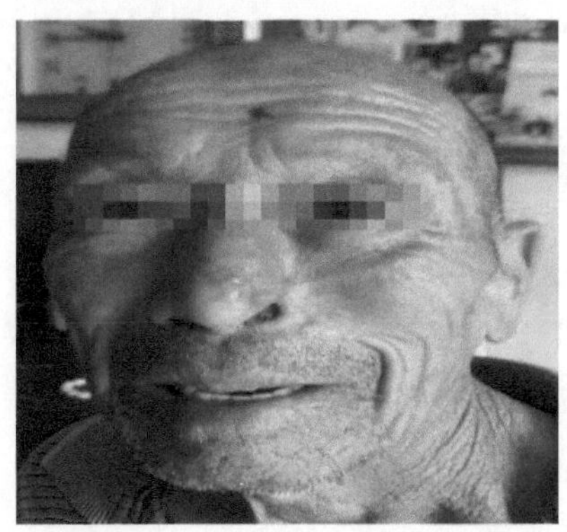

图 3.21.7 术后 3 年鼻面部情况

病例分析

对于发生于一侧鼻面部的较大肿瘤切除后的缺损，我们根据具体情况设计了鼻侧的旋转皮瓣，再联合面部的推进或旋转皮瓣进行修复。

鼻侧旋转皮瓣联合推进皮瓣在设计时应注意在鼻部皮肤软组织缺损一侧设计矩形旋转皮瓣，在面部表浅肌肉筋膜系统层锐性剥离，掀起整层皮肤、皮下组织及筋膜的旋转皮瓣，将皮瓣向皮肤软组织缺损的方向旋转推进，覆盖创面，这样可以缩小创面长度，具体是在上方还是下方，应根据皮肤缺损的具体情况而定。注意旋转皮瓣皮下分离时要分离至肌肉筋膜层，以减小皮肤张力，便于转瓣及缝合，同时也可更好地利用皮肤自身弹性来减少“猫耳”的形成。在面部的外侧远端设计一个推进皮瓣，再利用“猫耳”状皮肤，能延长弧形线的距离，分散并减轻创缘皮肤张力，切口张力同在一个弧形上，创缘所承受的张力就会减到最低，其伤口愈合后形成的瘢痕就会小。

如果有洞穿性缺损，内层必须修补，可以使用脱细胞真皮基质修复膜贴于修复瓣膜的内侧作为衬里进行修复。局部联合皮瓣修复鼻部较大的皮肤缺损时，面部皮肤的色泽、厚度、弹性、感觉与受区组

织相近时，可即时转移，供区皮肤可直接拉拢缝合，无须植皮。皮瓣修复后不易出现挛缩及色素沉着，供区、受区均较美观，值得临床推广，具体使用何种联合皮瓣应根据具体情况进行具体设计使用。

病例点评

本病例为一侧的以鼻部下方为主的恶性肿瘤，涉及部分面部，所以在扩大切除后，鼻部和面部的皮肤缺损较大，但是皮肤缺损以鼻部下方为主，所以我们先设计了蒂部在鼻根鼻背的向下眼睑下的横行皮瓣，转位修复部分鼻背和鼻翼，然后设计面部的推进皮瓣向鼻部推移，很好地修复了鼻面部的缺损。注意在切取皮瓣时，一定要在面部表浅肌肉筋膜层锐性剥离，掀起整层皮肤、皮下组织及筋膜的皮瓣，这样可以较少地损伤面部神经。本病例患者就是这样应用旋转及推进皮瓣来联合修复鼻面部的皮肤缺损，经过远期随访，效果也是满意的。

（王贝贝　陈晓华　姜绍红　陈秀梅　孙岩　王永福）

病例总点评

我们团队较好地掌握了鼻唇沟皮瓣的手术方法，并在临床修复过程中灵活变通使用，鼻唇沟皮瓣几乎在鼻部所有的修复手术中都可以使用。我们并不否认额瓣和其他皮瓣的作用，但是其多在老年人中应用，将额瓣修复的利弊和鼻唇沟皮瓣修复的利弊进行比较，我们认为使用鼻唇沟皮瓣利大于弊，各位专家学者可以在临床中进行比较验证。

面部皮肤的血液供应是十分丰富的，鼻唇沟皮瓣在开始时都是作为随意皮瓣来使用的，也有专家根据供血的知名动脉将其做成轴型皮瓣使用，使皮瓣更好地成活，我们从多年的临床经验来看，涵

盖知名供血动脉最好，不能涵盖也不必纠结，只要留足皮瓣的蒂部就可以了，游离皮瓣都可以在面部创面很好地成活，带蒂皮瓣就更没有问题。相反，额部皮瓣如果做不好蒂部会影响皮瓣的成活。

宋儒耀教授在国内首先开展的带颞浅动脉吻合支为蒂的耳后皮瓣，较好地考虑了皮瓣的色泽和质地，使用这个带血管蒂的耳后皮瓣也很好地修复了鼻翼的皮肤缺损，还有专家将耳后皮瓣的使用范围扩大。但是在目前的临床修复工作中，这种手术极少，我们认为鼻唇沟皮瓣可以代替其他皮瓣在鼻部修复手术中使用，当然这是我们个人的观点，临床发表的文章也是这种使用倾向。

联合皮瓣在鼻部皮肤缺损修复的使用上有以下两种情况，一是皮肤缺损较大；二是全层鼻翼的缺损。这两种情况都可以使用局部的联合皮瓣进行修复，或形成复合瓣进行修复，或采取复合组织瓣进行修复。例如，我们报告病例中的鼻翼全层缺损的修复，有剖开残存鼻翼做衬里的，有翻转上部皮瓣做衬里的，再使用鼻唇沟皮瓣做外层的修复，效果良好。也有采用全层耳郭组织瓣修复鼻翼缺损的，效果也不错。对于鼻部皮肤较大的缺损，我们根据缺损情况的不同采用双侧的鼻唇沟皮瓣联合修复，或使用鼻部旋转皮瓣联合面部推进皮瓣进行修复，都取得了很好的临床效果。具体在手术中如何选择使用，一定要根据皮肤缺损具体的位置、大小、周围可使用皮瓣的大小、色泽，以及转位后的血液供应问题而定。因为面部的血液供应十分丰富，一般做随意皮瓣皆可。另外，中老年人鼻面部的皮肤相对松弛，所以对皮瓣的制作是有利的，这在我们前面介绍的 2 例鼻面部皮肤缺损手术修复的病例中可以看出。鼻翼全层的缺损要以局部皮瓣的使用为主，耳郭全层游离瓣可以使用，但是这对耳郭是一个影响，因此手术取材的部位要注意。

以上只是我们对于鼻部修复的观点，至于在临床上选择使用何种修复方法，各位专家在临床上都有自己的体会，仁者见仁，智者见智，希望大家多多发表这一方面的看法和意见。

（王永福　张庆泉　姜绍红）

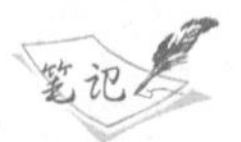

第四章
鼻部的修复——鼻腔部分

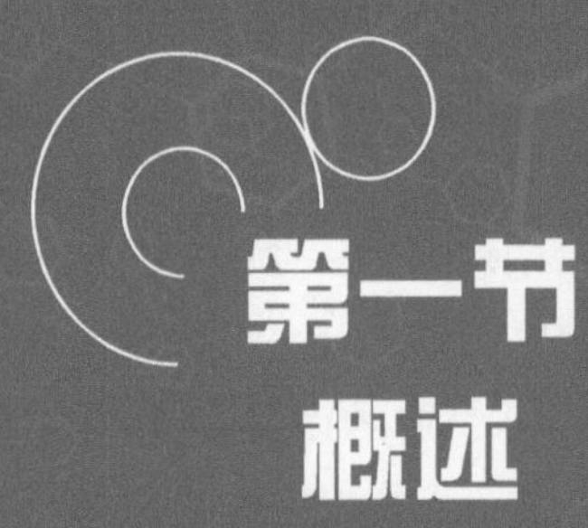

第一节 概述

一、鼻腔的解剖

鼻腔左右各一，其冠状切面呈三角形，顶窄底宽。前鼻孔连外鼻，后鼻孔通鼻咽。由鼻中隔分为左右两侧，由鼻内孔将每侧鼻腔分为前后两部分，即鼻前庭及固有鼻腔。

（一）鼻前庭

鼻前庭前界为前鼻孔，后界为鼻内孔，鼻内孔是鼻腔的最狭窄处。鼻前庭的皮肤与固有鼻腔黏膜交界处的弧形隆起称为鼻阈，与鼻阈相对应的内侧鼻中隔与外下方的鼻腔底部隆起共同构成鼻内孔。鼻前庭有皮肤覆盖，其特征是皮肤富有鼻毛，并富含皮脂腺和汗腺，故易发生疖肿，由于皮肤与软骨紧密连接，一旦发生疖肿，疼痛明显。

（二）固有鼻腔

固有鼻腔简称鼻腔，前界为鼻内孔，后界为后鼻孔，固有鼻腔经鼻内孔与鼻前庭交通，有顶、底、内、外四壁。

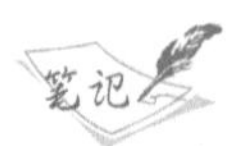

1. 顶壁

顶壁呈穹隆状。前段倾斜上升，由鼻骨和额骨鼻突构成；后段倾斜向下，即蝶窦前壁；中段水平为分隔颅前窝的筛骨水平板，又名筛板，属颅前窝底的一部分，板上多孔（筛孔），容纳嗅丝通过进入颅内。筛板菲薄而脆，外伤导致的前颅底骨折或在该部位施行鼻腔手术时易损伤而发生外伤性 / 医源性脑脊液鼻漏。

2. 底壁

底壁即硬腭的鼻腔面，与口腔相隔，前 3/4 由上颌骨腭突构成、后 1/4 由腭骨水平部构成。

3. 内侧壁

内侧壁即鼻中隔，由鼻中隔软骨、筛骨正中板（又称筛骨垂直板）、犁骨和上颌骨腭突组成。由于生长过程中骨与软骨之间张力作用的不均衡，或受遗传因素的影响，鼻小柱软骨与鼻中隔方形软骨前方、方形软骨后方与筛骨垂直板及后下方与犁骨、上颌骨腭突的结合点，易成为鼻中隔偏曲的关键部位。鼻中隔偏曲在矫正时可通过条形切除部分软骨或骨结构达到解除张力恢复鼻中隔正常形态的目的。软骨膜和骨膜外覆有黏膜，鼻中隔最前下部的黏膜下血管密集，分别由颈内动脉系统和颈外动脉系统的分支汇聚成血管丛。该区即利特尔区，是鼻出血的好发部位。

4. 外侧壁

外侧壁由上颌骨、泪骨、鼻甲骨、筛骨（内壁）、腭骨垂直板及蝶骨翼突构成。鼻腔外侧壁从下向上有 3 个呈阶梯状排列的长条骨片，分别称为下鼻甲、中鼻甲、上鼻甲，其大小依次缩小约 1/3，其前端的位置依次后移约 1/3。每一个鼻甲的下方与鼻腔外侧壁均形成一个裂隙状的空间，分别称为下鼻道、中鼻道、上鼻道。

（1）下鼻甲和下鼻道。下鼻甲骨为一个独立呈水平状卷曲的薄骨，附着于上颌骨内侧壁和腭骨垂直板。其上缘中部的泪突与泪骨连接，并与上颌骨额突后面的骨槽共同形成鼻泪管；其上缘后部的筛突连接中鼻道钩突的尾端，共同参与上颌窦自然口和鼻囟门的构

成；其外侧面与鼻腔外侧壁及下鼻甲附着部共同形成下鼻道。下鼻甲后端距离咽鼓管咽口仅 1.0 ～ 1.5 cm，病理状态下（如下鼻甲肿胀及肥大）可直接影响咽鼓管的开放功能。下鼻道顶呈穹隆状，在其顶端有鼻泪管开口，距前鼻孔 3.0 ～ 3.5 cm。经下鼻道行上颌窦开窗术时其窗口的高度应限制在下鼻甲附着处以下 0.5 cm 处，以免损伤鼻泪管开口。距离下鼻甲前端 1.0 ～ 1.5 cm 的下鼻道外侧壁，骨质较薄，是上颌窦穿刺冲洗的最佳进针位置。

（2）中鼻甲和中鼻道。中鼻甲为筛骨的一部分，可以分为前部和后部两部分，分别为垂直部及水平部。中鼻甲前部附着于筛窦顶壁和筛骨水平板交界处的前颅底。中鼻甲是鼻内镜手术中重要的解剖标志，鼻内镜手术操作一般应在中鼻甲外侧进行，以免损伤筛板出现脑脊液漏。中鼻甲后部向后延伸，其附着处逐渐发生方位的改变，由前部的前后位转向外侧附着在鼻腔外侧壁（纸样板）的后部，使中鼻甲的后部呈从前上向后下倾斜的冠状位，这一部分中鼻甲称为中鼻甲基板。鼻甲与鼻中隔之间的不规则腔隙称总鼻道。中鼻道位于中鼻甲的外下侧，其解剖结构复杂，是鼻内镜手术入路中最重要的区域，前组鼻窦的开口均位于中鼻道。中鼻道外侧壁上有 2 个隆起，前下的弧形嵴状隆起名为钩突，其后上的隆起名为筛泡，属筛窦结构，两者之间有一半月状裂隙，名半月裂孔。半月裂孔向前下和外上逐渐扩大呈漏斗状空间，名筛漏斗。中鼻道通过半月裂孔这个二维的、矢状位走向的裂隙与筛漏斗相互联系。筛漏斗是一个真正的三维空间，以钩突为内界，眶纸板为外界，前上为上颌骨额突，外上为泪骨。筛漏斗向内经半月裂与中鼻道相通，前上部称为额隐窝，额窦经额隐窝开口于筛漏斗的前上端，其后是前组筛窦开口，最后为上颌窦开口。钩突分为三层结构，前内侧为鼻腔或中鼻道黏膜和筛骨及更靠后外侧的筛漏斗黏膜。钩突呈矢状走行，几乎与筛泡平行。钩突的长度为 14 ～ 25 mm，宽度为 2 ～ 7 mm。钩突后缘由于无骨性附着处，故几乎呈游离状态。钩突前上方附着于上颌骨筛嵴，恰好位于中鼻甲前端与鼻丘在鼻腔外侧壁附着处之下，与泪骨后部融合，外侧即泪囊的位置。

（3）窦口鼻道复合体。窦口鼻道复合体是前组筛窦、上颌窦及

额窦引流的共同通道，并非真正意义上的解剖名称，而是一个重要的功能区域，是以筛漏斗为中心邻近区域的一组解剖结构的共同称谓，包括中鼻甲、钩突、筛泡、半月裂，以及额窦、前组筛窦和上颌窦的自然开口等结构。

（4）上鼻甲和上鼻道。上鼻甲是 3 个鼻甲中最小的一个，属筛骨结构，位于鼻腔外侧壁上后部，有时仅为一条黏膜皱襞。后组筛窦开口于上鼻道。上鼻甲后端的后上方有蝶筛隐窝，是蝶窦的开口。

5. 后鼻孔

后鼻孔主要由蝶骨体（上）、蝶骨翼突内侧板（外）、腭骨水平部后缘（底）、犁骨后缘（内，即左右后鼻孔分界）围绕而成。双侧后鼻孔经鼻咽部交通。

（三）鼻腔黏膜

包括嗅区黏膜和呼吸区黏膜，前者约占成人鼻黏膜的 1/3。

1. 嗅区黏膜

嗅区黏膜分布在鼻腔顶中部，向下至鼻中隔上部及鼻腔外侧壁上部等嗅裂区域，活体状态下嗅区黏膜略呈棕黄色。嗅区黏膜为假复层无纤毛柱状上皮，由支持细胞、基细胞及嗅细胞组成。嗅细胞为具有嗅毛的双极神经细胞，其顶部的树突呈棒状伸向细胞表面，末端膨大成球状（嗅泡），并由此膨大发出 10 ～ 30 根纤毛，以感受嗅觉；其基部伸出细长的轴突，在黏膜固有层形成无髓鞘的神经纤维，穿过筛骨水平板进入颅内，止于嗅球。黏膜固有层中的嗅腺可分泌浆液性物质，辅助嗅觉功能。

2. 呼吸区黏膜

鼻腔前 1/3 自前向后的呼吸区黏膜上皮是鳞状上皮、移行上皮和假复层柱状上皮（仅部分细胞具有纤毛），鼻腔后 2/3 为假复层纤毛柱状上皮。呼吸区黏膜的面积为 120 cm^2，厚度为 0.3 ～ 5.0 mm，主要由 4 种细胞构成，即纤毛柱状上皮细胞、无纤毛的柱状上皮细胞、杯状细胞及基底细胞。纤毛柱状上皮细胞占上皮细胞的 20% ～ 50%，

每个纤毛柱状上皮细胞表面有 250 ～ 300 根纤毛，纤毛的长度是 5 ～ 10 μm，厚度是 250 nm，纤毛由典型的“9+2”微管结构（外围 9 组成对的二联微管和中央的 2 条中心微管）和动力蛋白臂组成。正常时纤毛从前向后朝鼻咽方向摆动，每根纤毛每分钟约向后运动 1000 次，主要发挥黏液纤毛的清除功能。柱状上皮细胞占上皮细胞的 70%，每个柱状细胞表面有 300 ～ 400 根微绒毛，增加细胞的表面积，以保持鼻腔的湿润。杯状细胞占上皮细胞的 5% ～ 15%，与黏膜下浆液腺、黏液腺一起分泌黏液。

（四）鼻腔血管

1. 鼻腔的动脉

鼻腔的动脉主要来自颈内动脉系统的分支眼动脉和颈外动脉系统的分支上颌动脉。

眼动脉自视神经管入眶后分出筛前动脉和筛后动脉，两者穿过相应的筛前孔和筛后孔进入筛窦，均紧贴筛顶横行于骨嵴形成的凹沟或骨管中，然后离开筛窦，进入颅前窝，沿筛板前行穿过鸡冠旁骨缝进入鼻腔。筛前动脉横行于筛顶骨管中，可有骨管缺失，筛前动脉颅底附着处为额隐窝的后界，是鼻内镜额窦手术的重要解剖标志。筛前动脉供应前组筛窦和额窦及鼻腔外侧壁和鼻中隔的前上部。筛后动脉则供应后组筛窦及鼻腔外侧壁和鼻中隔的后上部。

上颌动脉在翼腭窝内相继分出蝶腭动脉、眶下动脉和腭大动脉以保证鼻腔的血液供应。①蝶腭动脉是鼻腔血液供应的主要动脉，其经蝶腭孔进入鼻腔后分为外侧支和内侧支。外侧支分为鼻后外侧动脉，并进一步分为下鼻甲支、中鼻甲支和上鼻甲支，以供应鼻腔外侧壁后部、下部和鼻腔底。内侧支即鼻腭动脉，横行于鼻腔顶部，经蝶窦开口的前下方至鼻中隔后部分出鼻后中隔动脉，以供应鼻中隔后部和下部。鼻腭动脉、筛前动脉、筛后动脉、上唇动脉和腭大动脉在鼻中隔前下部的黏膜下交互吻合并形成动脉丛，称为利特尔动脉丛，这是临床上鼻出血最常见的部位，此区称为利特尔区。②眶下动脉经眶底眶下管出眶下孔后保证鼻腔外侧壁前段的血液供

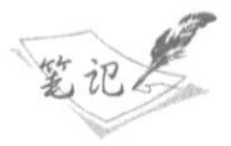

应。③腭大动脉出腭大孔后，经硬腭向前进入切牙管至鼻中隔的前下部。上唇动脉来自面动脉，其鼻中隔支参与形成利特尔动脉丛。

2. 鼻腔的静脉

鼻腔前部、后部和下部的静脉汇入颈内、颈外静脉，鼻腔上部的静脉则经眼静脉汇入海绵窦，亦可经筛静脉汇入颅内的静脉和硬脑膜窦（如上矢状窦）。鼻中隔前下部的静脉构成的静脉丛称为克氏静脉丛，为该部位出血的重要来源。老年人下鼻道外侧壁后部近鼻咽处有表浅、扩张的鼻后侧静脉丛，称为吴氏鼻—鼻咽静脉丛，这常是鼻腔后部出血的主要部位。从解剖学角度考虑，可以把颈内外动脉和静脉系统在鼻中隔前下部形成的动脉和静脉血管网分别称为利特尔动脉丛和克氏静脉丛，临床上将该区又称为易出血区。

（五）鼻窦

鼻窦是鼻腔周围颅面骨中含气空腔，左右成对，共 4 对，依其所在的颅骨而命名，称为上颌窦、筛窦、额窦和蝶窦。鼻窦与本书中内容无关，故不在此描述。

（陈晓华　王永福　姜绍红　朱宇宏　张庆泉）

二、鼻腔内组织瓣的研究史

鼻腔内的黏膜组织瓣发展较晚，最早的上颌窦癌行上颌骨切除后使用游离的替尔氏皮片移植修复，并沿用多年，现在多用修复膜进行修复，而大的缺损用游离的肌皮瓣进行修复。鼻腔内需要修复的手术不多，因为鼻腔内肿瘤切除后的创面基本不予修复，任其裸露，上皮自行爬入修复。

最早的应该是鼻中隔穿孔的修复，开始时多用游离的筋膜、软骨膜、骨膜等进行修复，因为游离的瓣膜成活率不高，特别是较大的穿孔使用游离瓣膜修复成活率更低，所以，后来使用带蒂的唇龈沟黏膜瓣、鼻腔内的鼻中隔本身的旋转黏膜瓣，以及蒂部位于鼻中

隔穿孔边缘的翻转黏膜瓣、蒂部位于下鼻道或下鼻甲的黏膜瓣。

因为单一组织瓣的成活率太低，对小于 1 cm 穿孔的修复尚可，但对 1 cm 以上穿孔的修复成功率更低，再加上鼻腔内操作的难度大，所以，之后又发明了复合的组织瓣、两层瓣、三层瓣等，这使得鼻中隔穿孔的修复率大大提高，再加上鼻内镜的使用，使得手术操作更加方便。

鼻腔内的组织瓣还有带蒂的鼻中隔黏膜瓣。脑脊液鼻漏的经鼻内修复以往都是使用游离组织瓣，后来采用带蒂的鼻中隔黏膜瓣转位来修复，这使得脑脊液鼻漏修复的成功率得以提高，也可使用多层组织瓣进行修复。

其他鼻腔内黏膜瓣的使用：①使用带复合组织瓣的鼻中隔复合组织瓣进行眼睑全层缺损的修复，这种鼻中隔复合组织瓣是一侧的黏软骨膜瓣加部分软骨，以形成眼睑的软骨层和眼睑内黏膜层，外层再辅以面颞部带蒂皮瓣进行修复，这样就形成了眼睑全层的修复。②在施行上颌骨囊肿鼻内开窗手术时为了防止开窗口闭锁，我们设计了蒂部在前方、后方、侧方的黏膜瓣，在做好创面后，将黏膜瓣覆于一个侧壁上，效果良好。

鼻内镜的使用使得鼻相关外科手术的开展越来越多，典型手术是鼻内入路的泪囊开放术，为了防止开窗口的闭锁，临床又设计了鼻腔黏膜瓣和泪囊微瓣的相互贴合，这使得泪囊鼻内开窗口的闭锁率大大降低。

唇龈沟黏膜瓣的使用：我们团队设计了带蒂的唇龈沟黏膜瓣穿经隧道至下鼻甲使得下鼻甲隆起，唇龈沟黏膜瓣推进修复上颌窦口腔漏，也可以联合其他的游离组织瓣进行复合修复。

鼻腔内黏膜瓣的使用应该说比较随机，这是由于鼻腔内的供血较为丰富，黏膜组织瓣基本都能够成活，目前使用最多的是鼻中隔组织瓣，这应该是鼻腔黏膜组织瓣的代表。

（王永福　陈晓华　姜绍红　陈秀梅　赵利敏　王文一）

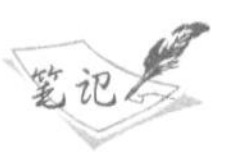

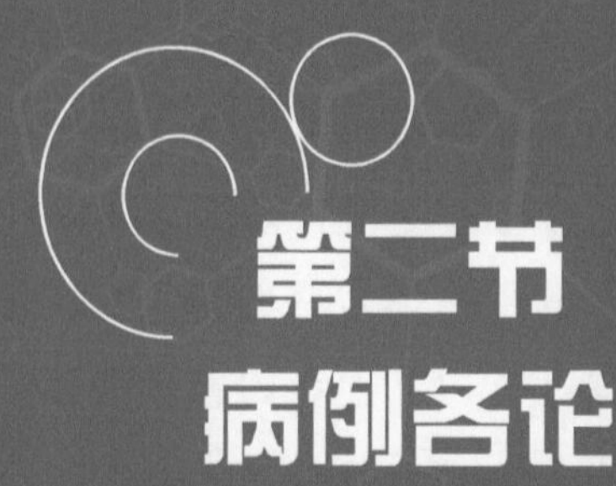

第二节 病例各论

022 翻转鼻中隔瓣联合游离黏膜瓣修复鼻中隔穿孔1例

病历摘要

【基本信息】

患者，男性，34岁，因行鼻中隔偏曲矫正手术后出现鼻中隔穿孔，患者出现鼻干、出血、结痂、头痛等症状，经过半年多的保守治疗后未见好转，要求手术而入院。

【查体】

心肺腹未见异常。耳、咽喉未见异常。鼻腔黏膜略显干燥，鼻中隔中前部约有2.0 cm × 1.5 cm的穿孔，穿孔边缘干燥，下部有部分

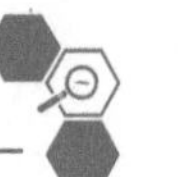

结痂，少许出血。发现鼻中隔穿孔偏下方，上方穿孔边缘湿润，结痂位于穿孔下缘。全身辅助检查未见异常。

【诊断】

鼻中隔穿孔。

【治疗经过】

经过会诊，我们初步设计使用蒂部位于穿孔上方边缘的翻转的鼻中隔瓣，再辅以游离的颞肌筋膜瓣，形成复合瓣修补。

在全身麻醉下，首先在患者左侧耳上方做切口，取出 3.0 cm × 2.5 cm 的游离筋膜瓣备用。鼻内镜下在鼻中隔穿孔的上方 2.0 cm 处做大小跨过穿孔前后径线的黏软骨膜瓣，蒂部留于穿孔上缘，向下翻转。在鼻中隔穿孔的前、下、后缘从鼻中隔的中间剖开约 1.0 cm，将翻转的黏软骨膜瓣在鼻中隔穿孔的前、下、后缘的位置塞入剖开的创面中，如果难以塞入，可以进行对位缝合，这样就形成了一层带有组织蒂的黏膜瓣修补，然后将备用的游离颞肌筋膜瓣修整后上方贴入创面进行缝合固定，前方进行缝合固定，下部和后部可以塞入到剖开的鼻中隔组织内（图 4.22.1 ～图 4.22.3），也可以使用耳脑胶固定，局部使用碘仿纱条填塞并适度压迫。

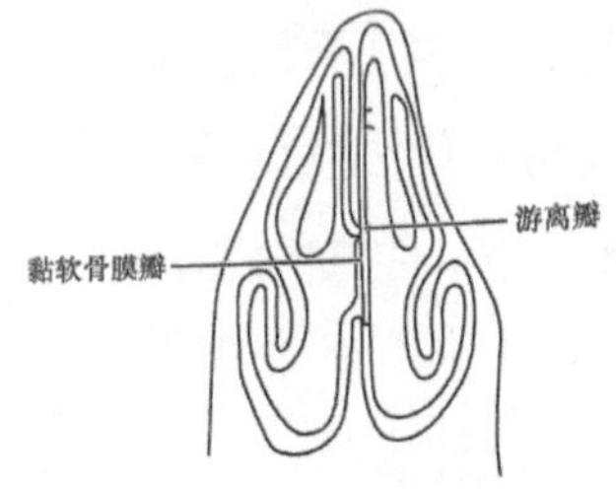

图 4.22.1 翻转黏软骨膜瓣加游离瓣形成复合瓣修复

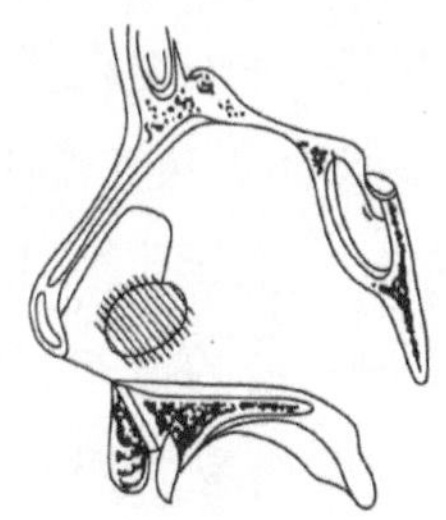

图 4.22.2 旋转黏软骨膜瓣加游离瓣形成复合瓣修复

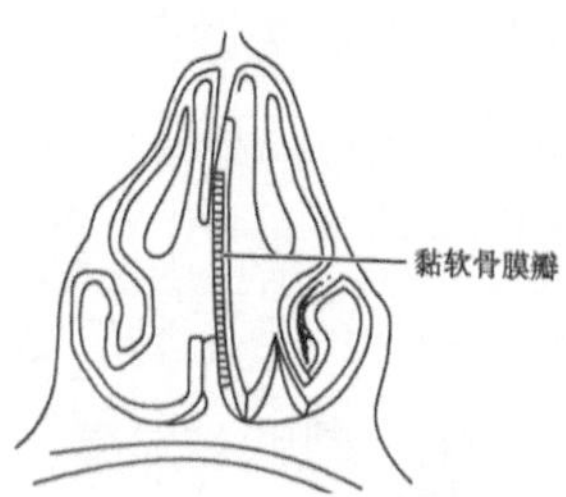

图 4.22.3 将鼻中隔软骨、骨膜游离前移形成多层瓣修复

术后给予适量的抗生素治疗，局部予以观察治疗，术后 3 ～ 5 天根据鼻部肿胀的情况抽出碘仿纱条，局部收敛换药，观察局部瓣膜的存活、色泽及创口分泌物等，局部滴入鼻喷盐水、纳米银鼻喷雾剂、糠酸莫米松鼻喷雾剂，每日换药清理鼻腔，术后 1 周出院。

术后 10 天复查，局部黏膜瓣成活，游离瓣略显白色，继续观察复诊，术后 1 个月复查，黏膜瓣色泽良好，穿孔封闭。

【随访】

术后 5 个月，鼻中隔穿孔封闭，游离组织瓣的位置略显干燥，穿孔逐步缩小，翻转的黏膜瓣色泽、湿润度良好。

病例分析

鼻中隔穿孔的治疗相对容易，会做鼻中隔偏曲手术的医生都能够进行鼻中隔穿孔手术治疗；鼻中隔穿孔的治疗也相对不易，任何医生都可能在做鼻中隔偏曲手术时发生鼻中隔穿孔，且任何医生都不敢说自己做鼻中隔穿孔修补手术一定能成功，其难度不小于颅底肿瘤术后修补其缺损的难度。鼻中隔穿孔手术困难的具体原因有以下几点：①鼻中隔穿孔的边缘血运相对较差，边缘黏膜不健康；②鼻中隔矫正手术后缺少鼻中隔软骨，分离较困难；③经前鼻孔操作术野狭小，鼻内镜下缝合难度大；④单层的游离组织瓣固定困难，易脱落；⑤旋转或翻转的黏膜瓣操作困难。这些原因造成了鼻中隔穿孔修补的失败，尽管现在鼻科医生在鼻内镜下进行了很多高难度的手术，但是鼻中隔穿孔的修补仍然需要引起每一位医生的重视。

复合瓣的使用是保证鼻中隔穿孔修补成功的一个重要措施。旋转或翻转的带蒂黏膜瓣都有一定的血运，我们认为旋转黏膜瓣的血运要优于翻转黏膜瓣，因为旋转黏膜瓣蒂部的血管丰富，而翻转黏膜瓣是以穿孔边缘为蒂的，其血运因为手术的影响本身就差，并且还受局部炎症、结痂等的影响，所以应该以旋转黏膜瓣的修补为主。

游离组织瓣中以往多选用阔筋膜、颞肌筋膜、软骨膜、皮肤等组织瓣修补，目前我们大都选择鼻腔内的组织瓣进行修补，例如，使用下鼻甲后端组织瓣、中鼻甲后端组织瓣、鼻底组织瓣等进行修补。有 1 例鼻息肉的患者在手术中发现了鼻中隔穿孔，将取下的鼻息肉组织做成皮瓣进行了修补，效果良好，这提示我们应就近取材，

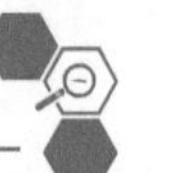

不仅可以减少创伤，而且鼻内的组织瓣更适应鼻内的环境，恢复也快，今后可以作为常规修补手术的选择。

如今鼻内镜下手术在基层医院也开展普及，在开展手术的同时，注意手术的操作及业务知识的提高，仔细认真地完成每一步操作。总之，鼻中隔手术是一个常规手术，整体难度不大，但是不能掉以轻心，因为很多鼻中隔穿孔的原因是鼻中隔手术，所以手术操作一定要引起重视。

病例点评

本病例患者的鼻中隔穿孔使用了翻转的以穿孔边缘为蒂的黏膜瓣，翻转后于穿孔对侧的创缘缝合形成了一层修补，后又使用游离的组织瓣做了外贴修补，覆盖于翻转黏膜瓣后形成的创面之上，这样形成了两层严密的修补，比以往使用单层游离组织瓣或单层旋转黏膜瓣易于成活，修补成功率高，对于大于 1 cm 的鼻中隔穿孔可以选择使用。

（王永福　宇雅苹　陈晓华　逄启然　宋晴　张庆泉）

023 多层组织瓣修复复杂性鼻中隔穿孔 1 例

病历摘要

【基本信息】

患者，男性，19 岁，因误塞纽扣电池入鼻致鼻中隔穿孔 14 年，于 2021 年 2 月 18 日入院。14 年前患者鼻腔填塞“纽扣电池”后出现鼻中隔穿孔，分别行 2 次修补手术，术后仍可见穿孔，偶有鼻干，左侧鼻塞、鼻出血，流清涕，偶打喷嚏，无头痛，无嗅觉减退。为求进一步治疗来我院住院。平素健康状况良好，否认其他病史，2015 年及 2016 年分别于当地医院行鼻中隔穿孔修补术。

【查体】

体温 36 ℃，脉搏 74 次 / 分，呼吸 17 次 / 分，血压 122/82 mmHg。发育正常，营养良好，心肺无异常，腹部未触及异常。耳部、咽喉部未见异常。鼻部检查见鼻黏膜充血、略肿胀，鼻甲肿大；鼻中隔向左侧偏曲，左侧鼻道较窄，鼻中隔可见大小约 2.0 cm × 1.5 cm 的穿孔（图 4.23.1）。鼻窦无压痛。诊断明确，未做 CT 检查，无须鉴别。

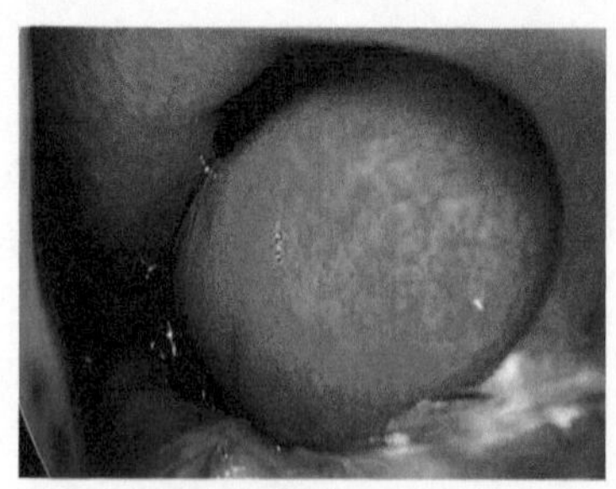

图 4.23.1 鼻内镜下可见鼻中隔穿孔及偏曲

【诊断】

鼻中隔穿孔；鼻中隔偏曲。

【治疗经过】

经过全面检查及鼻部局部治疗后，无手术禁忌证。因为患者已行 2 次手术修补，此次手术修补的难度加大，我们组织了相关科室人员进行会诊，分析病情后认为鼻中隔穿孔起因于纽扣电池的腐蚀损伤，局部组织不健康，且经过 2 次手术修补后局部瘢痕组织较多，部分软骨和骨组织缺损，这是手术的第一大难点；鼻中隔有左侧偏曲，需要同时纠正偏曲，改善鼻的呼吸情况，这是手术的第二大难点。虽然鼻中隔向左侧偏曲，但是后部的软骨和骨组织存在，这给予手术很大的支撑，术中可以利用后部的骨组织进行修补，前 2 次手术均从右侧鼻腔进入手术，因此右侧鼻腔黏膜利用度差，此次左侧鼻腔黏膜可以利用。为确保手术成功，决定将左侧穿孔前下方至左侧下鼻道的黏骨膜做成带蒂瓣膜，转移形成左侧带血运的瓣膜进行修补，同时矫正鼻中隔偏曲，后方的骨组织分离骨折后前移形成中层修补，右侧鼻中隔骨组织面使用修复膜进行再次修补以封闭右侧创面，这样就形成了三层修补。讨论后决定在全身麻醉下施行三层组织瓣修复鼻中隔穿孔，同时矫正鼻中隔偏曲。

手术于 2021 年 2 月 20 日 10 时 30 分在全身麻醉下行鼻内镜下鼻中隔矫正 + 鼻中隔穿孔修补 + 双侧下鼻甲骨折外移术，先用剥离子将左侧下鼻甲向鼻腔外侧壁骨折外移，充分暴露左侧鼻腔手术部位。在左侧鼻前庭皮肤与黏膜交界处，自中隔顶部至鼻底下鼻道黏膜做一 L 形切口，沿软骨与膜之间分离软骨膜，向后剥离至穿孔后缘偏后，沿下鼻道外侧切开，做一个蒂部位于穿孔后缘后下方的矩形瓣，分离穿孔缘上、后方两侧黏骨膜，将后部的中隔软骨及部分筛骨垂直板做成约 2.2 cm 大小的游离骨板，分离前移至穿孔前缘创面，嵌入两层黏骨膜之间（图 4.23.2），同时矫正偏曲骨质，予以骨折，移位于正中，将左侧鼻底黏膜矩形瓣向上牵拉覆于穿孔处对位缝合，封闭左侧中隔创面（图 4.23.3），取 3.0 cm × 2.0 cm 的修复膜（脱细胞真皮基质）贴于右侧鼻中隔创面，周边嵌于黏骨膜下封闭右侧鼻中隔创面，耳脑胶固定（图 4.23.4）。术后鼻腔填塞碘仿纱条及

膨胀海绵，给予氨甲环酸静脉滴注止血、七叶皂苷钠静脉滴注消肿、泮托拉唑保护胃黏膜、头孢唑林钠抗感染治疗，次日加用改善循环的药物，3 天后取出膨胀海绵，5 ～ 7 天后取出鼻腔填塞物碘仿纱条，鼻腔换药治疗，换药时用浸湿的明胶海绵贴敷创面，使得手术创面保持湿润。

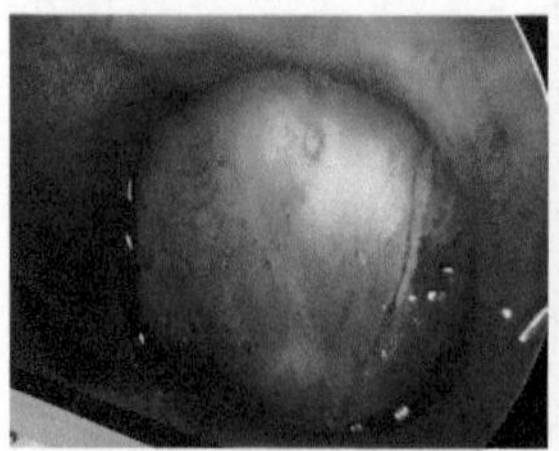
图 4.23.2　游离后方的软骨骨瓣迁移至穿孔处形成中层修补

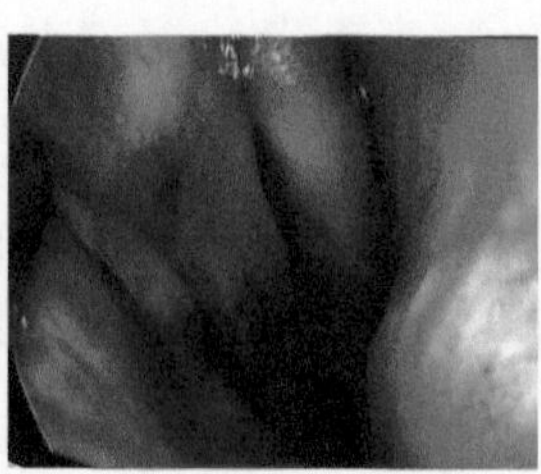
图 4.23.3　左侧带蒂的鼻底矩形瓣修补左侧创面

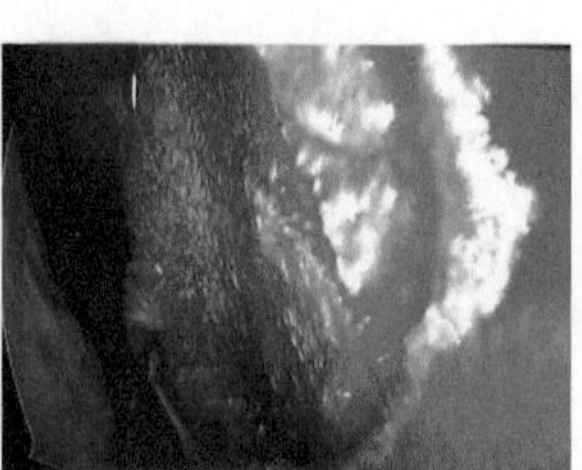
图 4.23.4　右侧鼻中隔创面用修复膜修复，周边耳脑胶固定

出院后给予鼻内喷用的等渗盐水、复方薄荷喷剂，定期鼻腔清理换药。

【随访】

术后 10 天、1 个月、3 个月、6 个月、10 个月随访，见鼻中隔穿孔封闭良好，创面愈合处无干痂等（图 4.23.5、图 4.23.6），鼻腔通畅。

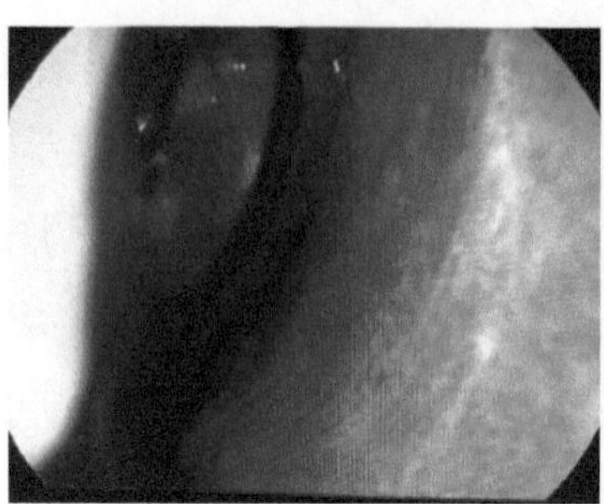
图 4.23.5　术后 3 个月右侧鼻中隔修复膜修复处改变

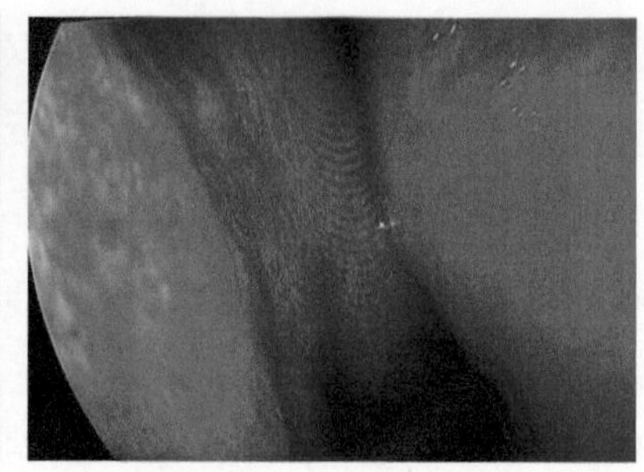
图 4.23.6　术后 10 个月左侧鼻中隔带蒂黏骨膜瓣修复处改变

病例分析

鼻中隔穿孔手术修补成功率不高的原因有以下几点：①鼻腔狭

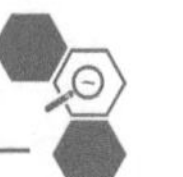

窄致手术操作困难；②鼻中隔手术后软骨和骨质取出较多，修补困难；③多次手术后局部黏骨膜不完全或不健康。尽管国内外专家进行了多方面多层次的临床研究，仍存在手术修补的难处。

因为鼻中隔穿孔的原因不同，所以局部的情况也不一样，需要根据不同的情况设计不同的手术方案，如设计鼻局部的旋转瓣修补、复合瓣修补、游离瓣修补等，只有具体情况具体对待才能提高手术的成功率。

本例患者鼻中隔穿孔是年幼时鼻腔误塞入纽扣电池所致，成年后虽已行 2 次手术进行修补，但均以失败告终。我们分析了患者的具体情况，不利条件有二：一是之前的 2 次手术均是在右侧鼻腔进行的，局部的中隔黏膜已经不健康；二是由于鼻中隔向左侧偏曲，致左侧鼻腔狭窄，内镜和器械的进入及操作较为困难。但是也有有利因素：①穿孔位置偏前，周边的软骨和骨组织是存在的；②左侧鼻腔黏骨膜可以利用；③先进行左侧入路的鼻中隔矫正，矫正切口和处理前部偏曲的软骨留用，这样左侧鼻腔前部就会扩大，操作就没有问题。我们设计了左侧鼻腔入路，做带部位于穿孔后下的巨大黏骨膜瓣；将穿孔后缘两侧黏骨膜分离，选取略大于穿孔的软骨—骨瓣前移，嵌入穿孔处，然后将左侧的巨大带蒂瓣上移覆盖左侧穿孔创面；右侧软骨—骨瓣裸露处采用修复膜覆盖形成三重瓣膜的修补，以确保手术成功。

术后换药很重要，一定要保持鼻腔黏膜在一定的时间内湿润，我们使用的是湿润的明胶海绵鼻腔贴敷，确保鼻腔黏膜，特别是手术部位不干燥。

病例点评

鼻中隔穿孔的瓣膜修复是一项常规技术，从游离组织瓣到带蒂的旋转瓣，再到后来的复合瓣，以及到三明治式的三层修复，历经了多个年代的变迁，目前应该说修复比较成熟了，但是局限于鼻腔

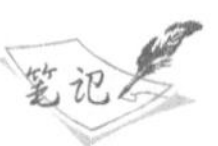

手术操作时的困难程度，修复的成功率有待提高。另外，选择修复的手术方式和修复材料也应该注意。我们在遇到使用单一组织瓣效果不佳的病例时，这促使我们探索一种成功率高的修复方法和手术入路。在鼻内镜没有问世时，我们采取了鼻翼切开扩大手术入路进行鼻中隔穿孔的修复，后来鼻内镜的临床应用增添了新的手术方式，但是成功率依然不高。我们又探索了复合瓣方式修复鼻中隔穿孔，对于较大的穿孔使用多层组织瓣进行修复，所以后期鼻中隔穿孔修复的成功率就大大提高了。前文中的 2 个病例是采用复合组织瓣和多层组织瓣进行穿孔较大的修复或两次手术修复失败的修复，均取得了很好的效果，但是在手术修复时应该注意鼻腔的通气功能，针对合并鼻中隔偏曲或软骨缺损的病例一定要注意修复的方式或选材。

（张芬　李宇玥　王贝贝　王小雨　胡晓璇
程晓娟　于伟　张庆泉）

024　鼻内镜下鼻底开窗术联合矩形瓣翻转术治疗上颌骨含牙囊肿 1 例

病历摘要

【基本信息】

患者，女性，59 岁，主因“发现上颌骨肿块 3 年余”入院。患者 3 年前上颌前牙区曾受外力撞击，伤后无明显不适，伤后约半年发现上颌前牙区唇侧牙龈有一黄豆粒大小隆起，不痛，当时未诊治，2 年多来肿块逐渐增大，3 个月前肿块长至鹌鹑蛋大小，后无明显变化，现为求治疗入院。既往体健，否认高血压、糖尿病病史，否认家族性遗传病史。

【查体】

上腭明显高拱，上颌唇龈沟处明显隆起，黏膜呈褐色改变，右侧明显。硬腭隆起不明显。右侧鼻底明显隆起（图 4.24.1），左侧鼻底略隆起，中鼻道无明显隆起，未见新生物。CBCT 示 14.25 根尖区见 54 mm × 25 mm 大小的类圆形低密度影，边界清，唇腭侧骨质可见吸收，肿块呈膨胀性改变，累及双侧鼻底及上颌窦，右侧上颌窦内侧壁骨质部分吸收，囊肿正中处见类牙样高密度影（图 4.24.2 ～图 4.24.5）。

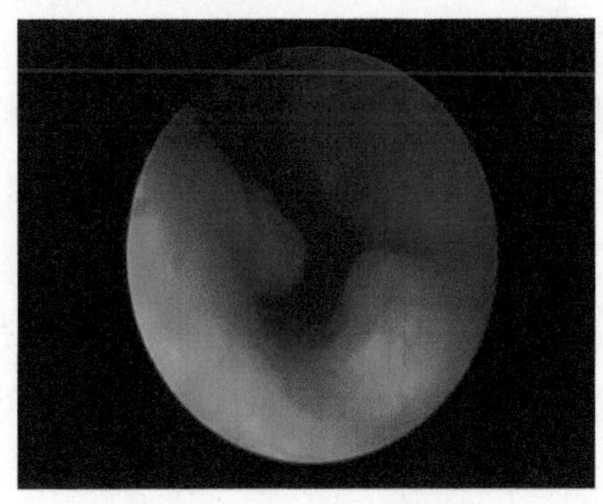

图 4. 24. 1　右侧鼻底隆起

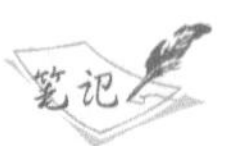

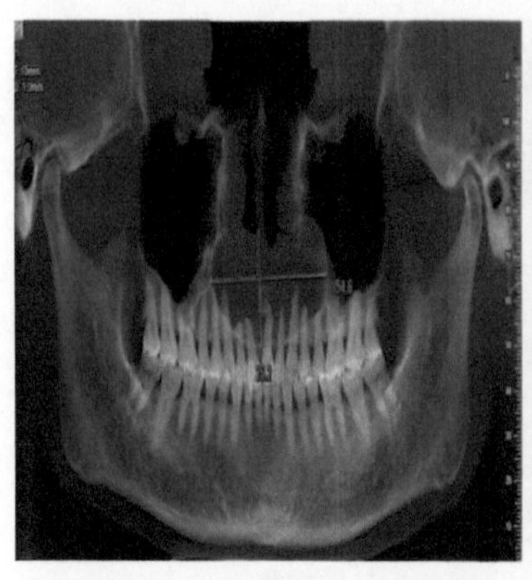
图 4.24.2　曲面断层显示囊肿范围

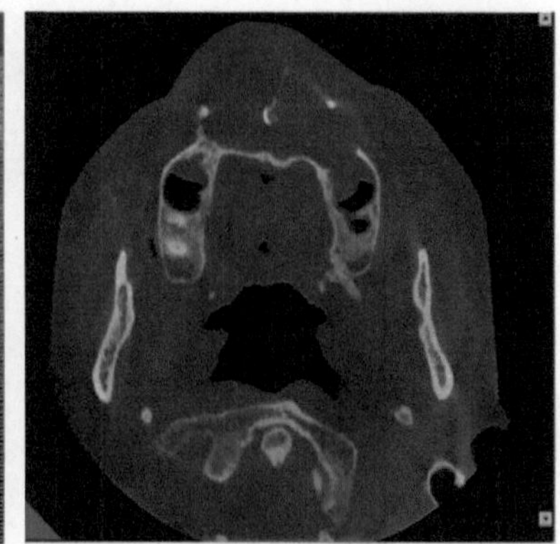
图 4.24.3　水平位 CT 示囊肿及畸形牙

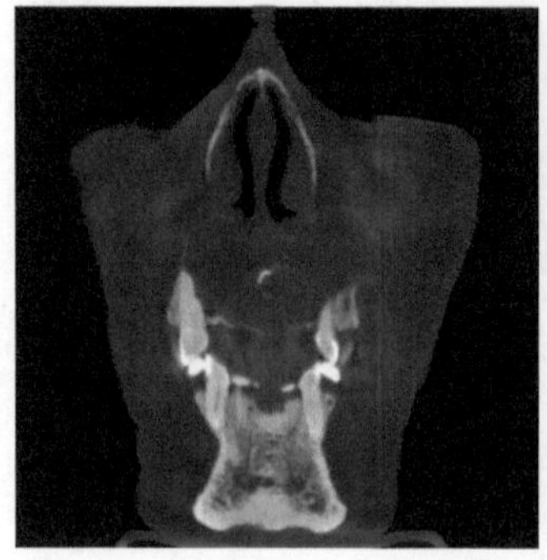
图 4.24.4　冠状位 CT 示囊肿及畸形牙

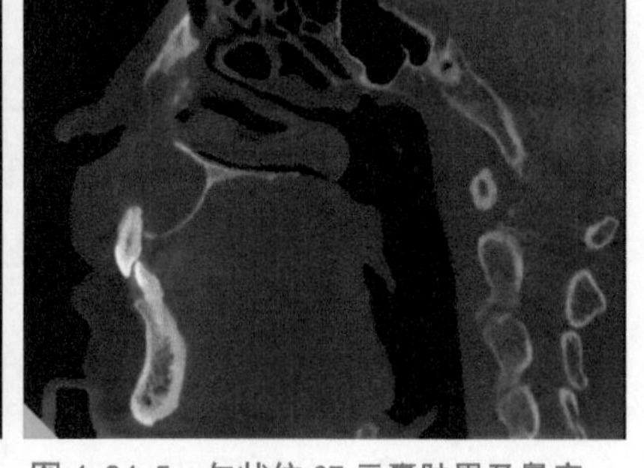
图 4.24.5　矢状位 CT 示囊肿累及鼻底，呈膨胀性改变，内含牙体 1 枚

【诊断】

上颌骨含牙囊肿。

【治疗经过】

入院后完善术前常规检查，排除禁忌证后，于 2021 年 3 月 10 日在全身麻醉下行鼻内镜下鼻底开窗 + 矩形瓣翻转术。麻醉显效后，呋麻液棉片收敛鼻腔，自右侧鼻底隆起处鼻中隔侧和下鼻道侧由前向后纵行切开鼻底黏膜，向后延长至隆起处后方，然后转向正中，延至隆起处后缘切开，形成矩形瓣（图 4.24.6），蒂留于鼻阈处，见大量咖啡样液体流出（图 4.24.7），清理囊液，将黏膜瓣向前下方翻转，充分暴露囊腔，取部分囊壁送病理检查，彻底清除隆起边缘组织，充分止血，探查囊腔至左侧鼻底外侧壁，见位于囊腔正中处白色畸形牙体 1 枚（图 4.24.8），剥离子撬动牙体，将其拔除。生理盐

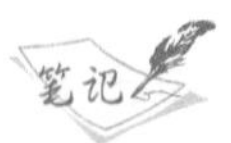

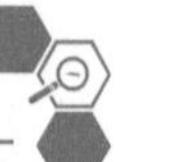

水反复冲洗术腔，将矩形黏膜瓣向前下方翻转缝合于上唇龈沟处，以防止术后开窗口闭合，唇龈沟处碘仿凡士林纱布固定（图 4.24.9），膨胀海绵填塞鼻腔，手术结束。术后病理：上颌骨囊肿。

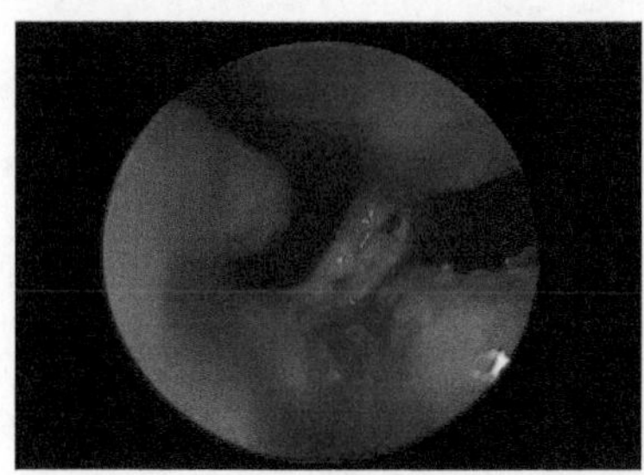

图 4.24.6　切开鼻底形成前蒂的矩形瓣

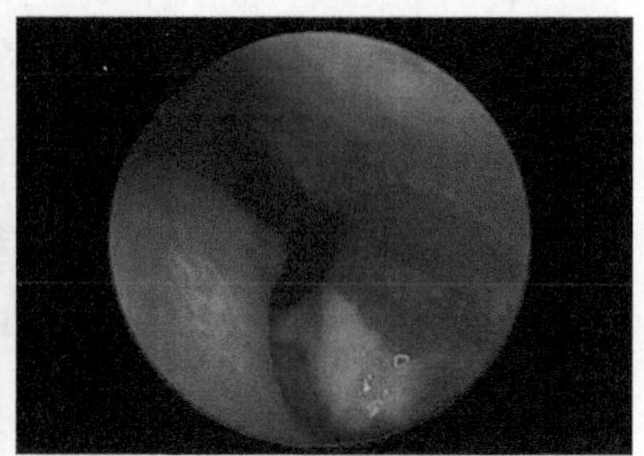

图 4.24.7　切开后见大量咖啡样液体流出

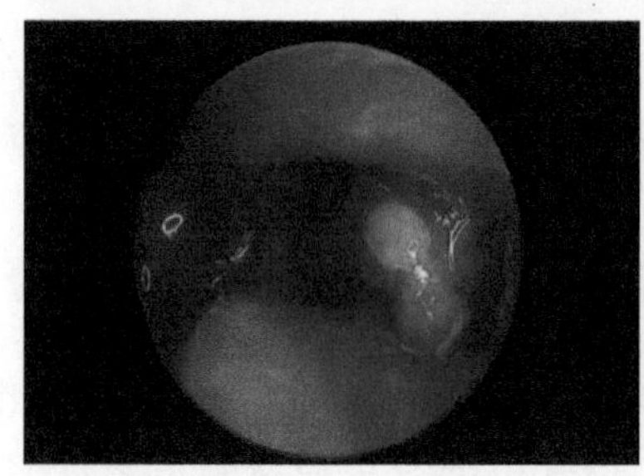

图 4.24.8　囊腔正中处畸形牙体 1 枚

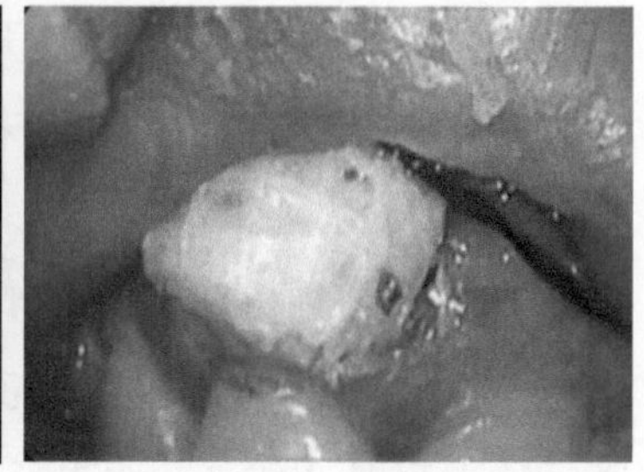

图 4.24.9　唇龈沟碘仿纱布缝合固定

【随访】

术后 1 周复诊，见鼻底开窗口开放良好，腔内见少许黏性分泌物，黏膜略水肿（图 4.24.10）。术后 2 个月复诊，开窗口边缘上皮化良好，造口形成（图 4.24.11），患者鼻部无明显不适，随访至今未见复发及造口闭锁。

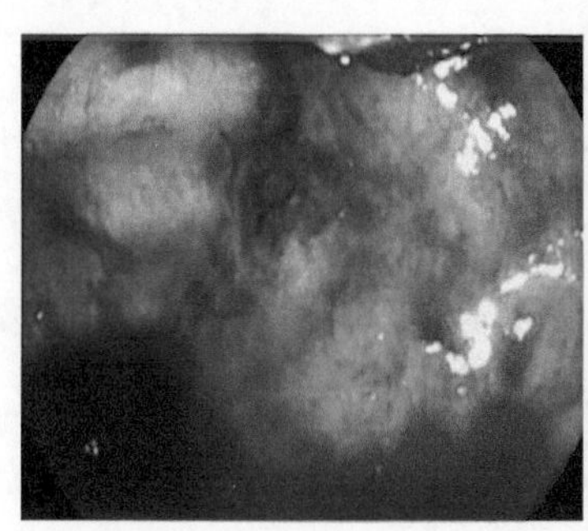

图 4.24.10　术后 1 周腔内黏膜略水肿

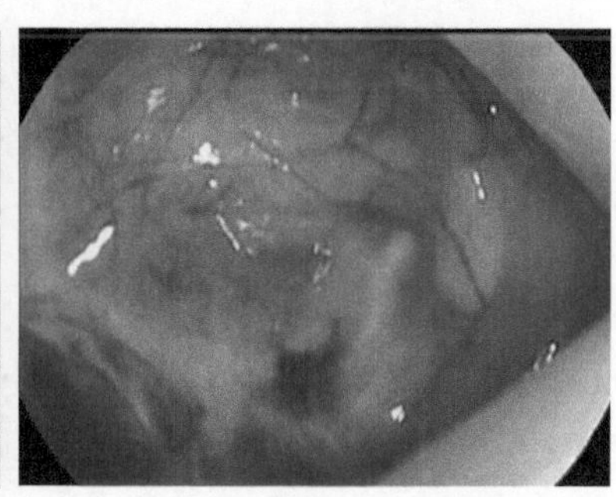

图 4.24.11　术后 2 个月腔内情况正常

病例分析

颌骨囊肿的治疗以手术为主，近年来手术方式在不断地创新。传统的手术方式包括以下 2 种。①囊肿刮治术：适用于较小的囊肿，腭前部或中线的裂隙囊肿，如切牙管囊肿、鼻腭囊肿或腭正中囊肿。若做一次性摘除，剥离囊壁时易穿通鼻底，形成口鼻瘘，这种瘘修补起来往往较困难，有时需多次手术。②口腔内开窗减压术：开窗减压的时间通常需要 18 ～ 24 个月，减压后囊肿消失者不予Ⅱ期手术，囊肿未完全消失者可行Ⅱ期手术予以刮除。开窗加压的目的不是消除囊肿，而是使囊腔缩小恢复颌骨外形，最大限度地保留颌骨的形态和功能。不管是刮治还是开窗减压，都需经口腔做切口，进而影响患者术后进食，且易损伤末梢神经导致术后上唇及上牙麻木不适。

我们在施行鼻内开窗手术治疗上颌骨诸囊肿后，发现临床效果良好，但是部分病例容易发生开窗口闭锁或部分闭锁，特别是有前部骨质破坏者更易闭锁，为此我们设计了蒂留于前部的矩形黏膜瓣，翻转缝合于前壁，固定于上唇龈沟处，形成前部无创面、仅两侧和后缘有创面的创腔，这样有一部分正常光滑的黏膜组织，在开窗口后可缩小，但是不会闭锁，这是经鼻内镜开窗手术的一个创新。对于开窗后周围全是骨创缘的开窗口一般不会闭锁，在不影响开窗引流的情况下，做部分黏膜瓣贴于一侧创缘也是可以的。

如何防止开窗口的闭锁是所有开窗引流手术的重点，开窗术同时做瓣防止开窗口闭锁适于较大的、位置靠前的上颌骨囊肿手术。较小的囊肿可以完全剥除囊肿壁，使其囊腔自然闭锁，但是较大的囊肿则应选择避免二次手术、防止术后并发症、减少患者手术痛苦及生活质量影响的经鼻手术。有人认为鼻腔分泌物有时积攒于鼻腔隙内，不易引流，大家可以将其与早期的上颌窦根治术进行比较，我们认为只要保留腔内囊壁，由于重力的关系，腔内的分泌物就可以引流至鼻腔内排出。此外，术后一段时间囊腔会缩小，具体能缩

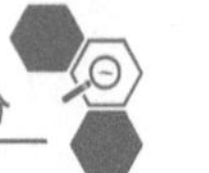

小到多少，我们目前正在观察研究。

综上所述，上颌骨诸囊肿的手术选择方式多种多样，没有突入到鼻底、上颌窦的小囊肿，可以经口腔内切除，而突入到鼻底和上颌窦的囊肿应该经鼻内切除。我们成立了口鼻外科，上颌骨诸囊肿也可以经口腔进行手术切除，然后将口内创面缝合封闭，再从鼻内引流，这是多学科联合手术的优势，值得今后在临床中推广。

病例点评

上颌骨诸囊肿的鼻底开窗手术是一个很好的治疗上颌骨不同囊肿影响到鼻底的手术方法，最大的问题是开窗口的闭锁，我们设计了蒂部位于开窗前部边缘的黏膜瓣，覆盖于开窗口的一侧，这样可能开窗口能缩小，但是不能闭锁，各位临床医生可以选择使用。

（孙超　王艳华　于晓红　许玲　杜平功　刘英娜　贾丽丽　张庆泉）

025 鼻内镜下鼻底开窗 + 后部蒂瓣覆盖术治疗上颌骨囊肿 1 例

病历摘要

【基本信息】

患者，男性，40 岁，主因“发现左侧上颌骨肿块 1 月余”入院。患者 1 个月前无意间发现左侧鼻旁略肿胀，自觉局部有闷胀不适感，触之略硬，无明显疼痛，无发热。于外院拍片示左侧上颌骨有类圆形低密度影，1 个月来肿块逐渐增大。既往体健，否认高血压、糖尿病病史，否认家族性遗传病史。

【查体】

左上颌 21.24 对应唇龈沟处明显隆起，黏膜呈褐色改变，硬腭隆起不明显。外鼻无畸形，鼻腔黏膜略充血，左侧鼻底外侧壁明显隆起，累及左侧下鼻道（图 4.25.1），右侧鼻底及鼻腔外侧壁无隆起，双侧鼻腔未见新生物。CBCT 示 11.26 根尖区见 47 mm × 25 mm 大小的类圆形低密度影，边界清，肿块呈膨胀性改变，累及左侧鼻底及左侧上颌窦（图 4.25.2 ～图 4.25.5）。

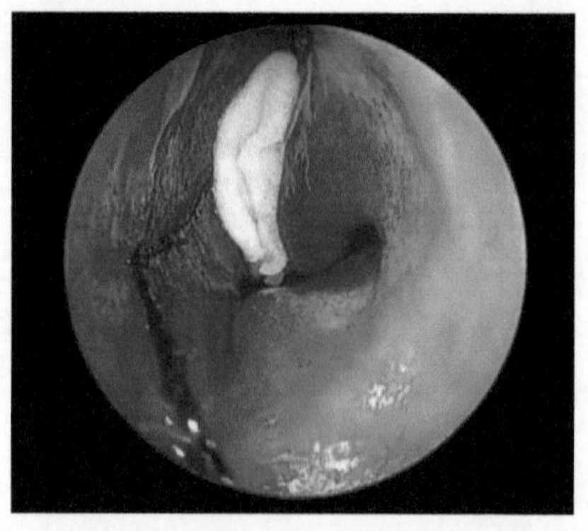

图 4. 25. 1　鼻内镜下见左侧鼻底隆起

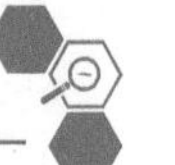

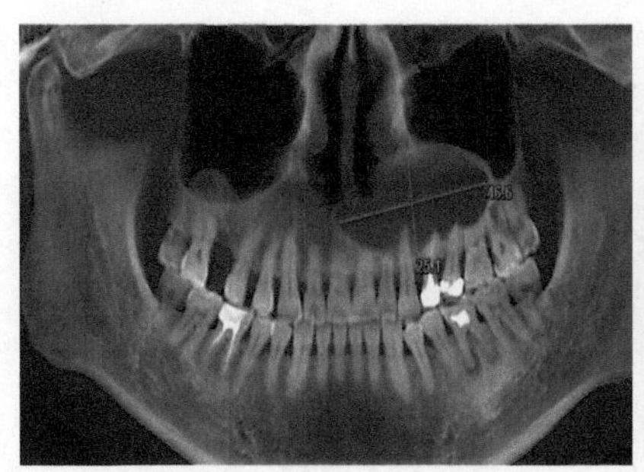

图 4.25.2　曲面断层示囊肿

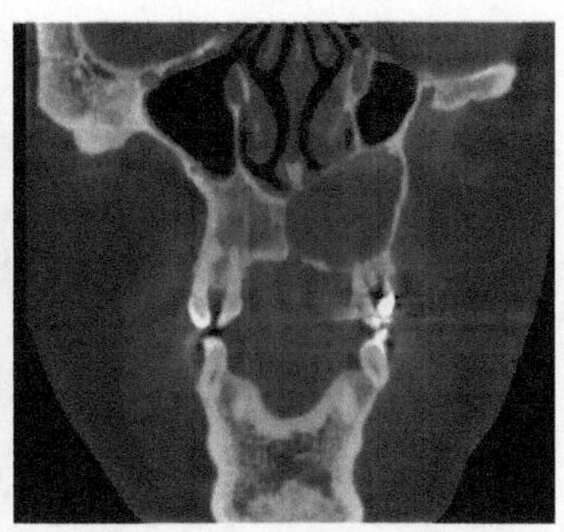

图 4.25.3　冠状位 CT 示囊肿累及左侧鼻腔

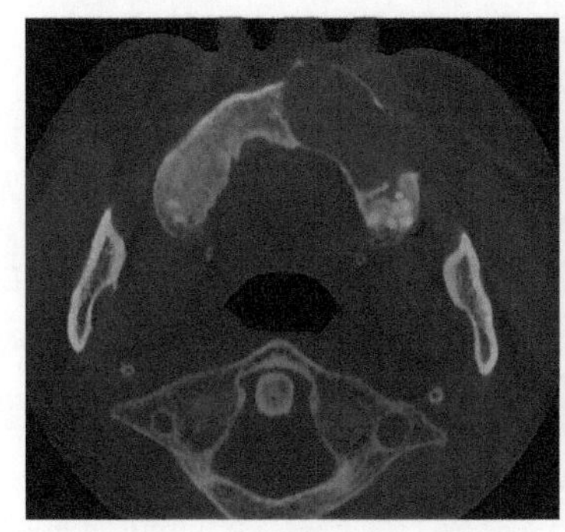

图 4.25.4　水平位 CT 示囊肿的范围

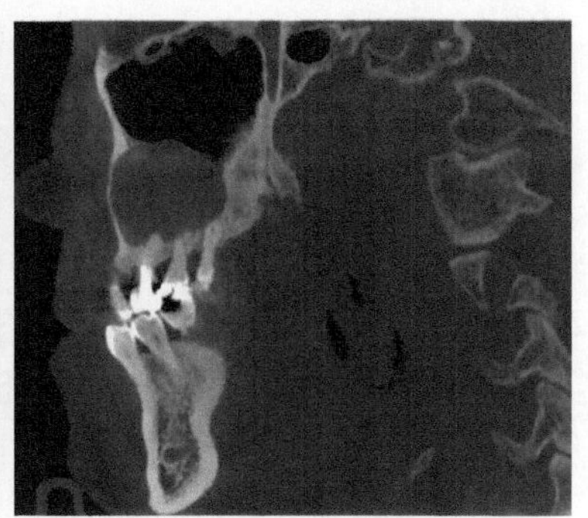

图 4.25.5　矢状位 CT 示囊肿的范围

【诊断】

上颌骨囊肿。

【治疗经过】

入院后完善术前常规检查，排除禁忌证后，全身麻醉后在鼻内镜下行左侧鼻底开窗 + 后部蒂瓣覆盖术。麻醉显效后，呋麻液棉片收敛鼻腔，先用彭氏电刀电凝左侧鼻底隆起处黏膜（图 4.25.6），以减少术中出血，软骨切开刀自隆起处前端切开鼻底黏膜，用剪刀自隆起处两侧向后延长切口至隆起处后端，形成蒂留于隆起处后端的矩形黏膜瓣（图 4.25.7），切开后见大量黏液性液体流出，并伴有胆固醇结晶（图 4.25.8），取部分病变组织送病理，彻底清理囊液及病变组织，反咬钳咬除前端黏膜，扩大开窗口，清理位于前下壁的黏稠囊液及病变组织，生理盐水反复冲洗术腔，将黏膜瓣修整后向后

下方覆盖贴于囊腔后壁，以防止术后开窗口闭合，明胶海绵填塞术腔，膨胀海绵填塞鼻腔，手术结束。术后病理：上颌骨囊肿。

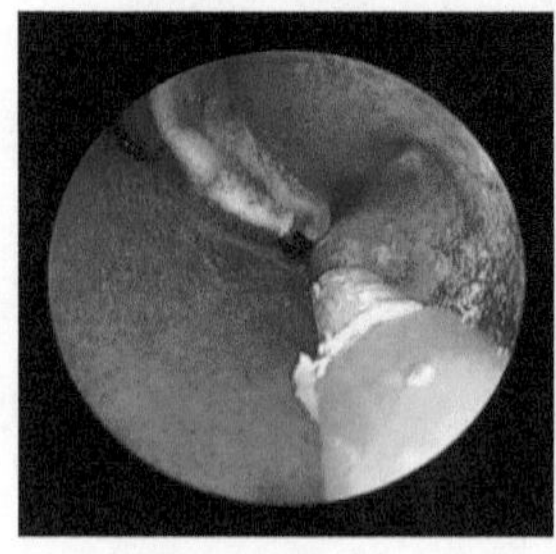
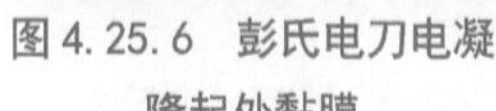
图 4.25.6　彭氏电刀电凝隆起处黏膜

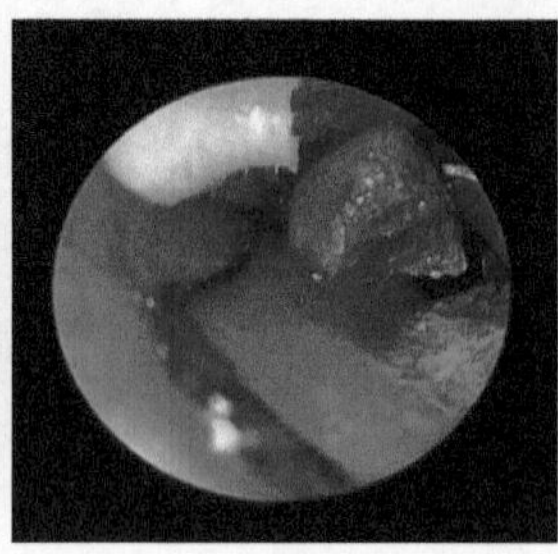
图 4.25.7　蒂位于后端的黏膜瓣

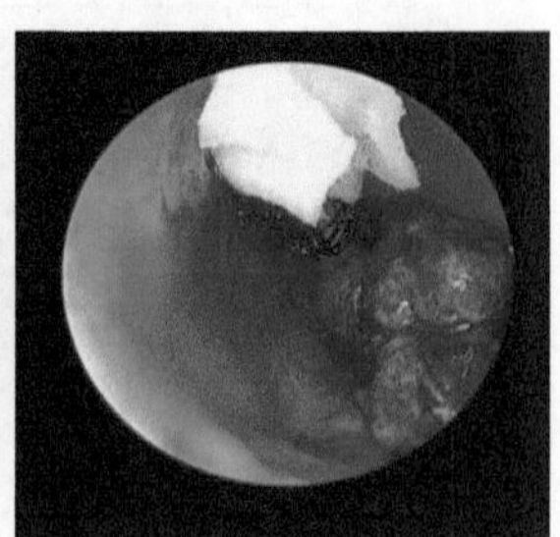
图 4.25.8　切开后见大量黏稠样物

【随访】

术后 1 周复诊，鼻底开窗口开放良好，腔内见少许黏性分泌物（图 4.25.9），术后 1 个月复诊，后部矩形瓣成活好，开窗口其他边缘上皮化良好，造口形成（图 4.25.10），患者鼻部无明显不适，随访至今未见复发及造口闭锁。

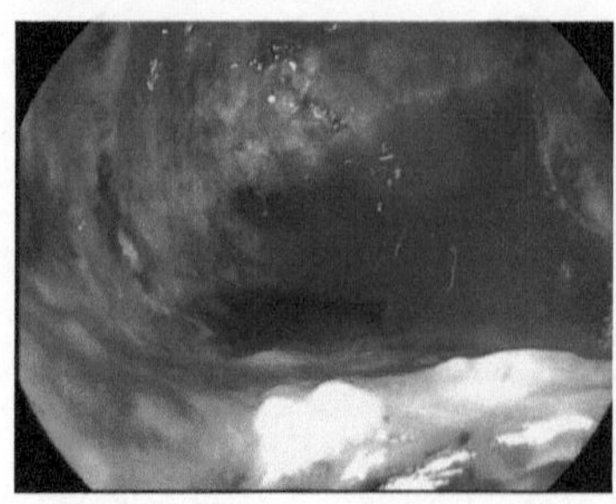
图 4.25.9　术后 1 周腔内见少许黏性分泌物

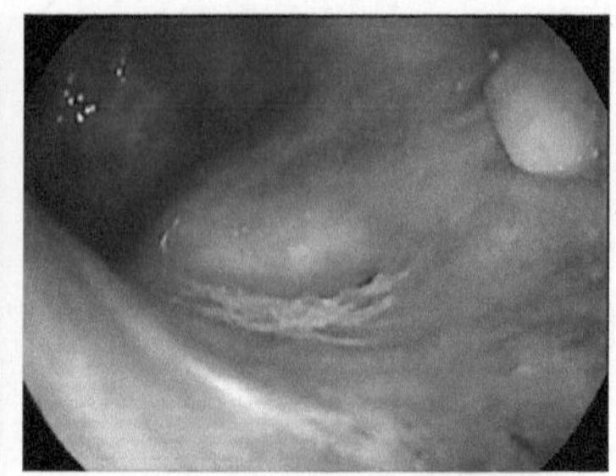
图 4.25.10　术后 1 个月囊腔上皮形成

病例分析

近年来，随着鼻内镜技术的飞速发展与普及，微创外科已越来越显示出优势。鼻内镜技术不仅应用于耳鼻咽喉科疾病，还应用于口腔颌面外科诸囊肿，只要是累及鼻底、鼻腔外侧壁或上颌窦的囊

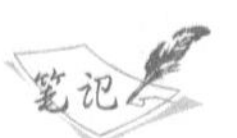

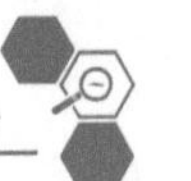

肿，经鼻内镜下鼻腔开窗手术，大多可以取得良好的效果，其主要优势体现在患者术后经口腔进食不受任何影响，避免了下牙槽神经损伤出现的上唇及上列牙齿麻木等并发症，并大大降低了复发率。但是，有个别病例容易发生开窗口闭锁或部分闭锁，特别是有前部骨质破坏者更易发生，我们采取了蒂留于前部的矩形黏膜瓣翻转缝合于前壁，并固定于上唇龈沟处，效果很好。

本例患者我们采用了蒂留于后部的矩形黏膜瓣，其他操作同 025 病例。

我们团队在 1 年多的时间报道了多例与鼻腔、鼻窦关系密切的、发生于上颌骨的诸囊肿，经过临床观察及随访，发现术后均取得了良好的效果。所以我们认为，经鼻内镜鼻底、下鼻道、上颌窦开窗引流术是较好的创新性手术，开窗的同时做带蒂的黏膜瓣，并将其附着于囊腔的某一面，形成正常的黏膜面，可以有效地防止开窗口闭锁，适于较大的、位置靠前的、有骨质破坏的上颌骨囊肿手术，可以最大程限度地减少复发。

病例点评

突至鼻底的上颌骨囊肿行鼻内镜下开窗手术，目前已基本形成常规，但是对于部分病例，开窗口早早闭合会导致囊肿复发，为了解决这个问题，我们对部分病例在开窗口时做一个蒂部在任何一个方位的黏膜瓣，覆盖于开窗口的任何一侧，从而防止了开窗口的闭合。本病例为蒂在后方的黏膜瓣，也有蒂在前方或侧方的黏膜瓣，在手术中根据情况使用即可。

（孙超　王艳华　于晓红　杜平功　许玲　徐大朋　张庆泉）

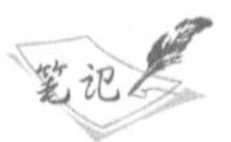

026 双黏膜微瓣法治疗上颌骨囊肿侵及上颌窦、鼻泪管 1 例

病历摘要

【基本信息】

患者，男性，44 岁，主因“7 年前出现右上尖牙区唇侧肿胀，无明显不适，未行处理，肿胀可自行消退，自发现至今肿胀反复发作，程度及范围无明显变化，3 天前出现不自主流泪”，于我院就诊。患者自发病以来精神、饮食、睡眠可，大小便正常，体重无明显变化。否认手术、外伤史，否认过敏史，否认家族性遗传病史。

【查体】

口腔颌面部左右不对称，右侧鼻旁区较左侧膨隆，无明显压痛，右侧鼻唇沟消失（图 4.26.1）。13 牙体变色，叩痛（–），无明显松动，唇侧牙龈红肿，大小约 3.0 cm × 2.0 cm，可触及骨质膨隆，质地硬，有“乒乓球样感”，无压痛。12、14、15 牙体完整，叩痛（–），松动 I°。鼻中隔向右侧偏曲（图 4.26.2）。右侧下鼻道及鼻底隆起（图 4.26.3），右侧泪道冲洗不通。曲面体层显示右侧上颌骨近椭圆形肿块，呈膨胀性改变，突至上颌窦，腔内有牙齿 1 枚（图 4.26.4）。CBCT 检查见右上颌骨内大范围低密度影，内含额外牙，水平位显示右侧上颌骨膨胀性改变，内含牙齿 1 枚，影响右侧牙列（图 4.26.5），冠状位显示右侧上颌骨肿块膨胀突至整个右侧上颌窦，右侧泪囊窝外后骨壁吸收破坏（图 4.26.6），水平位显示右侧鼻

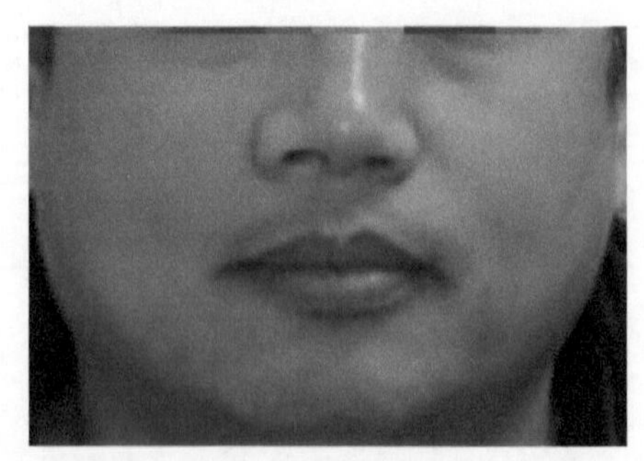

图 4.26.1 患者的右侧鼻翼旁隆起，鼻唇沟消失

泪管受肿块压迫，泪囊窝外下骨壁吸收破坏（图 4.26.7）。

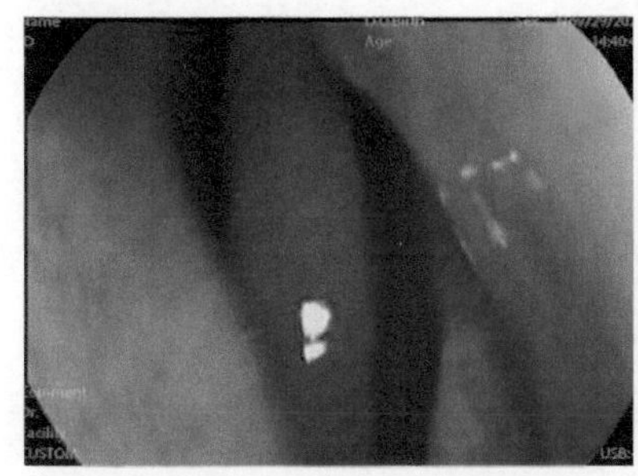

图 4.26.2　鼻中隔上部右侧偏曲

图 4.26.3　右侧下鼻道底壁及外侧壁隆起

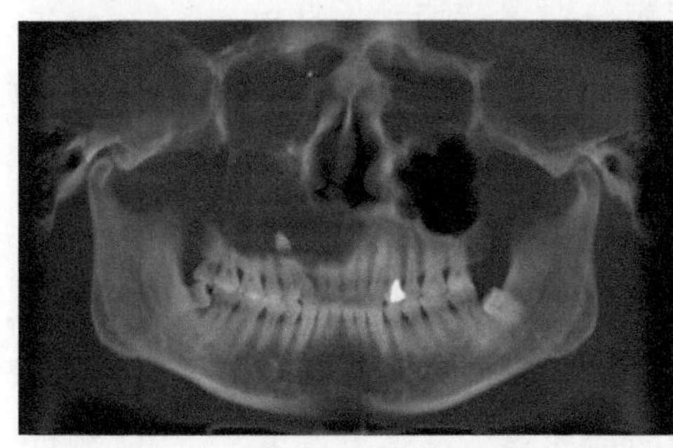

图 4.26.4　曲面体层显示腔内有牙齿 1 枚

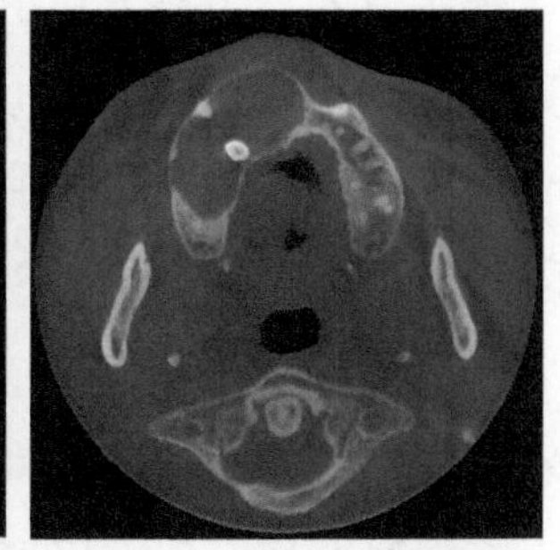

图 4.26.5　水平位 CT 示右侧上颌骨膨胀性改变，内含牙齿 1 枚

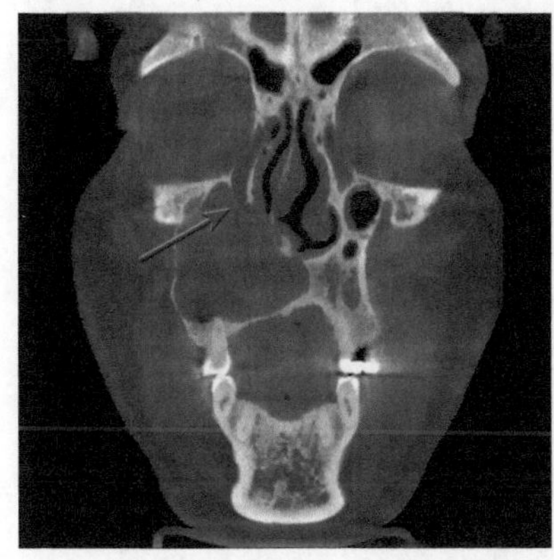

图 4.26.6　冠状位 CT 显示右侧上颌骨肿块膨胀突至整个右侧上颌窦

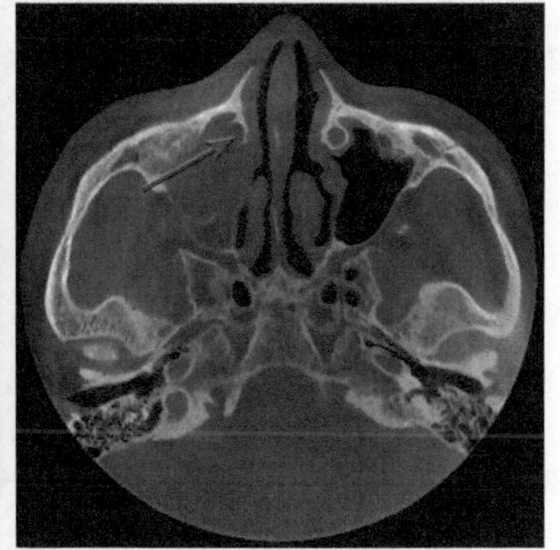

图 4.26.7　水平位 CT 显示右侧鼻泪管受肿块压迫，泪囊窝外下骨壁吸收破坏

【诊断】

右上颌骨肿块；上颌额外牙；11、12、13 牙根外吸收；鼻中隔偏曲；鼻泪管阻塞（右）。

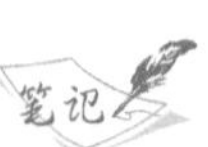

【治疗经过】

入院后完善相关检查，排除禁忌证后，于 2023 年 12 月 1 日在全身麻醉下行右侧上颌骨囊肿开窗引流 + 上颌额外牙拔除 + 右侧下鼻甲骨折外移 + 鼻中隔矫正 + 鼻内镜下右侧泪囊开窗术。麻醉显效后，常规消毒，铺无菌巾。麻黄素棉片收敛右侧鼻腔，见鼻腔黏膜略充血，鼻中隔向右侧偏曲，右侧下鼻道及鼻底明显隆起，鼻道狭窄。

鼻中隔矫正：鼻内镜引导下，自右侧鼻中隔前端皮肤黏膜交界处纵行切开黏膜及黏骨膜，分离同侧鼻中隔软骨，剥离子紧贴鼻中隔软骨从前向后、自上而下充分剥离至筛骨垂直板，自骨与软骨交界处将其离断，自切口处切开鼻中隔软骨，同法剥离对侧黏骨膜，离断鼻中隔上下端，将偏曲的鼻中隔软骨及部分骨质取出，清除剩余碎骨片，检查鼻中隔居中，右侧鼻道较宽敞。

下鼻道开窗引流及额外牙拔除：彭氏电刀电凝右侧下鼻道隆起处黏膜，剥离子自电凝处刺破黏膜进入囊腔，见大量褐色囊液流出，清理囊液后，剪刀由前向后剪除下鼻道黏膜并扩大开窗口（图 4.26.8），鼻内镜下见右侧上颌窦内大量胆固醇结晶，呈褐色，黏稠。反复用生理盐水冲洗，清理病变组织，取部分囊壁送病理，动力系统彻底清除病变组织，冲洗止血后检查见上颌窦内下壁白色牙体 1 枚，剥离子将其撬松后顺利取出（图 4.26.9）。

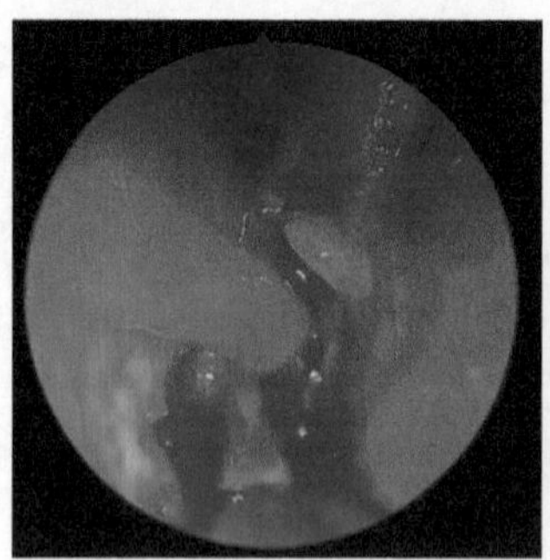
图 4.26.8　下鼻道开窗口扩大

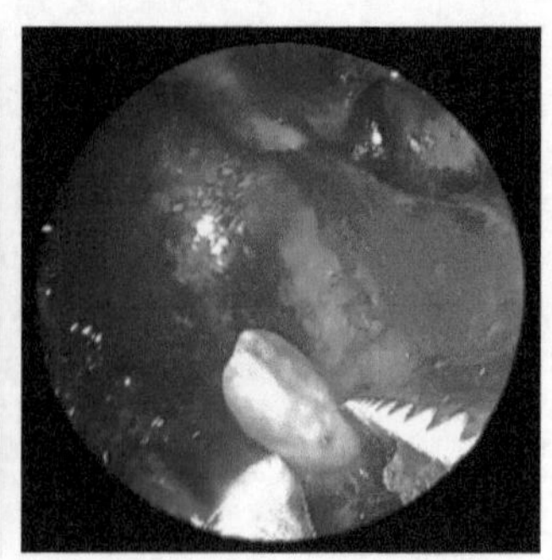
图 4.26.9　拔出腔内额外牙

鼻内镜下泪囊开放术：鼻内镜引导下，彭氏电刀电凝右侧中鼻甲附着处前下方 1.5 cm 处的鼻腔外侧壁黏膜，钩突刀切开电凝处黏膜，向内后翻转黏膜微瓣备用。暴露泪骨及上颌骨鼻嵴，咬骨钳咬

除泪骨及上颌骨鼻嵴，暴露泪囊，由上而下、由前向后矩形切开泪囊（图 4.26.10），后方留泪囊微瓣，见透明泪液流出，将内侧的鼻腔黏膜微瓣修剪后贴敷于泪囊的后侧瓣（图 4.26.11），防止其闭锁。膨胀海绵修剪成细长条置于泪囊口处。

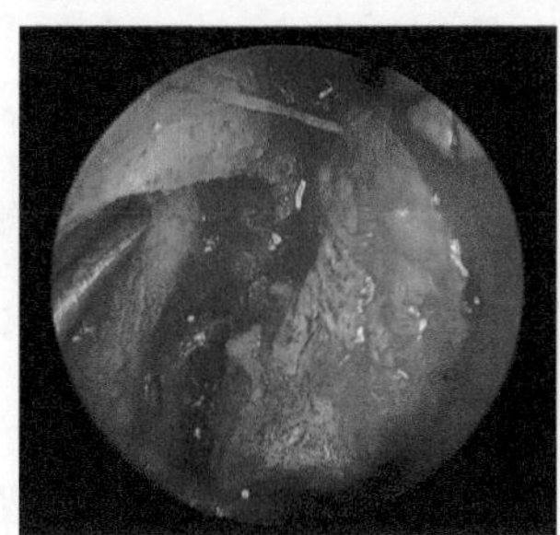

图 4. 26. 10　鼻内镜下制作鼻黏膜微瓣并切开泪囊

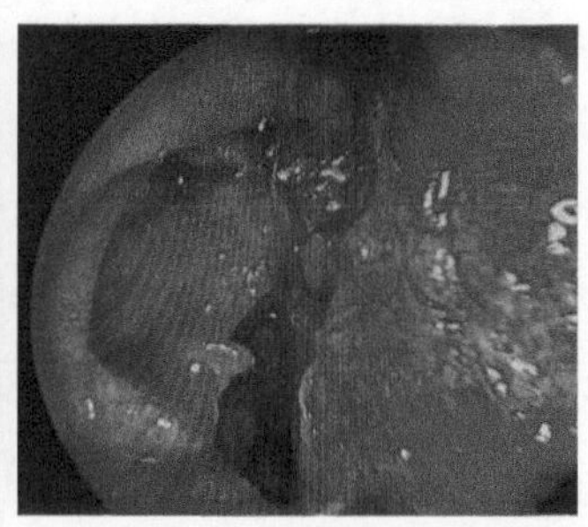

图 4. 26. 11　泪囊开窗手术后将鼻黏膜微瓣压于泪囊后部的泪囊微瓣

最后检查上颌骨囊肿腔内黏膜，光滑，无病变组织残留，膨胀海绵填塞右侧中鼻道、上颌骨腔、总鼻道及左侧鼻腔。

术后给予适量的抗生素及对症处理，术后 3 天抽出部分鼻腔填塞的膨胀海绵，术后 5 天完全抽出膨胀海绵。用纳米银喷剂、生理性海水喷剂及糠酸莫米松鼻喷雾剂喷鼻，适量使用促排剂药物，以及进行换药等对症处理。

【随访】

术后 1 个月鼻内镜检查见上颌骨囊肿开窗口及泪囊开窗口边缘上皮形成，患者无不适。术后 2 个月创口已愈合稳定，鼻内镜检查见上颌骨囊肿引流口及泪囊引流口（图 4.26.12）良好，流泪停止，无不适症状，目前仍在随访中。

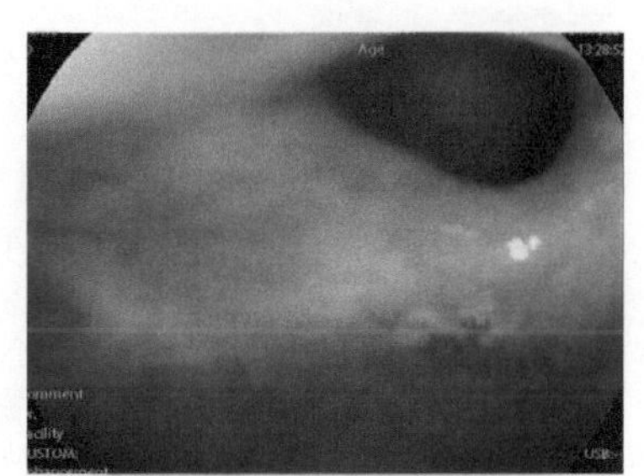

图 4. 26. 12　术后 2 个月泪囊开窗口边缘上皮形成，引流通畅

病例分析

本病例在手术治疗中，因为囊肿较大，影响较为广泛。所以我

们先在下鼻道囊肿隆起处进行开窗，将开窗口周围囊壁组织切除，建立充分引流的通道，从而防止囊肿再复发。

泪囊位于眼眶前内侧的泪囊窝内，上方连接上泪小管，下方移行为鼻泪管，开口于下鼻道前端，泪囊在鼻腔外侧壁投影的前界为上颌骨额突，后界为钩突，上界为中鼻甲的附着处。上颌骨囊肿生长较大时可充满整个上颌窦，或压迫邻近的泪囊窝和鼻泪管，引起鼻泪管阻塞，从而使患者出现流泪症状，长期压迫可使鼻泪管闭锁，即使已经行上颌骨开窗引流术，囊肿对鼻泪管的影响也无法恢复，因此需要使用外科手段解决鼻泪管阻塞的问题。

本病例在完成原发疾病的处理后，我们用咬骨钳自鼻腔外侧黏膜咬除泪骨及上颌骨鼻嵴，暴露泪囊，在泪囊鼻腔侧做开窗口，使泪囊中的泪液向鼻腔引流，解决了囊肿继发鼻泪管阻塞的问题。本次手术我们将鼻腔黏膜瓣贴敷于泪囊后部瓣，将两瓣压于外侧壁，使用尖形膨胀海绵填塞于泪囊开窗处，常规膨胀海绵填塞鼻腔，给予适度的压迫，使鼻腔黏膜瓣与泪囊瓣结合，达到维持引流口通畅的目的。患者术后苏醒即感觉流泪症状消失，术后 2 个月复查鼻内镜见泪囊引流口和囊肿引流口均通畅，说明此手术方法安全有效，可应用于较大的上颌骨囊肿引起的鼻泪管受压阻塞或闭锁的治疗。

病例点评

鼻内镜下经鼻泪囊开窗术目前是鼻眼相关外科学最成功的手术之一，但是也有开窗口重新闭合病例的报道，为了解决这个问题，国内外专家在临床中进行探索。我们采取了将切开鼻腔黏膜做成蒂在后部的黏膜瓣，切开泪囊时做蒂部在后方的微型瓣，在修整后将两个瓣重叠，鼻腔黏膜瓣压于泪囊微瓣之上，泪囊开口处用楔形膨胀海绵填塞，较大的膨胀海绵压于外侧，形成两个合力，以保证两瓣的愈合，从而保证手术的成功。

（徐鸿伟　杜平功　孙超　王艳华　许玲　张庆泉）

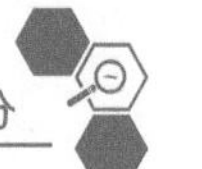

027 鼻中隔黏膜软骨瓣联合带蒂皮瓣修复下眼睑缺损 1 例

病历摘要

【基本信息】

患者，男性，76 岁，主因“左侧下眼睑红肿 2 个月，破溃 10 天，抗感染治疗无好转”入院。

【查体】

检查可见左眼下眼睑的中外 2/3 红肿，中心溃烂。

【诊断】

下眼睑缺损。

【治疗经过】

全身检查无异常的情况下，在全身麻醉下先行左侧下眼睑边界 2 mm 处肿瘤切除，切除后测量下眼睑的缺损大小，在鼻内镜下于左侧鼻腔内的鼻中隔面取出直径为 2 ～ 2.5 cm 的黏膜瓣，且中央带有 1 cm 的鼻中隔软骨，生理盐水浸泡备用。重新清洗眼部创面，修整带软骨的黏膜瓣，在下眼睑的缺损内侧对位缝合，软骨深部固定缝合 1 针。眼睑内侧修复后，在眼眶外眦皮肤处做下眼睑皮肤缺损大小的全厚皮瓣，转位至下眼睑皮肤缺损处对位缝合，游离缘处将皮瓣和鼻中隔黏膜瓣对位缝合，缝合时要略带一定的张力。眼部涂眼药膏后适度包扎。术后病理：基底细胞癌。

术后 3 天换药见局部皮瓣及黏膜瓣红润，皮瓣略肿，有少许分泌物，予以清洗眼内，滴用抗生素眼药水。术后 7 天，皮瓣及黏膜瓣成活良好，术后 10 天拆除缝线，局部滴用眼药水。

【随访】

术后 1 个月，下眼睑切口愈合，眼睑闭合好，局部有略紧感。

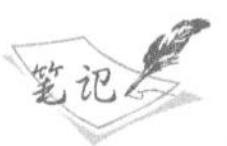

病例分析

眼睑皮肤癌比其他部位的皮肤癌较为多见，基底细胞癌占眼睑皮肤癌的第一位。本病例为基底细胞癌，手术切除了全层的下眼睑，创面使用游离的鼻中隔带软骨的黏膜瓣联合眼眶外侧的带蒂皮瓣进行修复，确保了眼睑功能的恢复和外部美观效果，术中对手术切缘进行了病理切片检查以确保不残留癌组织，无须放射治疗，注意定期复查。

对于年龄偏大，且眼睑、面部、鼻部有皮肤溃烂的患者，一定要注意及时进行病理检查以确诊，不要延误治疗。基底细胞癌的最佳治疗方法就是手术切除，效果良好，一般全身转移者少见，且本病的恶性程度低，进展缓慢，不易发生转移，所以术后 5 年的存活率很高，手术切缘尽量在肿瘤 2 ～ 3 mm 之外，确保不会残留肿瘤细胞。

对于眼睑的全层缺损，因为其局部的特殊结构及对眼球保护作用和美观的要求，内部要求是黏膜组织的修复，外部要求是皮肤的修复，以形成复合瓣修复，这样既适应了内部要求，又兼顾了外部和美观的需求。

黏膜瓣带部分软骨，因为软骨是直板状，而眼睑则略带弧形改变，因此可以在修整黏膜瓣时将软骨做条状切开呈略带弧度即可。眼眶外侧皮肤与眼睑皮肤色泽和厚度都相近，术后外观美容效果好，且外部的皮瓣取材略大一些，可有利于修整。术中妥善止血，两层组织瓣应贴合紧密，用软垫加压包扎，适当使用抗生素，确保复合瓣的一期愈合。

病例点评

眼睑全层缺损的修复方法很多，游离的鼻中隔复合瓣是其中之一，是带有一侧的黏软骨膜的鼻中隔软骨，取瓣的时候一定要先测

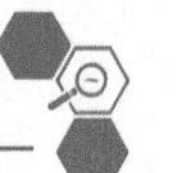

量眼睑缺损的大小，取瓣略大于眼睑的缺损。取出后残留的鼻中隔创面可以使用修复膜贴敷，操作时要仔细，避免鼻中隔穿孔的发生。将游离的鼻中隔复合瓣置于眼睑创面时要随时修整，先将眼睑的内侧面与鼻中隔黏膜瓣对位缝合，软骨予以接合，修整到比眼睑高度略高即可。外部的皮瓣要适当地略向内翻，防止睑外翻的发生。

（王永福　宇雅苹　陈晓华　逄启然　宋晴　张庆泉）

028 唇龈沟黏膜瓣联合鼻内入路复合瓣修补口腔上颌窦瘘 1 例

病历摘要

【基本信息】

患者，女性，71 岁，3 个月前行 24、26、27 种植体植入术，术后患者一直感觉左上后牙区肿胀不适，自行服用阿莫西林胶囊、甲硝唑等药物治疗，并给予复方氯己定漱口等对症处理，后自觉肿胀略有缓解；约术后 6 周来我院种植科就诊，发现 27 种植体松动，局部牙龈红肿，考虑种植术后感染，遂行 27 种植体拔除术，搔刮出淡黄色骨粉样组织，缝合伤口；约 2 周后患者自觉喝水时自鼻腔流出，CBCT 检查发现左上颌见金属钉 2 枚，其后方见瘘孔，左侧上颌窦下壁骨质不连续，瘘孔远端逐渐变窄，有少量气体进入上颌窦（图 4.28.1、图 4.28.2），建议行抗感染治疗，待其自行愈合；1 个月后，患者自述喝水仍自鼻腔流出，CBCT 较前无明显变化，遂收住院。

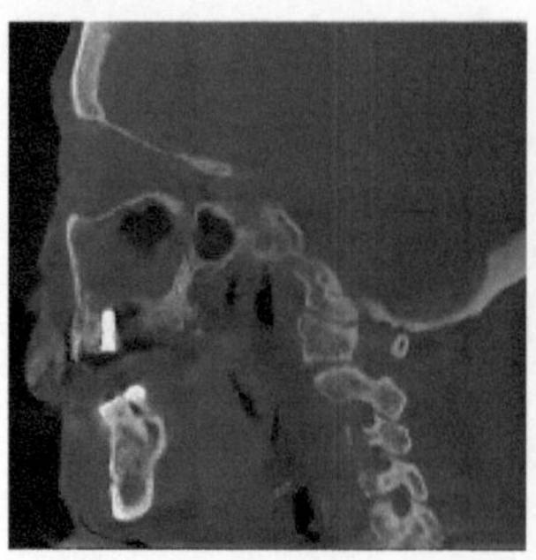

图 4.28.1 矢状位 CT 显示瘘口位于 26 种植体的后方

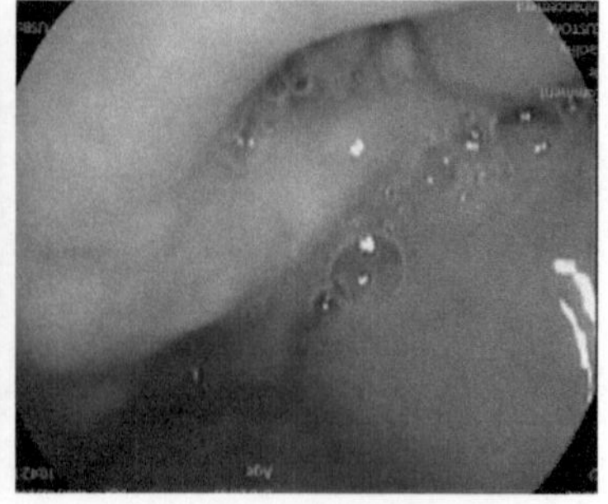

图 4.28.2 口内见上颌后牙区瘘孔，内见淡黄色分泌物

患者既往有高血压病史，自行服用复方罗布麻片，血压控制尚可。血糖偏高，未治疗。曾于 2021 年 12 月于外院行左上颌后牙区骨粉植入术及右上后牙区种植体置入术。

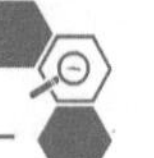

【查体】

口内见左上颌种植钉 2 枚，探查 26 种植钉松动，其后方见瘘孔（图 4.28.3），瘘口处见淡黄色分泌物。鼻腔黏膜略充血，双侧下鼻甲肿大，左侧下鼻甲呈分叶状，左侧上颌窦口显示不清，鼻咽部黏膜充血，未见新生物。CBCT 示左上颌金属种植钉 2 枚，对应 27 牙处见瘘孔，左侧上颌窦下壁骨质不连续，瘘孔远端逐渐变窄，左侧上颌窦底部骨粉弥散。

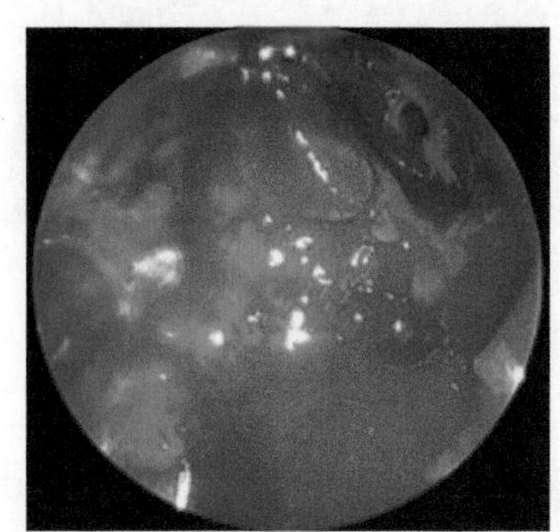

图 4. 28. 3　上颌窦底瘘孔的位置

【诊断】

口腔上颌窦瘘（左）。

【治疗经过】

入院后完善常规检查，排除禁忌证后，在全身麻醉下行鼻内镜下口腔、下鼻道联合入路上颌窦瘘修补术。麻醉成功后，先用棘轮扳手将松动的 26 种植体反向旋出，搔刮种植孔见颗粒状骨粉。鼻内镜引导下自左侧下鼻道开窗进入上颌窦，内镜下查找位于上颌窦前下壁的瘘孔，探针探查瘘孔与口腔相通（图 4.28.4）。剥离瘘孔后内侧的上颌窦黏膜瓣，移位嵌入并覆盖瘘孔（图 4.28.5），明胶海绵置于覆盖瘘孔的黏膜表面，弗留氏尿管前端自下鼻道开窗口处伸入，向气囊内充气约 15 mL，轻度压迫上颌窦内的黏膜瓣（图 4.28.6），检查气囊固定良好，膨胀海绵填塞固定。于 26、27 牙槽嵴顶做水平切口，翻开唇、腭侧黏骨膜瓣，搔刮 26、27 窦道，去除上皮，形成新鲜创面，27 瘘孔处填塞胶质银海绵 1 枚，于 27

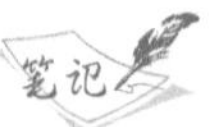

颊侧前庭沟黏骨膜做减张切口，制备约 5.0 cm × 0.5 cm 的黏骨膜瓣覆盖 27 瘘口，并与腭侧黏膜缝合固定（图 4.28.7）；26 瘘孔处填塞胶质银海绵 2 枚，拉拢缝合切口（图 4.28.8），检查口内瘘孔封闭良好后结束手术。

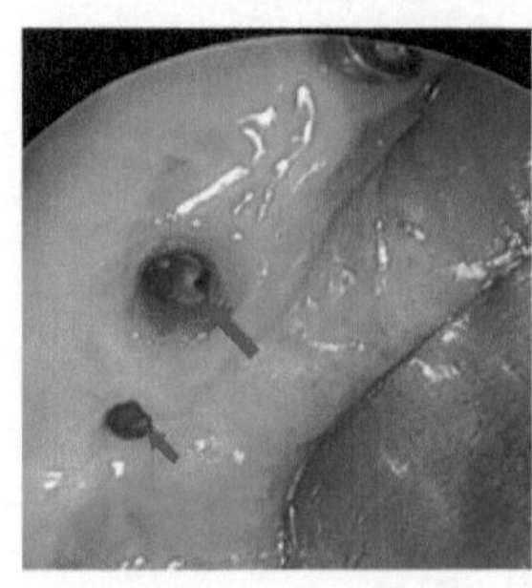
图 4.28.4　口腔内瘘孔位置

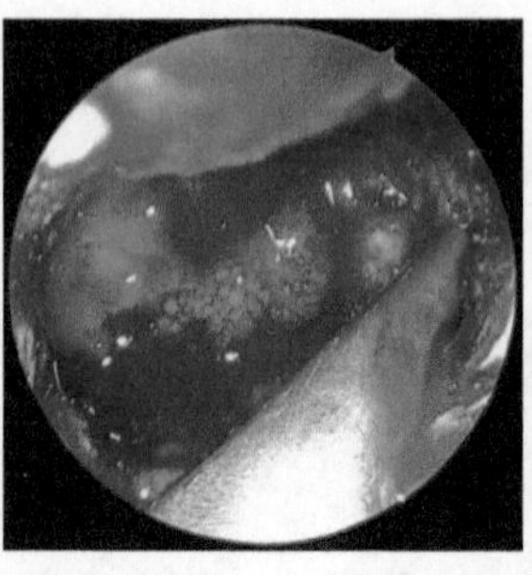
图 4.28.5　剥离上颌窦黏膜推移至瘘口的上颌窦侧，填塞瘘孔

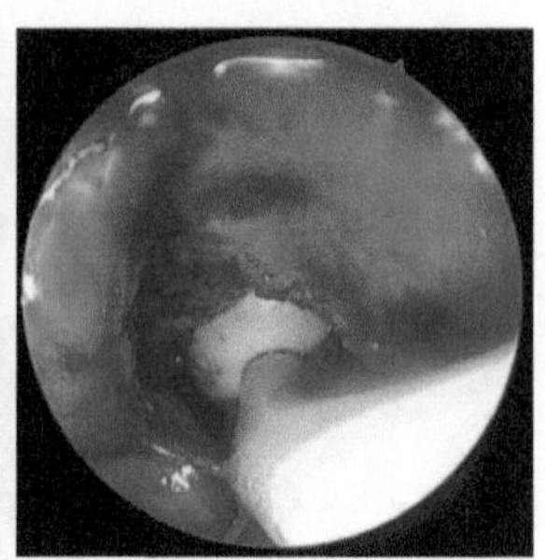
图 4.28.6　上颌窦用气囊充气加压

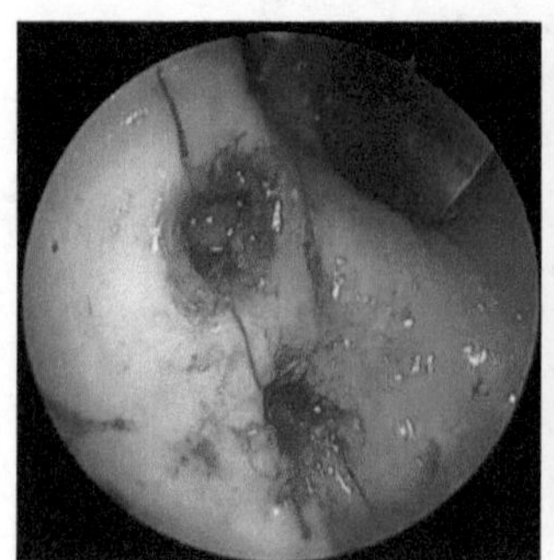
图 4.28.7　设计唇龈沟黏膜瓣

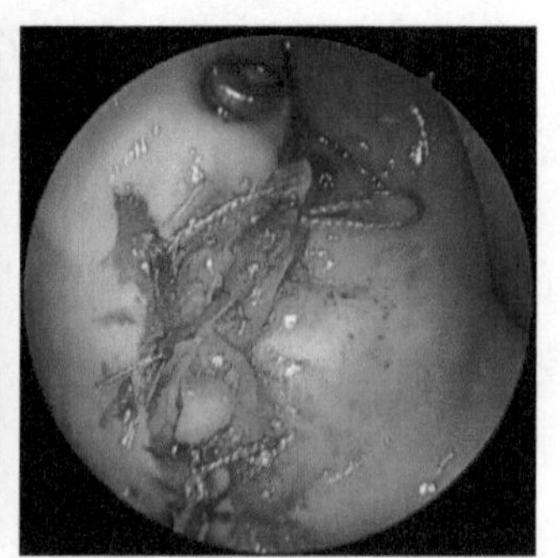
图 4.28.8　做唇龈沟推进黏膜瓣，封闭口内瘘孔

术后行抗感染治疗、口腔护理等对症处理，48 小时后取出鼻腔膨胀海绵，术后 5 天拔除固定于上颌窦的充气导尿管出院。出院后给予鼻喷药物减轻局部水肿，嘱患者避免用力擤鼻，禁食刺激性食物，继续应用糠酸莫米松鼻喷剂减轻局部黏膜水肿。

【随访】

术后 2 周复查拆除口腔缝线，切口愈合良好（图 4.28.9）。鼻内镜下见左侧下鼻道开窗口开放良好，腔内黏膜略水肿，未见瘘孔。术后 1 个月复查鼻内镜见左侧下鼻道开窗口开放良好，上颌窦腔内

见黏膜略水肿，患者无不适主诉，术后6个月口腔瘘口愈合好（图4.28.10）。随访至7个月时，患者无不适。

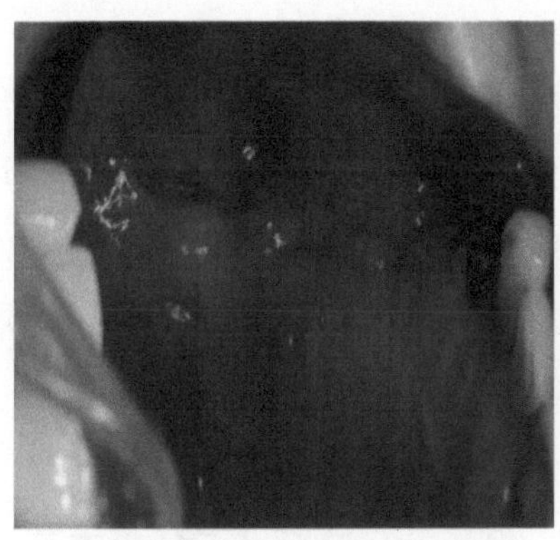

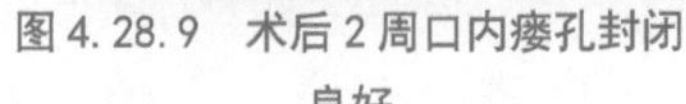

图 4.28.9 术后2周口内瘘孔封闭良好

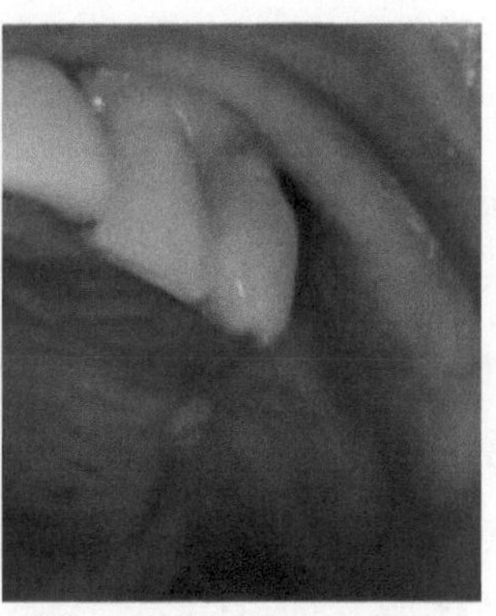

图 4.28.10 术后6个月口腔瘘口愈合好

病例分析

口腔上颌窦瘘是由多种因素导致的口腔与上颌窦之间的瘘孔形成，主要发生在上颌尖牙向后至磨牙拔除后、根管治疗时操作过度、上颌骨囊肿刮除术后等。本病并不少见，相关研究报道，上颌窦瘘发病率可达4.79%，长期的上颌窦瘘可引发患者鼻部相关疾病，影响患者生活质量。所以在拔除上颌磨牙或行上颌磨牙种植前，需详细阅读X线片，评估患牙与上颌窦的关系、牙根吸收情况、上颌窦底骨质情况、上颌骨骨质厚度等。一旦发生口腔上颌窦交通，尽可能在术中予以修补，以免术后形成口腔上颌窦瘘。

对于直径小于2 mm的瘘孔，术后可给予抗感染治疗、漱口水漱口等对症处理，保持口腔卫生，待其自然愈合；对于直径在2～6 mm的瘘孔，应多加注意，叮嘱患者避免用鼻腔鼓气，避免吸食饮料、吸烟，避免用力打喷嚏等，并常规予以抗生素预防感染，除上述方法外，可将瘘孔两侧牙龈拉拢缝合，进一步保护血凝块，有利于瘘孔愈合；大于7 mm的瘘孔，单纯拉拢缝合很难修补成功，一般需采用邻近皮瓣修复关闭瘘孔，可在颊侧牙槽突适当降低后，

利用唇颊侧梯形组织瓣关闭创口，也可选择腭侧黏骨膜舌形瓣转移封闭创口。封闭创口的关键在于缝合区有足够的新鲜创面，且下方有足够的骨质支持，需做到无张力缝合。

近年来，随着功能性鼻内镜技术的拓展应用，利用内镜微创手术修补口腔上颌窦瘘已被越来越多的专家学者所认可。手术方法包括鼻内镜下游离钩突黏骨膜瓣修复瘘孔及下鼻甲黏膜瓣修复口腔上颌窦瘘。另外还有唇龈沟带蒂肌肉瓣修复，金箔植入，带蒂腭瓣、滑行颊瓣、带蒂舌瓣、松质骨移植等修复方法。

本例患者有糖尿病病史，种植牙术后感染导致种植体松动，拔出种植体后发现口腔上颌窦瘘，经漱口及抗感染治疗后未能自行愈合。术前经 CBCT 及鼻内镜检查，确定瘘孔位置、大小、瘘孔内情况等。我们随即采用鼻内镜下下鼻道开窗找到与口腔相通的瘘孔，利用上颌窦底黏膜分离填塞上颌窦内的瘘孔，如果上颌窦的黏膜不足以填塞瘘孔，亦可取鼻腔游离组织填塞瘘孔，并在其表面覆盖明胶海绵，然后填塞膨胀海绵或气囊适度加压，同时在口腔侧对应瘘孔的唇侧做矩形黏膜瓣，制备恰好能够覆盖瘘孔的黏膜瓣，在瘘孔内填塞胶质银海绵后对位缝合。该方法的优点在于手术在鼻内镜直视下进行，视野好，可以清楚地观察到瘘孔内的情况，做到无死角修补，同时上颌窦瘘经口腔和鼻腔的双重修复，大大减少了术后再次发生的可能，两种入路行多层修补以确保修补成功。术后患者无明显不适，经 3 个月随访，口内切口愈合好，下鼻道开窗口处黏膜上皮形成，未见瘘孔。

病例点评

上颌窦口腔瘘的修复方法很多，口腔颌面外科多用唇龈沟黏膜瓣、腭瓣、颊黏膜瓣等进行修复。其实耳鼻咽喉科的口腔面修复主要也是用唇龈沟黏膜瓣，上颌窦内修复多用鼻部组织，并从下鼻道开窗处进行填塞，也可使用多层瓣进行修复，而这适于瘘孔较大的

笔记

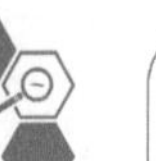

患者。这样的患者术前一定要很好地控制局部炎症，除了口服抗生素外，还要控制好全身相关性疾病。瘘孔局部的冲洗也很重要，这往往决定着手术的成败，所以不论是耳鼻咽喉科医生，还是口腔颌面外科医生，均要注意。对于复杂的病例最好由两个专科联合进行，且多学科诊疗是必须的。

（王艳华　柳忠豪　杜平功　许玲　张庆泉）

病例总点评

鼻腔内的黏膜组织瓣，或者说是最早起始于鼻中隔穿孔修复的旋转黏膜瓣，后来逐渐发展为翻转黏膜瓣、复合黏膜瓣、多层组织瓣等。而使用其他鼻腔内黏膜做瓣膜的是脑脊液鼻漏的修复，最早主要使用游离的鼻腔组织瓣，后来发展为使用旋转的鼻中隔黏膜瓣，或将游离瓣和旋转带蒂黏膜瓣联合使用，也有使用多层组织瓣修复的病例，这使得脑脊液鼻漏修复的成功率大大提高。

从修复鼻中隔穿孔的旋转黏膜瓣开始，早期我们团队也使用了游离组织瓣进行修复，但发现成功率很低，特别是大于 1 cm 的鼻中隔穿孔成功率更低。其修复的关键是如何保持组织瓣的血运，以及降低鼻腔内操作的难度，这两种因素促使我们进行临床研究。鼻中隔穿孔本身就会造成穿孔边缘的血运较差，但是距离穿孔边缘 1 ～ 2 mm 处血运较好。因此，我们设计了翻转鼻中隔一侧的上下黏膜瓣、前后黏膜瓣、下方或上方黏膜瓣，翻转后在穿孔处对位缝合，穿孔边缘做蒂，蒂部离穿孔边缘 2 mm。相应缝合后在同侧形成创面，然后取游离组织瓣附在做成的创面上，形成复合修复。后来针对有无鼻中隔软骨、是否合并鼻中隔偏曲、鼻中隔是否可以取用黏膜瓣等问题，我们团队又设计了包含一侧鼻底的大的旋转黏膜瓣，取残余鼻中隔软骨或骨组织，再加上人工修复膜等形成多层修复以

针对鼻中隔大穿孔、多次手术后的鼻中隔穿孔，确保鼻中隔穿孔修复的成功。合并鼻中隔偏曲的患者一定要纠正偏曲，合理地利用鼻中隔的软骨和骨组织来提高鼻中隔穿孔修复的成功率，这还可以恢复鼻腔的呼吸功能。

对于使用鼻中隔黏膜瓣修复脑脊液鼻漏，游离组织瓣就可以修复，较大的鼻漏就要加用带蒂的鼻中隔黏膜瓣来修复，也可以取骨组织或软骨组织或修复膜等以形成“三明治”形式的修复，这样成功率很高。

对于其他黏膜瓣的使用，在临床中可以灵活应用。例如，我们设计鼻底黏膜瓣覆盖上颌骨囊肿的开窗口，以防止开窗口的闭合；设计鼻腔黏膜瓣和泪囊微瓣联合使用，以保证泪囊开口不闭合。

对于取出鼻中隔游离软骨、黏膜瓣的复合瓣来修复眼睑全层缺损的黏膜面，软骨形成眼睑的韧性，外侧加上转位皮瓣，这样就形成了眼睑的全层修复。可惜的是没有留下影像资料，只能用文字说明，请谅解我们工作的不足之处。

此外，还有使用鼻甲组织瓣、鼻息肉组织瓣的修复等，都有相应的介绍，国内外还有其他专家关于其他鼻腔组织瓣的使用，在此不一一赘述。

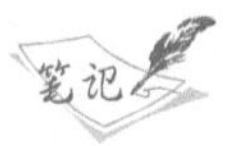

第五章
咽部的修复

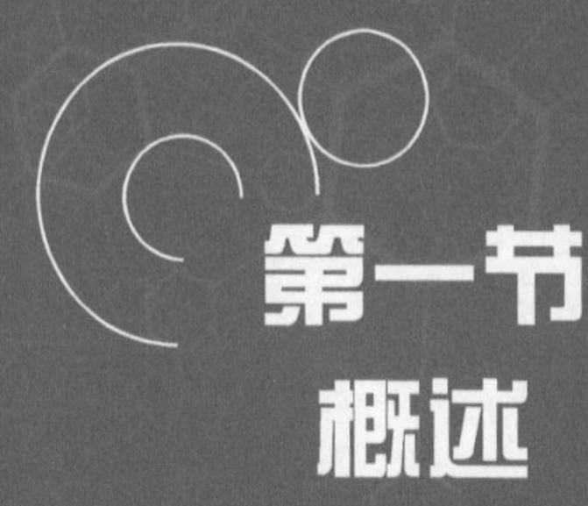

第一节 概述

一、咽部的解剖

咽是呼吸道和消化道上端的共同通道，上宽下窄、前后扁平略呈漏斗形。上起颅底，下至环状软骨下缘平面（约平第6颈椎），成人全长约12 cm，前面与鼻腔、口腔和喉腔相通，后壁与椎前筋膜相邻，两侧与颈部大血管和神经毗邻。

（一）咽的分部

咽以软腭平面、会厌上缘平面为界，自上而下分为鼻咽、口咽和喉咽3部分。

1. 鼻咽

又称上咽，位于颅底与软腭平面之间，前方正中为鼻中隔后缘，两侧为后鼻孔，与鼻腔相通。顶壁为蝶骨体及枕骨基底部，后壁平对第1、2颈椎，顶壁与后壁之间无明显角度，呈穹隆状，常合称为顶后壁，顶后壁黏膜下有丰富的淋巴组织聚集，呈橘瓣状，称腺样

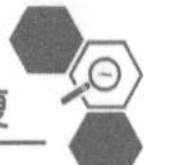

体，又称咽扁桃体。左右两侧有咽鼓管咽口、咽鼓管扁桃体、咽鼓管圆枕及咽隐窝。咽鼓管咽口位于下鼻甲后端后方 1.0 ～ 1.5 cm 处，略呈三角形或喇叭形；咽口周围有散在的淋巴组织，称咽鼓管扁桃体；咽口上方隆起部分称咽鼓管圆枕；咽鼓管圆枕后上方与咽后壁之间的凹陷区，称咽隐窝，其上方与颅底破裂孔邻接，是鼻咽癌好发部位之一。下方经由软腭背面及其后缘，与咽后壁之间所构成的“鼻咽峡”与口咽相通，吞咽时，软腭上提与咽后壁接触，关闭鼻咽峡，鼻咽与口咽暂时隔开。

2. 口咽

又称中咽，是口腔向后方的延续部，位于软腭与会厌上缘平面之间，即通常所称的咽部。后壁平对第 2、3 颈椎，黏膜下有散在的淋巴滤泡，前方经咽峡与口腔相通。所谓咽峡，系由上方的悬雍垂和软腭游离缘、下方舌背、两侧舌腭弓和咽腭弓共同构成的一个环形狭窄部分。侧壁由软腭向下分出两腭弓，居前者称舌腭弓，又名前腭弓，居后者称咽腭弓，又名后腭弓，两弓之间为扁桃体窝，(腭）扁桃体即位于其中。在每侧咽腭弓的后方有纵行条索状淋巴组织，名为咽侧索。

口腔顶盖称腭。前 2/3 为硬腭，由上颌骨腭突和腭骨组成；后 1/3 为软腭，由腭帆张肌、舌腭帆提肌、舌腭肌、咽腭肌、悬雍垂肌等肌肉组成。口腔下方为舌和口底部。舌由肌肉群组成，舌背表面粗糙，覆盖复层扁平上皮，与舌肌紧密相连，后端有盲孔，为胚胎甲状舌管咽端口咽的遗迹。舌的后 1/3 称舌根，上面有淋巴组织团块，称舌扁桃体。舌下面的黏膜结缔组织突出于中央、向下移行于口底，称舌系带；其两侧有下颌下腺开口处。

3. 喉咽

又称下咽，位于会厌上缘平面与环状软骨下缘平面之间，向下连接食管。后壁平对第 3 ～ 6 颈椎；前面自上而下由会厌、杓状会厌襞和杓状软骨所围成的入口，称喉口，与喉腔相通。在舌根与会厌之间有一正中矢状位的黏膜皱襞为舌会厌正中襞，左右各有两个

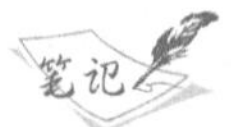

浅凹陷称会厌谷，常为异物停留之处；会厌谷的外侧是舌会厌外侧襞，它从舌根后部连至会厌外侧。在喉口两侧各有两个较深的隐窝名为梨状窝，喉上神经内支经此窝入喉并分布于其黏膜之下。两侧梨状窝之间的环状软骨板后方的间隙称环后隙，其下方即为食管入口，此处有环咽肌环绕。

（二）腭扁桃体

俗称扁桃体，位于口咽两侧腭舌弓与腭咽弓围成的三角形扁桃体窝内，为咽淋巴组织中最大者。6～7岁时淋巴组织增生，腭扁桃体可呈生理性肥大，中年以后逐渐萎缩。

1. 扁桃体的结构

扁桃体是一对呈扁卵圆形的淋巴上皮器官，可分为内侧面（游离面）、外侧面（深面）、上极和下极。除内侧面外，其余部分均由结缔组织所形成的被膜包裹。外侧与咽腱膜和咽上缩肌相邻，咽腱膜与被膜间有疏松结缔组织，形成一潜在间隙，称为扁桃体周间隙。扁桃体内侧面朝向咽腔，表面由鳞状上皮黏膜覆盖，其黏膜上皮向扁桃体实质陷入形成6～20个深浅不一的盲管，称为扁桃体隐窝。扁桃体上、下极均有黏膜皱襞连接，上端称半月襞，位于舌腭弓与咽腭弓相交处；下端称三角襞，由舌腭弓向下延伸包绕扁桃体前下部。

扁桃体由淋巴组织构成，内含许多结缔组织网和淋巴滤泡间组织。扁桃体包膜的结缔组织伸入扁桃体组织内，形成小梁（支架），在小梁之间有许多淋巴滤泡，滤泡中有生发中心，滤泡间组织为发育期的淋巴细胞。

2. 扁桃体的血管

腭扁桃体的血液供应十分丰富，动脉有5支，均来自颈外动脉的分支：①腭降动脉，为上颌动脉的分支，分布于扁桃体上端及软腭；②腭升动脉，为面动脉的分支；③面动脉扁桃体支；④咽升动脉扁桃体支。以上4支均分布于扁桃体及舌腭弓、咽腭弓。⑤舌背动脉，来自舌动脉，分布于扁桃体下端。其中面动脉扁桃体支分布

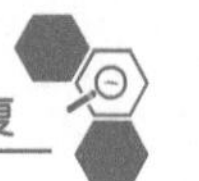

于腭扁桃体实质，是主要的供血动脉。

扁桃体静脉血先流入扁桃体包膜外的扁桃体周围静脉丛，经咽静脉丛及舌静脉汇入颈内静脉。

3. 扁桃体的神经

扁桃体由咽丛、三叉神经第二支（上颌神经）及舌咽神经的分支所支配。

（三）咽的血管及神经

1. 动脉

咽部的血液供应来自颈外动脉的分支，有咽升动脉、甲状腺上动脉、腭升动脉、腭降动脉、舌背动脉等。

2. 静脉

咽部的静脉血经咽静脉丛与翼丛流经面静脉，汇入颈内静脉。

3. 神经

咽部神经主要由舌咽神经、迷走神经和交感神经干的颈上神经节所构成的咽丛组成，司咽的感觉与有关肌肉的运动。腭帆张肌则受三叉神经第 3 支即下颌神经支配。鼻咽上部黏膜有三叉神经的第 2 支——上颌神经分布。

（逄启然　王永福　张庆泉）

二、舌的解剖

舌位于口腔，是口腔内重要的器官。舌外观可分为上面（舌背）和下面（舌腹）两面，以及两面之间的肌层。

（一）上面

1. 舌上面拱起称舌背

舌背按其形态结构、部位和功能的不同分为前 2/3 与后 1/3 两部

分，两部分以“人”字形界沟分界。舌前2/3位于口腔内，又称舌的口部，即舌体，为舌活动较大的部分；舌后1/3因参与咽前壁的构成又称舌的咽部，即舌根。

2. 舌背表面标志

（1）界沟：舌体和舌根两部分的“人”字形分界，即为界沟。

（2）舌盲孔：界沟尖端有舌盲孔，为胚胎甲状舌管咽端的遗迹。此管如未退化消失干净，则有可能形成甲状舌管囊肿。

（3）舌乳头：舌背黏膜粗糙与舌肌紧密相连，舌前2/3遍布乳头，有下列4种。①丝状乳头：位于舌体上面，呈天鹅绒状，体积甚小，数目最多，在舌表面司一般感觉。②菌状乳头：分散于丝状乳头之间，较丝状乳头稍大，数目较少，呈红色，有味蕾，司味觉。③轮廓乳头：位于界沟前方，乳头周围有深沟环绕，体积最大，一般为7～9个。轮廓乳头沟内有味蕾，司味觉。④叶状乳头：位于舌侧缘后部，为5～8条并列皱襞，含味蕾，司味觉。

（4）舌扁桃体：舌后1/3黏膜无乳头，但有许多结节状淋巴组织，称舌扁桃体。

（二）下面

1. 舌腹表面的标志

（1）舌系带：舌体下面又称舌腹，黏膜薄而平滑，返折后与舌下区的黏膜相延续，并在中线形成舌系带。舌系带随舌而活动，有一定的弹性，做义齿时应注意此关系。舌系带过短或附着过前时，常造成吮吸、咀嚼及言语障碍，需行手术进行松解。

（2）伞襞：舌系带两侧各有一条黏膜皱襞名为伞襞，向前内方行至舌尖。

2. 舌腹黏膜下层局部解剖特点

左、右伞襞与舌腹中线间的三角区内有舌神经及舌深血管穿行，从外向内排列为舌深静脉、舌神经、舌深动脉，它们距离舌腹近，而距离舌背较远，其中舌深静脉靠近伞襞，位置表浅，透过

黏膜，清晰可见。手术时应注意上述血管神经的位置和走向，以免伤及。

（三）肌层

舌肌位于舌上、下面之间，为横纹肌。舌肌分为舌内肌和舌外肌两部分，这两部分之间为正中纤维隔。

舌内肌起止均在舌内，包括舌上纵肌、舌下纵肌、舌横肌及舌垂直肌。舌内肌肌纤维纵横交织，收缩时可改变舌的形态。

舌外肌主要起自下颌骨、舌骨、茎突及软腭而止于舌，分别称为颏舌肌、舌骨舌肌、茎突舌肌及腭舌肌。舌外肌收缩时可改变舌的位置。舌内、外肌协调收缩使舌能够进行复杂而又灵活的运动。舌外肌中，颏舌肌在临床上较为重要，该肌起自下颌体后面的上颏棘，肌纤维呈扇形向后上方分散，止于舌正中线两侧。两侧颏舌肌同时收缩，使舌伸向前下，单侧收缩可使舌尖伸向对侧。如一侧颏舌肌瘫痪，因该侧颏舌肌不能收缩，舌尖偏向瘫痪侧。

在深度麻醉、昏迷、意识丧失时，舌部诸肌均松弛，因而舌向后缩，以致压迫会厌，阻塞喉部，造成窒息。因此，这时须将患者下颌推向前方或将舌牵出。

（四）舌的血液供应

舌的血液供应主要来自舌动脉，舌后 1/3 还有咽升动脉的分支，舌动脉的终支为舌下动脉和舌深动脉。舌深动脉是舌动脉的直接延续，迂曲前行达舌尖，分为长支和短支。舌深动脉的长支行至肌浅层时分成数终支与舌背面平行，并相互吻合构成舌黏膜下动脉网，超越界沟和舌正中线，以保证舌黏膜的血液供应；舌深动脉的短支保证肌肉的血液供应，分支多沿肌纤维走行。

舌的静脉血经两条途径回流：①舌深静脉，起自舌尖，向后行于舌腹黏膜深侧，至舌骨舌肌前缘与舌下静脉汇合成舌下神经伴行静脉，向后注入面总静脉或舌静脉；②舌背静脉，收集舌背和舌两侧的静脉血注入舌静脉，舌静脉与舌动脉伴行注入颈内静脉。

（五）舌淋巴回流

舌的淋巴回流注入颈深上淋巴结。舌的淋巴管极为丰富，毛细淋巴管主要起于黏膜下层及肌层，全部淋巴管最终汇入到二腹肌后腹与肩胛舌骨肌之间沿颈内静脉排列的颈深上淋巴结，其最上的淋巴结为颈二腹肌淋巴结，其最下的淋巴结为颈肩胛舌骨肌淋巴结。舌的淋巴管与颈深上淋巴结的引流关系具有一定的规律：愈近舌尖的淋巴管，其注入的颈深上淋巴结所在部位愈低；愈近舌根部的淋巴管，其注入的颈深上淋巴结所在部位愈高。舌的淋巴管引流可分为4组：①舌尖淋巴管大部分至颏下淋巴结，另一部分至颈肩胛舌骨肌淋巴结；②舌前2/3的边缘或外侧淋巴管一部分引流至下颌下淋巴结，另一部分淋巴管引流至颈深上淋巴结（特别是颈总动脉分叉处的淋巴结）；③舌中央淋巴管引流舌中缝两旁的淋巴，经颏舌肌间下行，然后向左右汇入颈深上淋巴结（多注入颈二腹肌淋巴结及颈肩胛舌骨肌淋巴结），亦有穿过下颌舌骨肌注入下颌下淋巴结者，靠近正中面的淋巴管，部分交叉至对侧；④舌后1/3的淋巴管引流至两侧颈深上淋巴结。

（六）舌的神经支配

舌前2/3的一般感觉由舌神经支配，味觉由参与舌神经的鼓索味觉纤维所支配；舌后1/3的般感觉及味觉由舌咽神经所支配，但舌后1/3的中部则由迷走神经支配，舌后1/3的黏膜感觉较敏锐。舌的运动神经为舌下神经，但腭舌肌运动由迷走神经的咽支所支配。

（七）舌的基本功能

（1）舌是言语、咀嚼、吮吸、吞咽的协助和参与者。舌在咀嚼活动中的作用：①推送（转送）及压挤食物，保持食物在上下颌牙列间，有利于口腔对食物切割、捣碎和磨细；②搅拌食物，使食物与唾液混合，以利吞咽与消化；③辨认食物中有无可致创伤的物质和异味物质；④清扫食物残渣，使口腔保持清洁。

（2）舌司一般感觉和特殊感觉（味觉）。

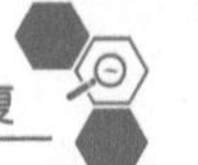

（3）在建（殆）内外动力平衡中，舌又是内侧动力的提供者。

（4）在中医诊疗中，舌是观察和诊断全身某些疾病的重要窗口。

（刘典伟　孙超　杜平功　张庆泉）

三、咽部组织瓣概况

咽部组织瓣主要是口腔颌面外科专业的各种组织瓣，耳鼻咽喉科常用的咽部组织瓣有以下几种：唇龈沟黏膜瓣；颊部组织瓣；舌瓣；新创建的扁桃体组织瓣，用来修复咽侧壁、软腭及部分咽后壁的缺损。

唇龈沟黏膜瓣、颊部组织瓣多在口腔颌面外科使用。咽后壁黏膜瓣和腭黏膜瓣也是口腔颌面外科常用的，耳鼻咽喉科涉及的相对较少。

我们团队对于舌瓣的设计得益于王天铎教授的指导，在他的指导下，我们实施了首例利用舌瓣修复下咽缺损的手术，很好地恢复了患者的吞咽功能，这提示我们可以利用舌瓣进行口咽部、下咽部缺损的修复，但是尽量不要影响舌部的运动。

扁桃体组织瓣是我们团队在无意的情况下设计的，在首例使用扁桃体组织瓣修复腭咽闭合不全的病例成功后，我们使用扁桃体组织瓣相继修复了软腭的缺损、咽后壁肿瘤切除后裸露的骨面，并保护了局部组织免受感染及软腭的功能。

所以本章节中我们主要报道扁桃体组织瓣和舌瓣使用的病例，涉及扁桃体组织瓣和舌瓣的几种使用方法，遗憾的是手术图片缺失，请大家谅解，并请大家阅读讨论。

（王永福　孙超　杜平功　于晓红　王彬臣　苏振宇
杨鑫　张学斌　徐大朋　张庆泉）

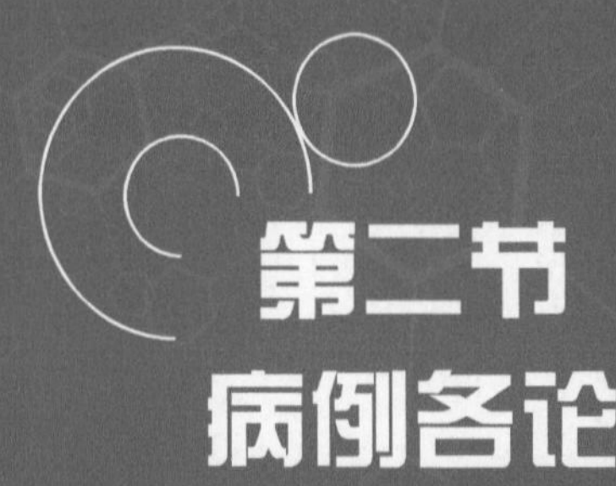

第二节 病例各论

029 带蒂扁桃体移位治疗腭咽闭合不全1例

病历摘要

【基本信息】

患者，女性，23岁，主因“患先天性唇、腭裂，后经手术修补愈合良好，但遗留言语不清”，要求手术治疗而入院。

【查体】

发现上唇有手术瘢痕，硬腭和软腭正中有纵行瘢痕，软腭游离缘较薄，中部近乎透明，发“啊”音时腭咽闭合不全，说话呈开放性鼻音，扁桃体Ⅱ度肿大，无充血及分泌物。

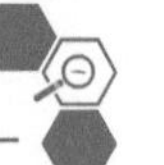

【诊断】

腭咽闭合不全。

【治疗经过】

经过全身检查未见手术禁忌证，择期在全身麻醉下行手术治疗，考虑到软腭游离缘较薄，不能承受切开分离等操作，乃在右侧扁桃体的前后弓和扁桃体下级做弧形切口，扁桃体夹持钳将扁桃体下级抓起，沿被膜向上分离扁桃体上级处留蒂，在咽弓切口平软腭游离缘水平的咽后壁处，由外向内做约 1.5 cm 的水平切口（图 5.29.1），切至颈椎前筋膜处，上下略分离使之呈窝状，将游离的扁桃体旋转 90° 移植于咽后壁做成的创面内，固定缝合，扁桃体创面拉拢缝合（图 5.29.2）。同法做左侧手术。

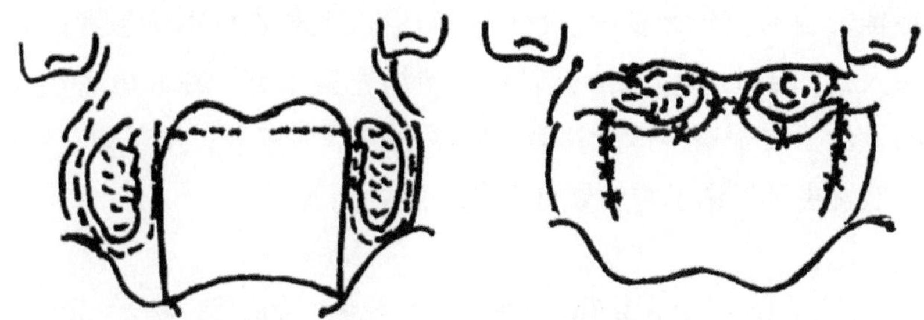

横行虚线示咽后壁切口。

图 5.29.1　扁桃体瓣转位治疗腭咽闭合不全手术示意

扁桃体瓣上移至咽后壁的创面内，中间留有缝隙，下部缝合。

图 5.29.2　扁桃体转移后示意

手术结束后可见双侧扁桃体在咽后壁的近中线相连接。术后 7 天部分拆线，术后 10 天全部拆线，两侧扁桃体间的距离为 1 ～ 2 mm。

【随访】

术后 1 年多，双侧扁桃体在咽后壁中线的缝隙为 2 ～ 3 mm，开放性鼻音消失。

病例分析

腭咽闭合不全的手术方法较多，但是各有各的适应证。本例患

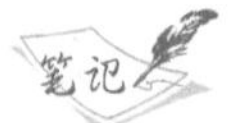

者因腭裂术后软腭游离缘较薄不能利用，而扁桃体恰好有Ⅱ度肿大，因此我们设计了蒂在上方的扁桃体瓣，转位移植于咽后壁的软腭游离缘水平，使得腭咽腔缩小，开放性鼻音消失。

该类手术比较简单，但是在手术时注意双侧扁桃体尽量在接近中线处，具体接近多少要看腭咽闭合不全的程度，但是也不能让两侧的切口相连，扁桃体移植后的陷窝口应朝向咽腔，勿使其堵塞以致引流不畅。

病例点评

腭咽闭合不全是一个严重影响生活质量的疾病。手术治疗又效果不佳，容易出现并发症。我们在门诊检查时发现本例患者的扁桃体较大，如果上移扁桃体可以较好地堵塞腭咽部。在和患者沟通后我们设计了带蒂扁桃体上移至腭咽平面的咽后壁处，中部留有缝隙，较好地解决了说话不清、饮食反流鼻腔的问题。

（王永福　宇雅苹　陈晓华　逄启然　宋晴　张庆泉）

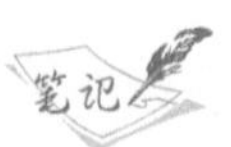

030 带蒂扁桃体转位修补血管瘤切除软腭缺损 1 例

病历摘要

【基本信息】

患者，女性，21 岁，主因“右侧软腭长肿块 3 个月”就诊。

【查体】

检查可见右侧软腭有蓝色隆起的不规则肿块（图 5.30.1），压之可回缩，可变色。

【诊断】

软腭血管瘤（右侧）。

【治疗经过】

经过全面体检未见其他异常后择期在全身麻醉下行右侧软腭肿块切除术，术后遗留局部缺损，根据术前设计，并通过探查局部右侧扁桃体的情况，发现扁桃体未被肿块侵犯，而且前上有健康组织，乃将扁桃体中下级切开向上游离，上移至软腭缺损处对位缝合，封闭腭咽右侧（图 5.30.2）。

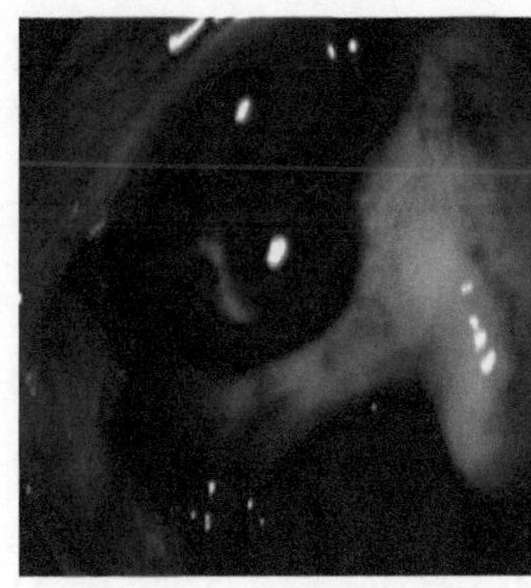

图 5.30.1 右侧软腭及侧壁血管瘤

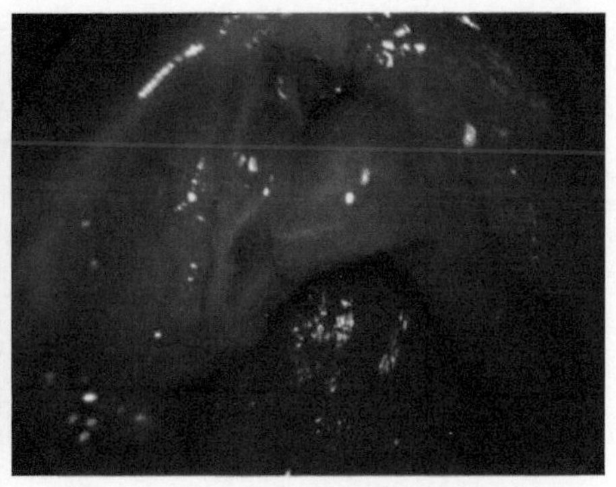

图 5.30.2 软腭血管瘤切除后扁桃体上移愈合后的情况

术后给予止血药物并适当使用抗生素，术后 10 天拆除缝线，伤口愈合良好。

【随访】

术后定期随访，局部愈合好，进食可，无饮食反流鼻腔等问题。

病例分析

软腭缺损的修复方法很多，可以使用硬腭黏膜瓣转移修复，也可以使用唇龈沟黏膜瓣转位修补，还可以使用额瓣或颞肌瓣修复，但这些修复方法不是影响功能就是距离较远，难度较大，甚至可发生并发症。

我们设计的在扁桃体没有被肿块侵及情况下的扁桃体瓣是可以应用的，并且不影响咽部功能。

扁桃体瓣修复软腭缺损应该在术前做好规划，必要时进行血管造影观察肿块的供血情况及术后是否影响扁桃体的供血。扁桃体可用于咽部修复治疗的病种包括先天性病变、咽部良性病变、咽部恶性肿瘤等，均取得了很好的临床效果，可见扁桃体瓣的应用价值。

病例点评

在使用带蒂扁桃体治疗腭咽闭合不全的病例后，我们又针对本例软腭血管瘤手术切除后的患者，使用带蒂的扁桃体上移修复了软腭缺损，使得腭咽得以闭合，创面封闭，对患者生活质量影响较少。

（王春雨　于伟　张芬　张庆泉）

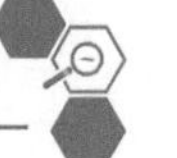

031　带蒂扁桃体转位修补腺样囊性癌术后软腭缺损 1 例

病历摘要

【基本信息】

患者，男性，66 岁，主因“右侧软腭长肿块 5 个月”就诊，说话呈含物音，自感吞咽时咽部不适。

【查体】

检查可见右侧软腭有光滑隆起的不规则肿块，黏膜正常，质硬，无压痛。

【诊断】

软腭肿块（右侧）。

【治疗经过】

经过全面体检未见其他异常后择期在全身麻醉下行右侧软腭肿块切除术，术中快速病理检查为腺样囊性癌，给予右侧软腭肿块扩大切除，术后遗留软、硬腭的局部缺损，根据术前设计，并通过探查右侧扁桃体局部情况，发现扁桃体未被肿块侵犯，而且前上有健康组织，乃将扁桃体中下级切开向上游离，上移至软腭缺损处对位缝合，封闭右侧腭咽腔。

术后给予止血药物并适当使用抗生素，术后 1 周间断拆线，术后 2 周拆除缝线，伤口愈合良好。

【随访】

术后 1 年局部愈合好（图 5.31.1）。术后 5 年无开放性鼻音，进食未反流鼻腔（图 5.31.2）。

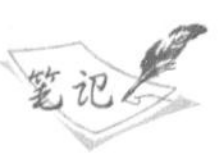

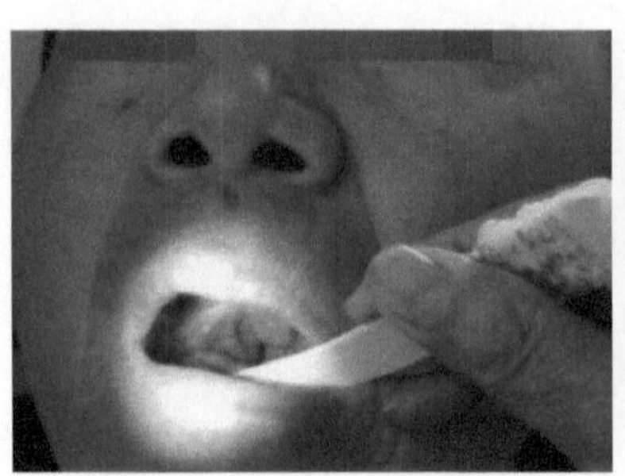

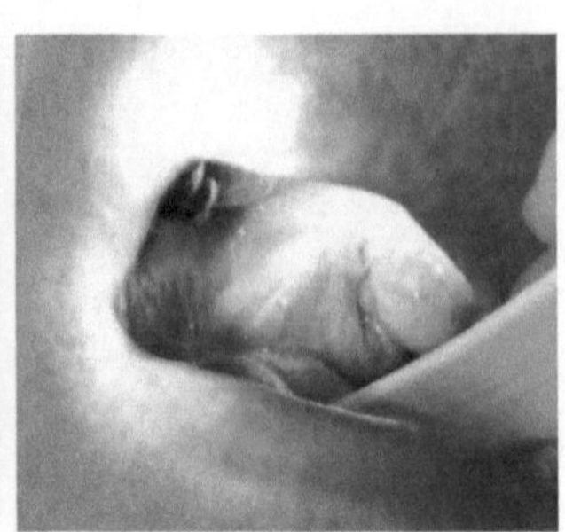

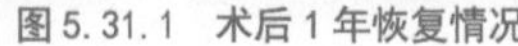

图 5.31.1　术后 1 年恢复情况　　图 5.31.2　术后 5 年恢复情况

病例分析

本病例是发生于软腭的腺样囊性癌的患者，在局部扩大切除后遗留有较大的缺损，为解决这个问题，术前我们观察了右侧扁桃体的情况，认为肿瘤切除后可能影响不到扁桃体，所以可利用扁桃体做瓣。

手术中确认扁桃体未被肿块侵犯，遂在切除后将扁桃体做瓣转位修复了软腭的缺损，解决了术后腭咽反流的问题，开放性鼻音的问题也没有出现，达到了手术预期的目的。

从这个手术案例来看，扁桃体只要在手术中未被影响，就可以根据实际情况利用扁桃体组织瓣来修复咽部的缺损。

病例点评

咽部组织瓣的使用相较其他组织瓣而言，既主要考虑功能的问题，也要看咽部的愈合情况。唾液对咽部切口的愈合是有影响的，临床医生一定注意。我们设计的扁桃体瓣是在咽侧壁和软腭手术缺损的情况下进行的，主要适用于向上的修复，因为扁桃体的供血十分丰富，所以将扁桃体瓣的蒂部留于上方是没有问题的，我们在临床中将扁桃体瓣用于腭咽闭合不全、咽侧壁和软腭的缺损效果均不错，唯外观不美观，但对于咽部功能的保持很重要。

（王永福　宇雅苹　陈晓华　董茜茜　逄启然　宋晴　张庆泉）

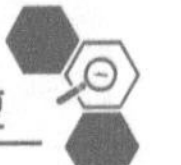

032　舌腹侧黏膜瓣修补口咽侧壁缺损 1 例

病历摘要

【基本信息】

患者，男性，58 岁，主因“右侧咽部至智齿处有肿块 2 个月，抗感染治疗无好转”入院。

【查体】

全身常规检查及辅助检查未见异常。口咽部黏膜慢性充血，扁桃体 I 度。咽弓至右侧智齿后缘均为高低不平的肿块，局部有破溃。局部病理：鳞状上皮乳头状瘤样变部分异型细胞。

【诊断】

口咽部肿瘤（右侧）。

【治疗经过】

各种检查未见异常后择期在全身麻醉下联合口腔颌面外科进行手术。麻醉成功后，置入戴维开口器，拉开舌体，暴露右侧咽腔至右侧智齿处。在肿瘤边界 2 ～ 3 mm 处切开黏膜，予以潜行分离，因后缘侵及扁桃体，乃将右侧扁桃体一起切除，前部将智齿后的黏膜切除，拔出右侧智齿，智齿后部分骨质暴露约 2 cm 左右。为了消灭创面，保护骨创，遂行快速病理报告，提示部分肿瘤恶性变。于是再次向家属交代病情后扩大创面，切除右侧舌的腹侧瓣，蒂部留于右侧舌根，形成约 6 cm × 3 cm 大小的舌瓣（图 5.32.1），舌根右侧缘翻转至右侧咽部至智齿处修复创面（图 5.32.2），舌瓣供区拉拢缝合。

术后给予抗生素控制炎症，对症处理，术后限制舌的运动，及时给予口腔内换药和口腔护理，术后 10 天间断拆除缝线，近 20 天完全拆除缝线，舌瓣成活，舌的运动略偏，不影响进食。

【随访】

术后观察随访中。

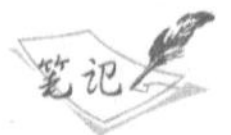

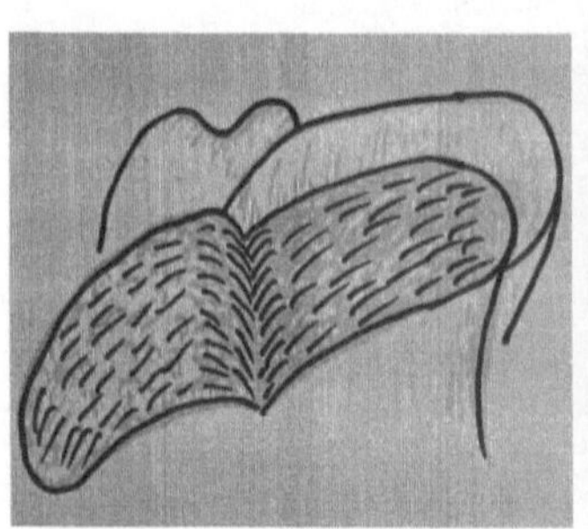

图 5.32.1　舌的腹侧取舌瓣

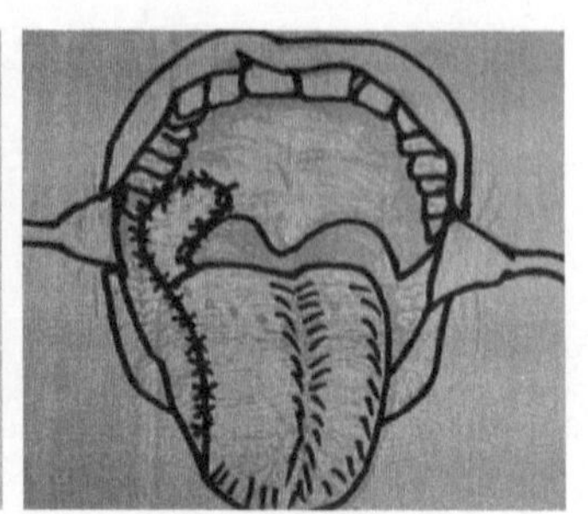

图 5.32.2　腹侧舌瓣修复口咽侧壁和软腭缺损

病例分析

舌瓣修复咽喉部的缺损，各位专家的意见不甚相同，有的专家认为牺牲舌的功能来修复咽部的缺损得不偿失；还有人认为修复咽部缺损所做的舌瓣较小，对舌的运动影响不大。所以，在应用中可根据情况选择。

在临床工作中，我们针对该类病例，选择性地使用了部分舌瓣来修复咽侧壁的缺损，舌瓣尽量选择在舌的腹侧，这样对舌运动的影响很小，如果需要做 1/3 的舌瓣，则会对舌的运动造成一定的影响，所以在临床选择中要注意。

小的咽侧壁缺损可以不用修复，大的缺损也要在权衡利弊后决定是否使用舌瓣进行修复。

病例点评

本病例的咽侧壁肿瘤影响到舌根边缘，在切除后除了咽侧壁的缺损外，舌根侧缘受到影响，我们顺便设计了舌体侧缘的组织瓣，蒂部留于舌根的侧缘，旋转至咽侧壁进行了咽侧壁的修复，因为使用的舌瓣较少，所以舌部的运动基本不受影响，咽部创面恢复也比较快。咽部缺损的修复最好用咽部口腔组织瓣，因其大环境一致，成活一般不受影响。

（孙岩　王永福　王强　张庆泉）

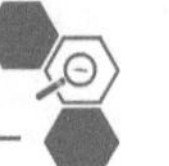

033 舌瓣及残喉黏膜联合修复喉咽腔1例

病历摘要

【基本信息】

患者，男性，51 岁，主因“吞咽费力 4 个月，声音嘶哑 2 个月”入院。

【查体】

体温 36.5 ℃，血压 112/82 mmHg，体形消瘦，心肺腹检查未见异常。双耳、鼻部无异常发现。口咽部正常，间接喉镜可见右侧梨状窝有菜花样肿块，上至扁桃体下级，右侧至咽部会厌皱襞，占 1/2 的会厌。向前侵及右侧半喉，右侧声带固定。左侧梨状窝积液，左侧杓会厌皱襞肿胀，左侧声带运动受限。双侧颈部可触及散在肿大淋巴结，以右侧中段为主。食道钡餐检查见食道入口扩张度差，钡剂尚可通过，右侧梨状窝充盈缺损。全身及其他辅助检查未见异常。喉咽部肿块活组织检查报告示低分化癌。

【诊断】

喉咽癌伴颈淋巴结转移（T4N3M0）。

【治疗经过】

择期在全身麻醉下行双侧颈淋巴结清扫术，清扫后由甲状软骨板左侧纵行裂开进入喉部并探查喉部及喉咽肿瘤范围，见右侧肿瘤侵犯范围同术前检查范围并侵及入口下约 1.0 cm 处，左侧梨状窝亦有 3.0 cm × 2.5 cm × 0.5 cm 的菜花样肿块，亦侵犯食道入口，左侧杓会厌皱襞肿瘤与右侧肿瘤无连接，似为两个孤立性肿瘤，在喉肿瘤安全边界 1 cm 处，喉咽安全边界 1.5 ～ 2.0 cm 处切除肿瘤，左侧喉部仅保留约 1/2 半喉黏膜，喉咽至食道入口的后壁

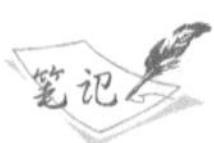

仅保留约 1.5 cm 的黏膜，将左侧半喉喉瓣修整，除去软骨，有约 4.0 cm × 1.5 cm 的残喉黏膜瓣，不足以修复喉咽，遂设计在舌根处取与舌根横行的长方形舌瓣，蒂部位于右侧舌根的边缘，组织瓣包括舌黏膜及浅层舌肌，松解转移后做成约 6.0 cm × 2.0 cm 的舌瓣，略加翻转后远端向下，此时形成右侧舌瓣向下并与食道黏膜对位，左侧残喉黏膜瓣向上与喉咽侧壁黏膜、后缘与喉咽后壁残存黏膜分别吻合，舌瓣前缘与残喉黏膜前缘在中线缝合，将保留的部分胸锁乳突肌予以加固缝合。

术后 8 天左侧颈部清扫处切口裂开约 3.0 cm，经换药处理后 1 周愈合，术后 14 天经口进食正常。后行放射治疗，进食良好。

【随访】

术后放疗后定期门诊复查，进食良好。术后 1 年 1 个月死于心肌梗死。

病例分析

喉咽癌根治性手术后，常常因黏膜缺损过多而需要用其他方法修补，如肌皮瓣，结肠、胃代替食道等，其修复操作复杂、时间长，且容易出现咽漏、狭窄等，严重者危及生命。

曾有报道应用舌瓣进行喉咽腔的修复，做 10.0 cm × 5.0 cm 的舌瓣，即使喉咽留下 2.0 cm 的黏膜也能修复成功。还有报道将舌瓣用于喉咽腔狭窄患者的手术。

通过对本例患者的手术和观察，我们认为舌瓣重建喉咽腔是比较理想的手术方法，手术能够在一期完成，术后吞咽功能恢复快，能够及时进行放射治疗并有较强的耐受力。但是在做舌瓣时不要太薄，舌瓣厚度有报道应在 8.0 ～ 10.0 mm，我们认为 4.0 ～ 5.0 mm 即可，太厚容易损伤舌动脉，太薄舌瓣容易撕裂，加固缝合时亦有困难，所以在做舌瓣时一定要注意，若舌根切除过多，可以设计远端向前的舌瓣旋转 180° 进行修复，亦能取得较好的效果，但是舌瓣也

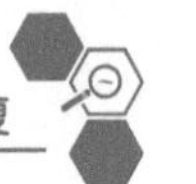

受长度的影响和限制，仅限制在食道入口，涉及食道较多时应该使用其他方法进行修复。

病例点评

舌瓣用于咽喉术后缺损的修复，早期我们将其做成舌根的横行舌瓣，蒂部留于一侧，转位向下用于下咽的修复。后来我们设计了4种舌根瓣，分别是1/3的舌体舌瓣、半侧的舌根舌瓣、全部舌根舌瓣、蒂部留于一侧的横行舌根舌瓣等，适合于不同的口咽部侧壁、声门上区、喉咽部黏膜组织的缺损，其优点是活动度很大的肌性器官，可以设计成不同的舌瓣。舌瓣是肌肉黏膜瓣，厚度合适，在一定的范围内是最大的，据研究最大可以达到8.0 cm × 5.0 cm。舌是口腔内的器官，适于唾液环境，抗感染力强，且血运丰富，成活没有问题，做成舌瓣或多或少会影响咀嚼和吞咽功能，但经过训练可以好转。该项目取得了好的效果，在2001年获得山东省科技进步奖三等奖。

（孙岩　王永福　王强　张华　张庆泉）

病例总点评

咽部用于修复的各种黏膜瓣，主要用于口腔颌面外科的疾病，而耳鼻咽喉科与口腔颌面外科的解剖临界，疾病的互相影响决定着两个专业有些组织瓣要互相借用，以进行邻近组织缺损的修复。

我们这次主要描述的是扁桃体瓣和舌瓣的临床使用问题，扁桃体瓣应该是我们在修复咽侧壁和软腭的缺损时所设计的蒂部在上方的组织瓣，根据修复上、前、后方的不同，灵活地设计蒂部，从而合适的转位于创面并进行咽侧壁和软腭的修复。

舌瓣是借鉴国外的使用而改进的，我们首例喉咽的修复是在王天铎教授的指导下完成的，取得了很好的临床效果，恢复了喉咽的完整性和吞咽功能。后来改进设计了 4 种不同的舌瓣，分别适用于不同的口咽和喉咽的缺损，临床效果很好。对于修复咽后壁、软腭等部位的缺损，我们使用扁桃体瓣和舌瓣基本上都可以完成，所以很少使用其他组织瓣。

（张庆泉　王永福　逄启然　孙岩）

第六章
喉部的修复

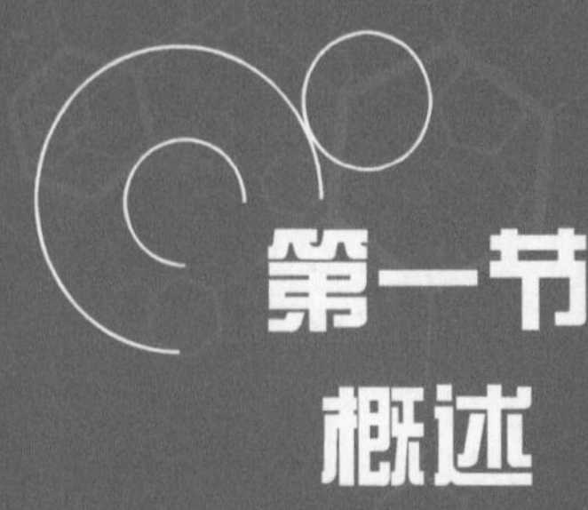

第一节 概述

一、喉部的解剖

喉是发音器官，也是呼吸的通道，上通喉咽，下连气管。位于颈前正中，舌骨之下，上端是会厌上缘，下端为环状软骨下缘。喉的位置平第 3 ～ 5 颈椎，女性及儿童较男性稍高。

喉由软骨、肌肉、韧带等结缔组织和黏膜构成。喉的前方为皮肤、皮下组织、颈部筋膜及带状肌。

（一）喉软骨

软骨构成喉的支架。单一软骨有甲状软骨、环状软骨和会厌软骨，成对的软骨有杓状软骨、小角软骨和楔状软骨，共计 9 块。小角软骨和楔状软骨很小，故在临床中可以忽略不计。

1. 甲状软骨

甲状软骨是喉部最大的软骨，由两块对称的、呈翻开书样的四边形甲状软骨板在前方正中融合而成。男性甲状软骨前缘的角度较

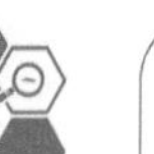

小，为直角或锐角，上端向前突出，形成喉结，这是成年男性的特征之一。女性甲状软骨前缘的角度近似钝角，故喉结不明显。甲状软骨上缘正中为一V形凹陷，称为甲状软骨切迹。甲状软骨板的后缘上、下各有一个角状突起，分别称为甲状软骨上角和甲状软骨下角，上角较长，下角较短。两侧下角的内侧面分别与环状软骨的后外侧面形成环甲关节。

2. 环状软骨

环状软骨位于甲状软骨之下，第1气管环之上，形状如环形。前部较窄，为环状软骨弓；后部较宽，为环状软骨板。该软骨是喉气管中唯一完整的环形软骨，对保持喉气管的通畅至关重要。

3. 会厌软骨

会厌软骨呈叶片状，稍卷曲，该软骨下部较细，称为会厌软骨茎。会厌软骨位于喉的上部，其表面覆盖黏膜，构成会厌，前上与舌根连接。会厌舌面正中的黏膜与舌根之间形成舌会厌皱襞，其两侧为舌会厌谷。小儿会厌呈卷曲状。

4. 杓状软骨

杓状软骨位于环状软骨板的上外缘，左右各一，形似三角形锥体，其底部与环状软骨之间形成环杓关节。杓状软骨底部前端突起为声带突，有甲杓肌和声韧带附着；底部外侧突起为肌突，环杓后肌附着其后下方，环杓侧肌附着其前外侧。

5. 小角软骨、楔状软骨

左右各一，可忽略。

（二）喉韧带与膜

喉的各软骨之间、喉和周围组织（如舌骨、舌及气管）之间均由纤维韧带互相连接，如甲状舌骨膜、环甲膜是重要的连接膜。此外，还有甲状会厌韧带、环甲关节韧带、环杓后韧带、舌骨会厌韧带等连接。

（三）喉肌

喉肌分为喉外肌和喉内肌。喉外肌位于喉的外部，是喉同周围结构相连并使喉上下运动及固定的肌肉；喉内肌位于喉的内部（环甲肌例外），是与声带运动有关的肌肉。

1. 喉外肌

喉外肌按其功能分为升喉肌群及降喉肌群，前者有甲状舌骨肌、下颌舌骨肌、二腹肌、茎突舌骨肌；后者有胸骨甲状肌、胸骨舌骨肌、肩胛舌骨肌、咽中缩肌及咽下缩肌。喉外肌都外敷以筋膜，厚薄不一。

2. 喉内肌

喉内肌按其功能可分为 5 组。①声带外展肌：环杓后肌；②声带内收肌；③声带张力肌：环甲肌；④声带松弛肌：甲杓肌；⑤使会厌活动的肌肉：杓会厌肌及甲状会厌肌。

（四）喉黏膜

喉黏膜大多为假复层柱状纤毛上皮，仅声带内侧、会厌舌面的大部及杓状会厌襞的黏膜为复层鳞状上皮。

（五）喉腔及其分区

喉腔上界为喉入口，由会厌游离缘、两侧杓状会厌襞和杓区及杓间区构成；下界是环状软骨下缘。喉腔侧壁上有两对软组织隆起，上一对名为室带，又称假声带，下一对名为声带，两侧声带之间为声门裂。室带与声带之间的间隙名为喉室。

以声带为界可将喉腔分为声门上区、声门区和声门下区。

1. 声门上区

声带以上的喉腔称为声门上区，上通喉咽。

2. 声门区

两侧声带之间的区域称为声门区。

3. 声门下区

声带以下喉腔称为声门下区，下连气管。

4. 声门旁间隙

声门旁间隙的界限：前外界是甲状软骨，内下界是弹性圆锥，后界为梨状窝黏膜。原发于喉室的癌易向外侧的声门旁间隙扩散。

（宋晴　王永福　张庆泉）

二、喉部组织瓣的发展史

喉部组织瓣的发展始于喉癌手术的开展，特别是喉癌喉部分切除后的喉功能重建术。

喉部分切除术后的修复开始于皮瓣的使用以重建喉的完整，后来又发展了胸舌骨肌筋膜瓣、胸舌骨肌筋膜甲状软骨膜瓣、胸舌骨肌筋膜甲状软骨复合瓣，尤其是胸舌骨肌筋膜瓣最常用，很多耳鼻咽喉头颈外科和头颈外科的专家学者研究并使用了单蒂的胸舌骨肌筋膜瓣、双蒂的胸舌骨肌筋膜瓣、外侧为蒂的胸舌骨肌筋膜瓣、上方为蒂的胸舌骨肌筋膜瓣、下方为蒂的胸舌骨肌筋膜瓣、双蒂的胸舌骨肌筋膜瓣、翻转的胸舌骨肌筋膜瓣、推移性的胸舌骨肌筋膜瓣等，且临床报道众多，为喉癌喉部分切除后的喉功能重建奠定了基础。

如前所述，胸舌骨肌筋膜瓣可以联合带状肌组织形成筋膜与肌肉的复合瓣，又可以和甲状软骨膜形成筋膜与软骨膜的复合瓣，还可以与甲状软骨板形成筋膜瓣与软骨板的筋膜软骨复合瓣，这几种复合组织瓣为重建喉的功能立下功勋。

不论是喉的小部分切除术，还是喉的半喉切除术，抑或是喉次全切除术，都可以使用上述的胸舌骨肌筋膜瓣的复合瓣来进行喉的功能重建技术。不管是声门区、声门上区，或是声门下区的喉癌，都可以根据肿瘤的具体部位和侵犯程度来进行喉的全功能重建或部分功能重建。在喉癌 T4 期时，也可以根据喉癌向外部侵犯部位的不同来进行喉癌的扩大切除，以进行喉功能的重建。例如，声门上区喉癌向舌根部侵犯，可以行喉部分及扩大到舌根的切除，设计利用 U 形的胸舌骨肌筋膜瓣翻转向上来修复声门上区和舌根部位，如此

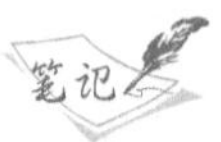

便可以恢复喉的全部功能；声门下区喉癌如果侵犯了环甲膜的部位，可以使用带甲状软骨板的胸舌骨肌筋膜瓣的复合瓣来修复声门下区，重建声门下区的功能。

在众多的研究中，有利用带状肌的筋膜瓣，也有利用颈阔肌的筋膜瓣，还有利用肩胛舌骨肌的筋膜瓣，以及利用肌肉的外侧筋膜瓣和内侧筋膜瓣，都有优势和不足，在临床修复手术的设计中，可以根据患者的具体情况进行综合分析，最终确定可以使用何种修复方法及何种胸舌骨肌筋膜瓣。

目前，胸舌骨肌筋膜瓣的使用基本涵盖了大部分的喉癌喉部分切除后进行喉功能重建的手术，是目前国内外推崇的、先进的修复喉部缺损的技术，还扩展到了喉咽、气管、舌根和食管的修复，且在胸舌骨肌筋膜瓣的筋膜不完整时还可联合生物修复膜来进行喉部缺损的修复。

在喉癌喉部分切除引进到国内的时候，山东大学齐鲁医院的王天铎教授是功不可没的，他在引进此项技术后，扩大了喉部分切除术的适应证，这不仅在山东，还在全国引领了该技术的发展，创造性地发展了喉部分切除后使用各种胸舌骨肌筋膜瓣进行喉功能的重建。后来栾信庸、潘新良及雷大鹏等教授在该技术的发展过程中都付出了卓越的贡献，从山东大学齐鲁医院耳鼻咽喉科走向全国的专家学者，如上海市的董频、北京市的房居高、广东省佛山市的王跃建、深圳市的卢永田等教授，也都使该项技术得到了发展并在全国广泛开展。

我们在学习了王天铎教授的技术后，也重点开展了胸舌骨肌筋膜瓣重建喉功能技术，除此之外，还开展了扩大喉次全切除后利用U形瓣来修复声门上区、舌根的缺损，设计了带甲状软骨板的胸舌骨肌筋膜瓣修复声门下的缺损，这也要感谢山东大学齐鲁医院的栾信庸和潘新良教授的亲自带教和引领。

（张庆泉　宋西成　张华　王永福　宋晴）

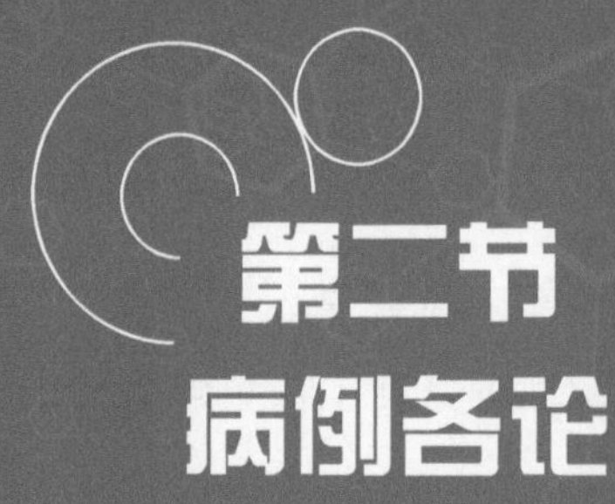

第二节 病例各论

034 胸舌骨肌筋膜瓣喉成形术 1 例

病历摘要

【基本信息】

患者，男性，62 岁，主因“声音嘶哑 5 个月”入院。患者 5 个月前出现轻度声音嘶哑，无饮食呛咳，无呼吸困难，无恶心呕吐，无呕血、咯血，无意识障碍。后因声音嘶哑逐渐加重，药物治疗无效就诊，行电子纤维喉镜检查发现左侧声带肿块，为求进一步手术治疗入院。患者精神状态尚好，食欲一般，睡眠良好，大小便正常，体力良好，体重无明显变化。既往无特殊病史。患者生于山东省烟台市，吸烟 20 年，平均 15 支 / 日，未戒烟。饮酒 10 年，每日平均 50 ～ 100 g，未戒酒。否认冶游史。23 岁结婚，配偶身体健康。育

有1儿1女，体健。父亲、母亲健在，1弟1妹均健康，家族中无类似患者。否认家族性遗传病史。

【查体】

纤维喉镜检查示鼻咽部未见异常，左侧声带有菜花样新生物，累及近整个左侧声带，活动略受限，右侧声室带活动好，会厌及双侧梨状窝未见异常。

【诊断】

声门型喉癌（T2N0M0）。

【治疗经过】

（1）患者全身麻醉成功后取仰卧位，垫肩，置头圈，消毒颈部皮肤，行低位气管切开，纵行切开气管4～5环，将气管切开处侧壁与同侧皮肤缝合2针，插入7号气管插管，固定，导尿。

（2）重新消毒颈部、面部、上胸部，铺无菌巾单。于环甲膜水平处做略呈弧形的切口，双侧至胸锁乳突肌前缘。依次切开皮肤、皮下组织及颈阔肌，于颈阔肌深面向上游离皮瓣达舌骨水平，护皮固定。

（3）喉小部分切除＋喉成形术：沿白线分离颈前带状肌，见喉前有数枚较小淋巴结，质软，予以切除。切开环甲膜，探查可见左侧声带游离缘的肿块，声门下未见肿瘤，喉正中右侧旁开0.5 cm裂开甲状软骨板进入喉腔，探查见肿瘤原发于左侧声带，呈菜花样，向前接近前联合，向后至声带突，未侵及声门下，未累及甲状软骨板。沿肿瘤周围5 mm安全界限处切除肿瘤，范围包括左侧声带、部分喉室、左声带突、右侧声带前缘（图6.34.1）。快速病理检查报告示鳞状细胞癌。将保留的左侧胸骨舌骨肌边缘做成蒂部在下方的胸骨舌骨肌及筋膜瓣（图6.34.2），翻入喉腔内至左侧声带切除后的创面，与喉腔黏膜上下及后切缘对位缝合，修复喉腔缺损，放置扩张膜后将喉腔两侧前端均与带状肌筋膜缝合，关闭喉腔（图6.34.3、图6.34.4），逐层关闭术腔，术毕，切除组织送常规病理检查。

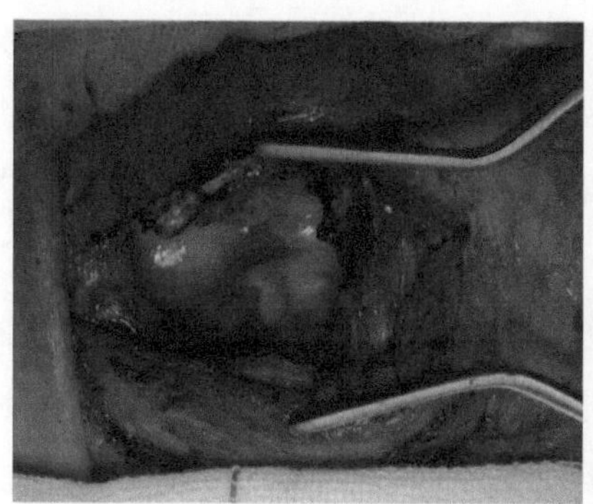
图 6.34.1　裂开喉部切除左侧声带后的局部情况

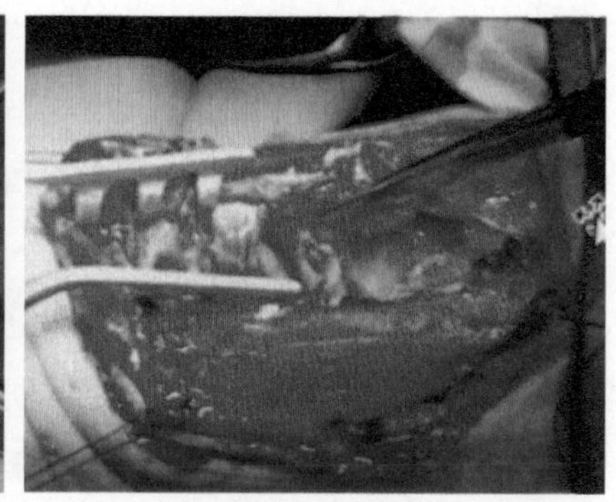
图 6.34.2　探查喉内缺损情况，做单蒂的胸舌骨肌筋膜瓣修复

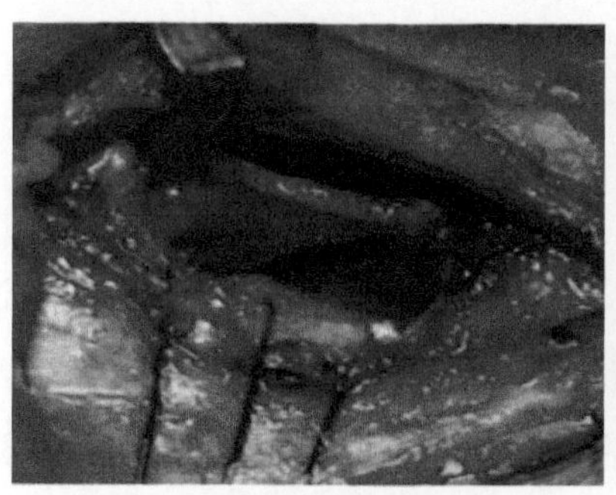
图 6.34.3　将左侧胸骨肌筋膜瓣内移与喉内切缘对位缝合，外部剩余筋膜与喉部前缘缝合

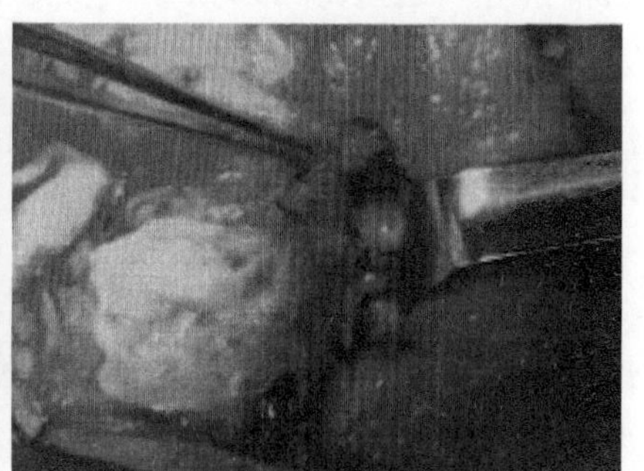
图 6.34.4　若筋膜瓣有破损不完整，可以外敷修复膜修复

（4）手术顺利，术中出血 20 mL，术后转入重症监护室观察。

（5）术中所见：肿瘤原发于左侧声带，表面粗糙不平，向前接近前联合，向后至声带突，向下未侵及声门下，向上未累及室带。术前检查未见侵及颈部淋巴结，故未做淋巴结清扫。

【随访】

术后定期复查，呼吸正常，发声略嘶哑，逐渐好转，现在仍在随访中。

病例分析

对于 T2 期以上的喉癌，在将肿瘤切除后可以使用多种修复方

法，最早的皮瓣修复，后来的带状肌筋膜瓣修复，甲状软骨膜修复等都可以使用。还有使用松弛室带下移进行的修复，但是有专家认为为了保持良好的发音，应该保留室带、重建声带，所以胸舌骨肌筋膜瓣就成了最好的选择。

胸舌骨肌筋膜瓣可以只使用筋膜瓣，也可以加用全层的肌肉筋膜瓣，还可以做成中间带有条状肌肉的筋膜瓣，将肌肉做成声带形状，筋膜瓣覆盖修复，这样有利于喉腔的修复，也有利于声带的成形，能够很好地恢复发音功能。也可以做成单侧单蒂、双侧双蒂、翻转蒂等，这些都可以根据情况选择使用。

病例点评

胸舌骨肌筋膜瓣是目前修复喉内缺损的主要组织瓣，只需要肌肉、筋膜即可，手术切皮时要注意保护筋膜的完整性。术前需要做好设计，计划使用哪一侧、使用何种方式进行筋膜瓣修复，虽然术中可能会有变化，但是一般变化不大。

胸舌骨肌筋膜瓣可以做成单蒂的胸舌骨肌筋膜瓣、双蒂的胸舌骨肌筋膜瓣、翻转蒂的胸舌骨肌筋膜瓣、双侧的胸舌骨肌筋膜瓣等；可以与甲状软骨膜联合修复，也可以与甲状软骨板联合修复，还可以与颈前带状肌联合形成侧壁进行修复，如果胸舌骨肌筋膜瓣的筋膜有部分破损，可以联合人工修复膜进行修复。

总之，胸舌骨肌筋膜瓣是目前修复喉部缺损最好的组织瓣，也是最实用、修复方式最多的组织瓣，建议在临床中使用。

（张庆泉　张华　王永福）

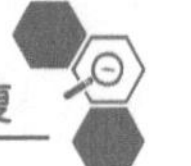

035 双蒂接力肌联合甲状软骨膜喉成形术 1 例

病历摘要

【基本信息】

患者，男性，66 岁，主因“右侧咽痛、声音嘶哑 4 个月，确诊喉癌 1 周”入院。患者 4 个月前出现右侧咽痛，吞咽明显，伴有轻度声音嘶哑，无饮食呛咳，无呼吸困难，无恶心呕吐，无呕血、咯血，无意识障碍。后因声音嘶哑、咽痛逐渐加重就诊于外院，1 周前于外院行喉镜下舌根囊肿切除 + 喉肿块活组织检查术，术中快速病理检查示（喉肿块）鳞状细胞癌。为求进一步手术治疗入住我科。患者病后精神状态一般，食欲一般，睡眠良好，大小便正常，体力情况良好，体重无明显变化。高血压病史半年，最高血压达 170/95 mmHg，不规律服用降压药物（具体不详），血压控制差。吸烟 30 年，平均 20 支 / 日，未戒烟。饮酒 30 年，每日平均 100 克，未戒酒。否认冶游史。19 岁结婚，配偶身体健康。育有 1 儿 1 女，均体健。父亲 76 岁时因肺结核病故，母亲 50 岁时因高血压并发症病故。2 弟 4 妹均健康，家族中无类似患者。否认家族性遗传病史。

【查体】

纤维喉镜检查示鼻咽部未见异常，右侧喉腔充满菜花样新生物，累及右侧声带、室带及喉室，固定，左侧声室带活动好，会厌及双侧梨状窝未见异常。

【诊断】

声门型喉癌（T3N2aM0）。

【治疗经过】

（1）患者在全身麻醉成功后取仰卧位，垫肩，置头圈，消毒颈

部皮肤，行低位气管切开，纵行切开气管 4 ～ 5 环，将气管切开处侧壁与同侧皮肤缝合 2 针，插入 7.5 号气管插管，固定，导尿。

（2）重新消毒颈部、面部、上胸部，铺无菌巾单。于右侧乳突尖下 2 cm 向内下经胸锁乳突肌前缘至约环甲膜水平转到对侧胸锁乳突肌后缘。依次切开皮肤、皮下组织及颈阔肌，于颈阔肌深面向外游离皮瓣达斜方肌前缘，向内接近中线，向上到下颌角，下到锁骨上缘，护皮固定。

（3）右侧选择性颈部淋巴结清扫术：沿右侧胸锁乳突肌前全长切开颈深筋膜浅层，游离该肌内侧面，充分暴露颈动脉鞘。自肩胛舌骨肌后腹上缘分离软组织至颈深筋膜深层表面，沿椎前筋膜表面自下而上游离右颈淋巴结及其周围软组织，内侧达颈动脉鞘后方，外侧达斜方肌前缘，上方达二腹肌下缘。沿二腹肌肌腱表面切开颈深筋膜浅层，将内侧软组织块转向颈动脉外侧，与后方组织块相延续，再于乳突尖下方整块去除颈部淋巴结及软组织。见右侧颈部Ⅱ、Ⅲ、Ⅳ区有数枚肿大淋巴结，最大者直径约 1.5 cm，位于Ⅱ区，质韧，与胸锁乳突肌及颈内静脉无明显粘连。

（4）喉部分切除 + 喉成形术：沿白线分离颈前带状肌，切除喉前淋巴组织，见喉前有数枚较小的淋巴结，质软。切开环甲膜，声门下未见肿瘤，喉正中旁开 0.5 cm 处裂开甲状软骨板两侧，左侧喉室入路进入喉腔，探查见肿瘤原发于右侧喉室及声室带，呈菜花样，向前未累及前联合，向后近后联合，向下未侵及声门下，向上累及部分喉前庭，近披裂游离缘，向外未累及甲状软骨板。沿肿瘤周围 5 mm 安全界限处切除肿瘤，范围包括右侧声室带、喉室及对应声门旁间隙、右声带突、右侧部分披裂。快速病理检查示标记下、深切缘未见癌；标记后切缘上皮下见鳞状细胞巢，轻度异型，部分电击显著，确诊待石蜡病理检查。二次送检后示切缘未见癌。将保留的右侧甲状软骨板外软骨膜及其表面附着的胸骨甲状肌及甲状舌骨肌仔细进行钝性分离，向后分离至甲状软骨后缘，尖刀于后缘纵行切开，仔细分离甲状软骨板上下缘外膜及肌肉，勿切断，将制作的

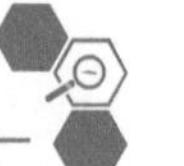

双蒂接力肌甲状软骨外膜瓣，越过甲状软骨板，翻入喉腔内，甲状软骨外膜面朝向喉腔，与喉腔黏膜上下及后切缘对位缝合，修复喉腔缺损，喉腔两侧前端均与带状肌筋膜缝合，关闭喉腔。右颈部术腔放置负压引流管 1 根，皮下放置皮下引流条 1 根，逐层关闭术腔，术毕，切除组织送常规病理检查。

（5）手术顺利，术中出血 30 mL，术后转入麻醉苏醒间监护。

（6）术中所见：右侧颈部Ⅱ、Ⅲ、Ⅳ区有数枚肿大淋巴结，最大者直径约 1.5 cm，位于Ⅱ区，质韧，与胸锁乳突肌及颈内静脉无明显粘连。肿瘤原发于右侧喉室及声室带，呈菜花样，向前未累及前联合，向后近后联合，向下未侵及声门下，向上累及部分喉前庭，近披裂游离缘，向外未累及甲状软骨板。

手术过程见图 6.35.1 ～图 6.35.7。

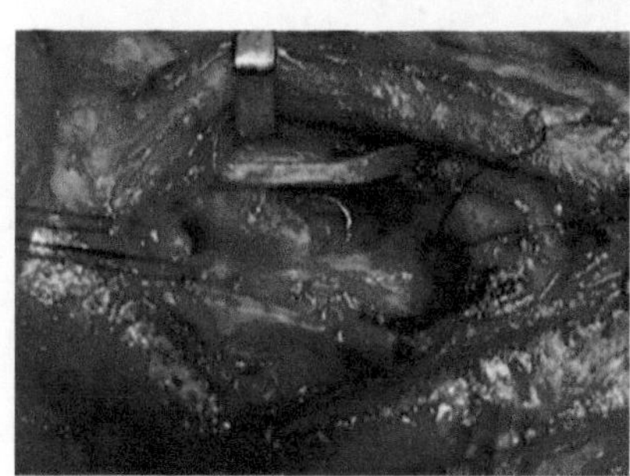

图 6.35.1　剥离接力肌附着的甲状软骨外衣

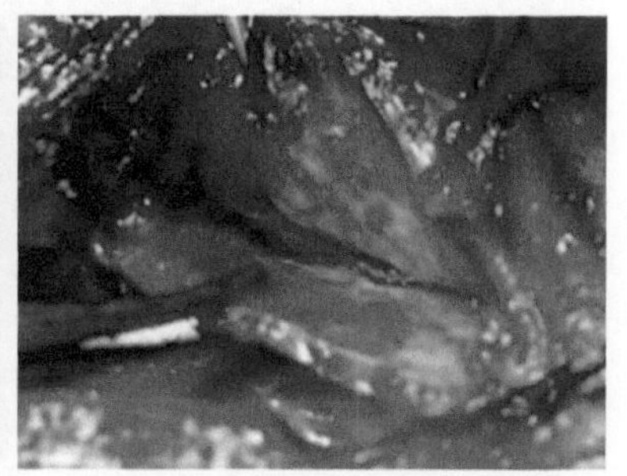

图 6.35.2　自甲状软骨后缘平行剪断甲状软骨外衣及附着的带状肌

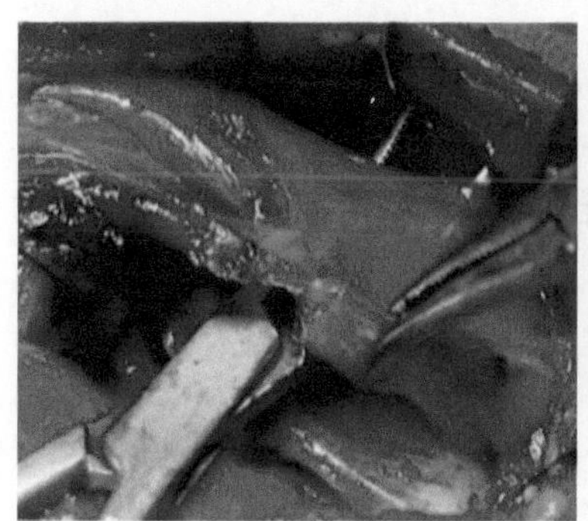

图 6.35.3　将制作的双蒂带状肌筋膜及甲状软骨外膜瓣翻入喉腔

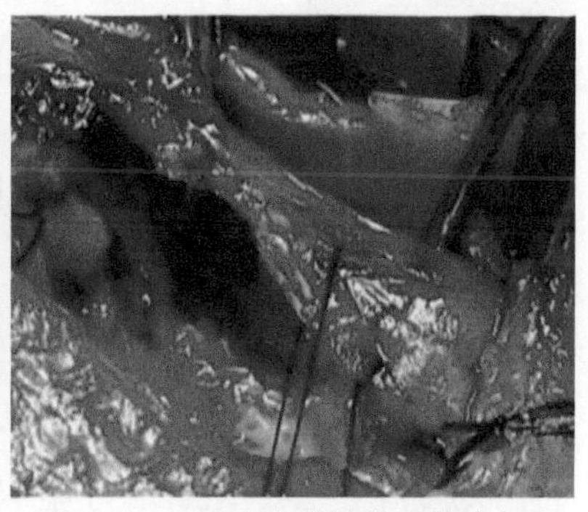

图 6.35.4　已翻入喉腔的双蒂接力肌筋膜甲状软骨外膜瓣

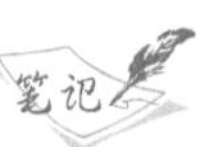

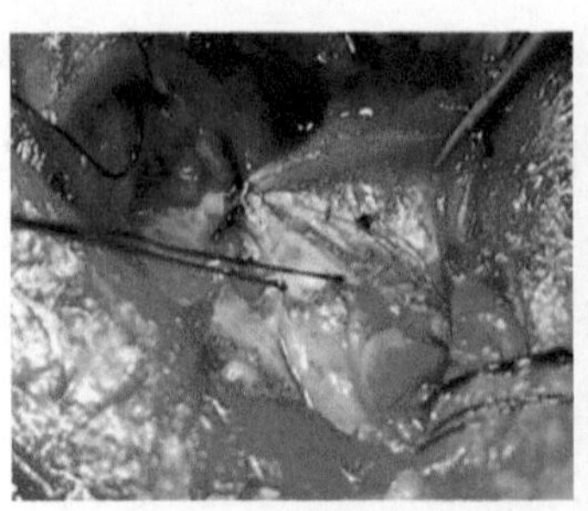
图 6.35.5　将翻入的接力肌筋膜甲状软骨外衣面与喉腔缺损的上下后缘对位缝合

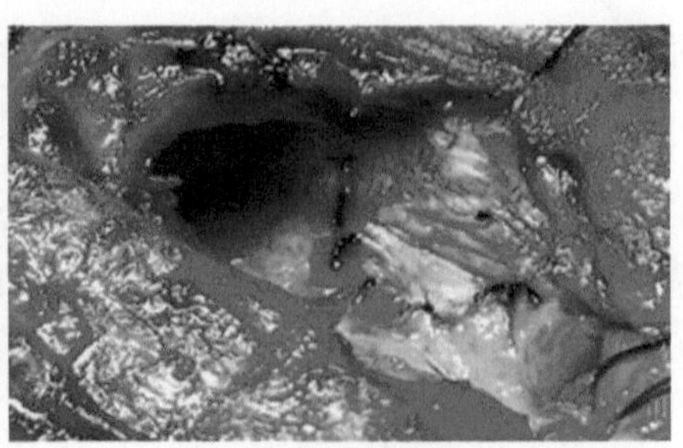
图 6.35.6　用双蒂的接力肌筋膜 + 甲状软骨膜瓣修复喉腔缺损后的形态

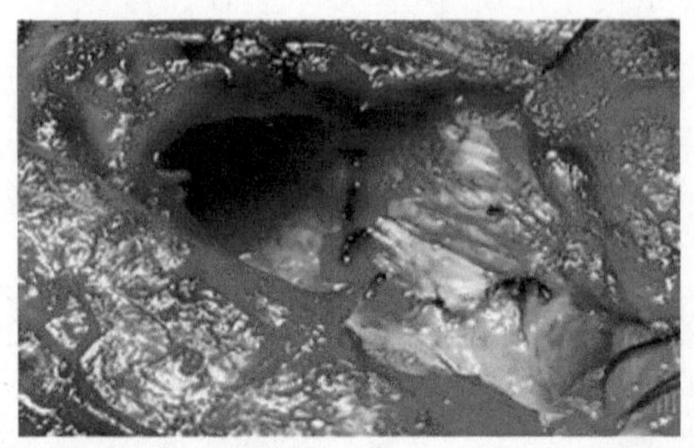
图 6.35.7　探查修整双侧喉部前缘组织，准备置入扩张膜后封闭喉腔

【随访】

术后放疗，定期门诊复查，经口呼吸正常，发声低哑，目前仍在随访中。

病例分析

甲状软骨膜在修复喉部缺损时有优点，也有缺点，优点是甲状软骨膜较韧，修复好，不易破损，术后黏膜恢复好，不易肿胀。缺点是甲状软骨膜大小受限，修复缺损受到限制。

甲状软骨膜修复时需要和带状肌联合进行，不能单独使用，而胸骨甲状肌和甲状舌骨肌恰好附着在甲状软骨膜的上下，利用这个特点，甲状软骨膜在使用时也有优势。甲状软骨膜进入喉腔时需要翻转一下再进入，或将带状肌翻转，操作时需要注意利用带状肌的

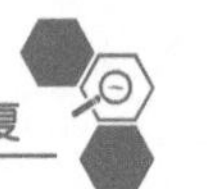

支架作用。至于是否需要放置扩张膜的问题，要看喉腔缺损的大小和修复的程度，这与手术者的习惯和认识有关，且各有利弊：放置扩张膜对瓣膜有好的压迫贴合作用，利于愈合，痛苦较大；而不放置扩张膜痛苦少，瓣膜容易堆积影响喉功能恢复。

病例点评

对于单侧或双侧跨声门切除后的声门型喉癌，声门上缺损范围可达 4 cm 左右甚至更大，当保留了患侧部分甲状软骨时，可利用双蒂接力肌软骨膜瓣翻入喉腔修复喉腔缺损。缺损范围较大时，必要时可在甲状软骨上缘水平断开，采用蒂在下方游离度较大的单蒂瓣翻入喉腔修复下方缺损，再将游离下拉的会厌瓣与接力肌软骨膜瓣上方缝合修复喉腔上部缺损。接力肌瓣血运丰富，抗感染能力强，光滑的甲状软骨外衣有利于术后喉腔黏膜上皮生长，不易形成肉芽组织，发生喉狭窄的可能性小，可用来修复喉部缺损。甲状腺上动脉及颈横动脉的分支穿过颈前带状肌，在制作瓣膜时应避免过度向外，并应保证肌筋膜的完整性，留有足够的瓣膜长度及肌容量，以便覆盖喉腔。

（张华　宋西成　张庆泉）

036 带甲状软骨板的带状肌筋膜瓣声门下喉成形术 1 例

病历摘要

【基本信息】

患者，男性，59 岁，主因“声音嘶哑 1 月余”入院。

【查体】

全身状况良好。环甲膜处饱满，喉摩擦音存在，纤维喉镜检查示左声带前端及前联合下方淡黄色隆起新生物，表面不平，声带运动正常，活组织检查为低分化鳞状细胞癌。

【诊断】

声门下喉癌？

【治疗经过】

患者在全身麻醉下行喉裂开手术治疗，术中探查原发声门下肿瘤呈浸润性向前外生长，表面菜花样，侵及双侧声带膜部游离缘近 2/3，声门下浸润超过环状软骨弓前半周，后壁未受侵犯，肿瘤自甲状软骨交角下缘及环甲膜突出喉外，累及局部软组织，侵蚀部分甲状软骨下缘及环状软骨上缘。于肿瘤边缘 0.5 ～ 1.0 cm 安全边界处切除肿瘤，切除部分包括双侧甲状软骨翼板的下 1/2、双侧声带及相应声门旁间隙、环状软骨弓及部分背板，上至室带下缘，下至第一气管环上缘，保留杓状软骨，同时行双侧气管旁淋巴结清扫，双侧甲状腺前半部及峡部、颈前部分软组织切除。正中处剪断舌骨，松弛舌骨上肌群，并将残留的左侧甲状软骨翼板近后端处剪断，充分游离，保留肌软组织蒂在上方，将翼板向下牵拉移位至环状软骨切缘处，将其后缘与环状软骨背板切缘缝合固定，形成错位支架。再把左侧带状肌筋膜内翻，与同侧喉腔后壁黏膜切缘对位缝合，右侧

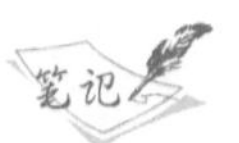

带状肌筋膜与同侧喉腔黏膜切缘对位缝合，放置碘仿纱条橡皮扩张指套，关闭喉腔。

术后切口一期愈合，术后 7 天拆线，术后 15 天拔除扩张膜，术后 16 天进食顺利。术后辅助放疗 60 Gy，拔除气管插管后呼吸通畅，讲话好，纤维喉镜检查示声门裂保持正常的解剖形态，宽畅。

【随访】

随访 2 年 4 个月，无复发。

病例分析

声门下喉癌的治疗应首选手术治疗，常见的有扩大喉部分切除或次全喉切除或全喉切除术，而手术都涉及环状软骨—喉的支架这一关键问题，即环状软骨切除后如何重建新的支架，以防术后发生喉狭窄。

临床上有以下几种情况：①环状软骨环形结构未被破坏者，喉成形重建喉腔要容易得多；②若肿瘤是沿左侧或右侧环状软骨半周生长，可切除患侧半周，保留健侧半周作为支架，术后短暂扩张即可；③如果肿瘤是沿环状软骨前半周或后半周生长，或超过半周，需切除环状软骨弓甚至背板，则环状软骨支架就会受到破坏，若不建立合理的支架结构，单纯进行软组织修复，术后则很难保证不发生狭窄。

目前国内外报道中常用且有效的修复办法有皮瓣或肌筋膜瓣、胸锁乳突肌锁骨膜瓣修复及气管环状软骨舌骨会厌固定术等，前两者扩张时间太长，后者切除后缺损部分上下径较大，张力大，易发生喉咽腔裂开及环状（气管）软骨吻合脱位。与以上手术相比，我们采用的带蒂甲状软骨下移错位支架喉成形术具有以下优点：手术创伤相对小，在原手术范围内即可完成；Ⅰ期形成软骨支架；带蒂软骨容易成活；扩张时间短；保持了邻近结构的解剖位置，会厌及杓状软骨不受影响。

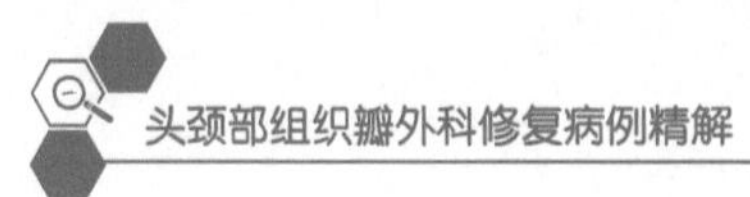

术中需注意的问题：下移的甲状软骨板与环状软骨背板宜吻合并缝合固定，再者内翻的带状肌筋膜与喉内黏膜缝合时前者最好保持一定张力，以保持下移的软骨板处于站立位。该术式的不足之处在于对气管软骨受累的气管环切除较多者不能单纯应用甲状软骨修补缺损。

病例点评

原发于声门下区的喉癌少见，仅占全部喉癌的 1% ～ 2%，所以缺乏系统规范的治疗。声门下喉癌多局限于声门下区，而不直接向声门上区扩展，即使向声门上区扩展，声带的外观也是正常的，所以声门下喉癌容易误诊。声门下喉癌所出现的主要症状是憋气，声音嘶哑次之，这与声门下区受环状软骨限制有关。声门下喉癌的生物学特性是特殊的，因为声门下区的具体界线划分不明确，一般认为是声带游离缘下 0.5 cm 至环状软骨下缘间的锥形区域。

声门下喉癌以黏膜下浸润为主，且声门下区的血管、淋巴系统以环形交通为主，所以喉癌具有在该区腔内扩展的趋势。另外，该区的微血管、微淋巴系统与环甲膜相通，因此肿瘤容易穿透到环甲膜及其周围结构。声门下喉癌的淋巴管数量介入到声门上区和声门区，临床中应注意喉癌的转移特点，一部分最常转移到气管前和气管旁淋巴结，另一部分转移到颈深下或上纵隔淋巴结。声门下喉癌恶性程度高，局部侵蚀性强，颈部淋巴结转移常见，发现时多为晚期，预后较差，在临床中应注意。

声门下喉癌和其他区域的喉癌一样，应该首选手术治疗，该区域血管、淋巴系统环形生长的特点导致肿瘤易于扩散，且不分侧别，声门下区的弹力圆锥受肿瘤侵犯后治疗效果更差。该区肿瘤侵犯的特点是一般不到声门上区，且在一定的时间也不会向对侧发展，对气管的侵犯也是最后的，这就给手术治疗创造了一些条件，且不少专家学者在该疾病治疗方面的研究中取得了很好的临床效果。

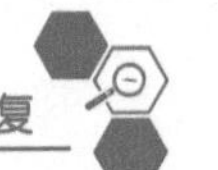

常用的具体手术方法有病变部位的环形切除，然后将气管上端和残喉吻合即可，淋巴结的清扫依据转移与否和临床检查而定。也有使用胸舌骨肌筋膜瓣、颈阔肌筋膜瓣、胸锁乳突肌肌骨膜瓣等进行的修复，修复时要注意留有后部肌肉的拉力，以保持呼吸道的通畅度。宋西成、张庆泉等报道使用带蒂的附有甲状软骨板的胸骨甲状肌筋膜瓣翻转至声门下组织缺损处修复，效果良好，也有利用鼻中隔软骨瓣、复合鼻中隔组织瓣进行的修复，以及使用前臂游离皮瓣的修复。总之，有可能进行喉腔重建和功能恢复的，尽量使用部分切除进行修复，晚期的声门下喉癌患者应行全喉切除术。

（宋西成　张庆泉）

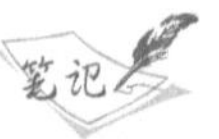

037　U 形胸舌骨肌筋膜瓣修复声门上及舌根缺损 1 例

病历摘要

【基本信息】

患者，男性，69 岁，主因“吞咽异物感 5 个月”入院。5 个月前患者吞咽时出现异物感，不伴憋气。无发热，无咽喉疼痛不适，无刺激性咳嗽，无咳痰带血，无吞咽困难，无饮食呛咳。患者于 2022 年 10 月 16 日就诊于威海市某医院，行喉镜检查示会厌舌面偏左侧见溃疡状新生物，建议其住院治疗，患者未入院，上述症状持续存在，并出现吞咽痛，无痰中带血，后来我院就诊，门诊经检查后以“喉肿块”收入院。患者自发病以来精神状态良好，食欲良好，睡眠良好，大小便正常，体力情况良好，体重无明显变化。患者于 2017 年行白内障手术，否认其他疾病史。吸烟 30 年，平均 10 支 / 日，未戒烟。饮酒 20 年，每日平均 100 g，未戒酒。24 岁结婚，配偶身体健康。父母已逝（死因不详）。1 兄因食道癌去世，其余兄妹均体健。家族中无类似患者。否认家族性遗传病史。

【查体】

纤维喉镜示鼻咽部未见异常，会厌舌面偏左侧见溃疡状新生物，累及部分舌根，会厌喉面未见累及，双侧声带活动好，闭合好，双侧梨状窝黏膜光滑。

【诊断】

声门上喉癌？

【治疗经过】

（1）患者全身麻醉成功后，取平仰卧位，常规消毒，铺无菌巾。

（2）支撑喉镜下喉肿块活组织检查，保护牙齿，支撑喉镜沿舌

面进入口腔，挑起会厌，暴露声门，上支撑架，固定。于内镜下见左侧会厌谷及左侧舌根菜花样新生物，质脆，易出血，组织钳钳取部分组织送快速病理检查示鳞状细胞癌。向患者及家属告知病理结果，根据术前讨论结果行气管切开＋左侧选择性颈部淋巴结清扫＋舌根鳞状细胞癌切除＋喉部分切除＋喉功能重建术。

（3）气管切开：再次消毒颈部皮肤，行低位气管切开，横行切开气管 3 ～ 4 环，两侧向下纵行切开，形成向下的 U 型瓣，固定于下方皮肤及皮下组织，插入 7.5 号气管插管，固定，导尿，插胃管。

（4）重新消毒颈部、面部、上胸部，铺无菌巾单。于左侧乳突尖下 2.0 cm 向内下经胸锁乳突肌后缘至中线约平环甲膜水平转向对侧至右侧胸锁乳突肌后缘，依次切开皮肤、皮下组织及颈阔肌，于颈阔肌深面向外游离皮瓣达斜方肌前缘，向内接近中线，向上到下颌角，下到锁骨上缘，护皮固定。

（5）左侧选择性颈部淋巴结清扫＋左侧舌动脉结扎术：沿左侧胸锁乳突肌前全长切开颈深筋膜浅层，游离该肌内侧面，充分暴露颈动脉鞘。沿左侧肩胛舌骨肌上腹外侧缘打开颈深筋膜浅层，于颈动脉内侧及表面游离颈筋膜表面软组织，上至二腹肌前腹；自锁骨上缘分离软组织至颈深筋膜深层表面，沿椎前筋膜表面自下而上整块游离左颈淋巴结及其周围软组织，内侧达颈鞘后方，外侧达斜方肌前缘，上达二腹肌下缘。沿二腹肌肌腱表面切开颈深筋膜浅层，将内侧软组织块转向颈动脉外侧，与后方组织块相延续，再于乳突尖下方整块去除颈部淋巴结及软组织。分离颈外动脉，找到左侧舌动脉并结扎。术中见Ⅱ、Ⅲ、Ⅳ、Ⅴ区有数枚肿大淋巴结，最大者直径约 1.5 cm，位于Ⅲ区，质硬，与胸锁乳突肌及颈内静脉无明显粘连。

（6）喉部分切除＋喉功能重建＋舌根部分切除术：向对侧分离颈前带状肌，游离并切除左侧舌骨 2/3，寻找并结扎左侧舌动脉，由左侧咽侧壁入路，探查见肿瘤原发于会厌舌面左侧，呈外生型菜花样，浸润左会厌前间隙、会厌谷及舌根约 2.0 cm 处，表面向内越过中线侵犯达右侧舌根中部，但比较表浅，向外累及部分咽侧壁，向下未累及

左侧杓会厌襞，喉腔及梨状窝正常，安全界限处切除肿瘤，范围包括偏左侧 3/4 会厌、左侧会厌前间隙组织、左侧会厌谷及部分舌根、部分咽侧壁，左侧舌根有浸润，切除较大，达舌下神经下缘，右侧舌根深部浸润不明显。取手术切缘送快速病理检查（右侧舌根、左侧舌根、左侧咽侧壁、会厌缘）未见明确肿瘤累及。约平甲状软骨中部水平横断左侧带状肌，做 U 形蒂在上方的胸骨舌骨肌筋膜瓣备用，将右侧残余会厌向左牵拉与喉腔切缘黏膜对位缝合，遮盖喉口，将上端 U 形胸骨舌骨肌筋膜瓣翻入咽腔与舌根切缘对位缝合延长舌根，向前向下牵拉舌根，将翻入的胸骨舌骨肌筋膜瓣与喉上组织及左侧咽侧壁缝合关闭咽腔，外部缝合加固。左侧下方横断带状肌缝合固定于甲状软骨，生理盐水冲洗术腔，颈部放置负压引流管 1 根，逐层关闭术腔，皮下放置皮下引流条 1 根，术毕，切除组织送病理检查。

（7）手术顺利，术中患者血压、呼吸平稳，术中出血 50 mL。术后全身麻醉清醒后转病房监护。

（8）术中所见：术中见Ⅱ、Ⅲ、Ⅳ、Ⅴ区有数枚肿大淋巴结，最大者直径约 1.5 cm，位于Ⅲ区，质硬，与胸锁乳突肌及颈内静脉无明显粘连。肿瘤原发于会厌舌面左侧，呈外生型菜花样，浸润左会厌前间隙、会厌谷及舌根约 2.0 cm 处，表面向内越过中线侵犯达右侧舌根中部，向外累及部分咽侧壁，向下未累及左侧杓会厌襞，喉腔及梨状窝正常。

手术过程见图 6.37.1 ～图 6.37.4。

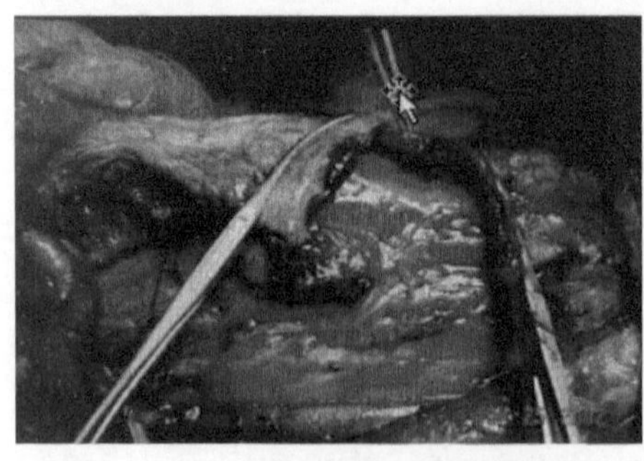

图 6.37.1 预制 U 形胸舌骨肌筋膜瓣

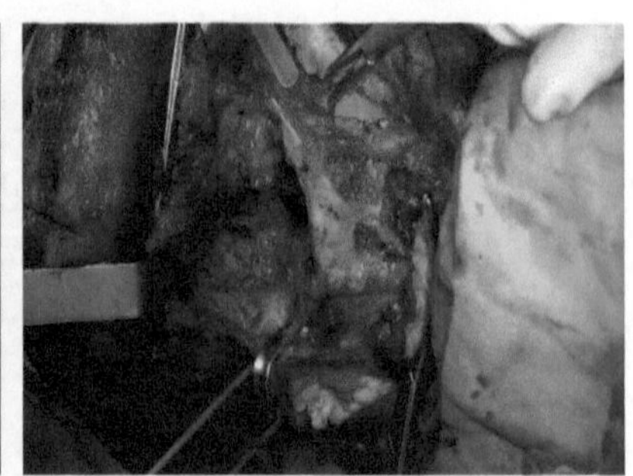

图 6.37.2 声门上喉癌局部扩大切除后的情况，舌根部分缺损

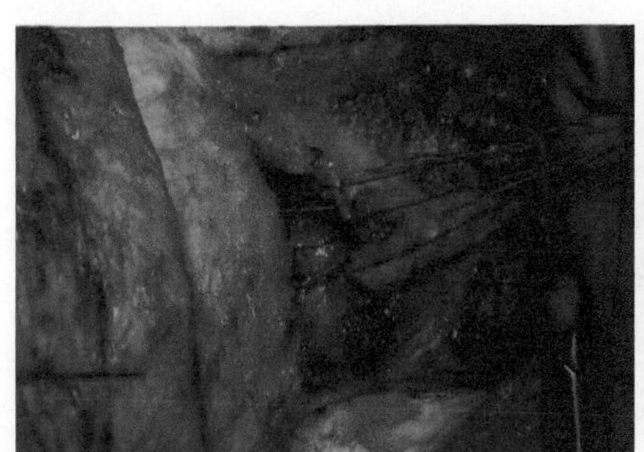

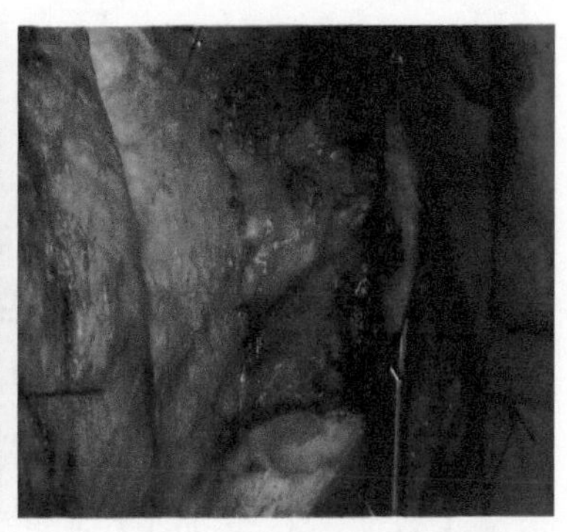

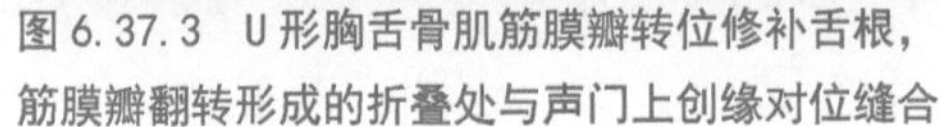

图 6.37.3　U 形胸舌骨肌筋膜瓣转位修补舌根，筋膜瓣翻转形成的折叠处与声门上创缘对位缝合

图 6.37.4　封闭喉腔后的局部情况

【随访】

术后进食有呛咳，经过饮食锻炼呛咳消失。后经放疗，定期门诊复查。术后 2 年 3 个月死于肿瘤肺部转移，喉部无异常。

病例分析

声门上喉癌侵犯舌根或舌根癌侵及声门上区都需要行声门上至舌根部位的切除，如何进行修复则较为困难，以往的治疗需要做全喉切除，但多年来修复技术的进步使得能够保留的喉功能越来越多，且这一类的修复方法也不同，效果各异。

我们设计的大的 U 形胸舌骨肌及筋膜瓣需要在手术做皮瓣及筋膜瓣之前就做好，在将舌根和声门上区切除后，将预制的 U 形瓣折叠向上与舌根缝合，翻转下来的反折部位与喉的上端切缘缝合固定，这样就成功地修复了舌根和声门上区，保留了喉的全部功能。

手术技巧也很重要，如何将预制的肌肉筋膜瓣折叠好，恰当地修复声门上区，这样既可以起到会厌的作用，又能保留呼吸和发音功能，有时这是语言表达不出来的，应该在手术具体操作中进行琢磨。

病例点评

U形胸舌骨肌筋膜瓣修补舌根和声门上的组织缺损非常具有挑战性。术前应做好设计：可否使用、如何使用、手术技巧、术后训练等都是必须考虑的问题。本病例患者提前进行了全面检查，在可以使用的情况下尽可能地保护胸舌骨肌筋膜的完整性，做瓣时尽量带胸舌骨肌，以增加组织瓣的厚度。翻转瓣膜前要测量缺损的大小，以免过多地考虑瓣膜而忽视喉外组织量的多少，进而影响愈合。

（张华　宋西成　张庆泉）

病例总点评

喉部缺损的修补技术方法很多，我们团队几乎各种类型的筋膜瓣都使用过，并且设计了新的筋膜瓣来修补喉部的缺损，但使用胸舌骨肌筋膜瓣仍较多。

对于累及部分舌根或会厌前间隙的声门上水平部分喉切除后的声门上区的喉癌患者，需要切除舌骨及部分舌根组织，而缺损较大，可在甲状软骨中上水平横断一半或全部颈前带状肌，切除舌骨后，注意勿切断外面的带状肌筋膜，可将筋膜深面的舌骨上下肌群（主要是胸骨舌骨肌、甲状舌骨肌和颏舌骨肌、下颌舌骨肌、舌骨舌肌等）断端间断缝合，使其连续并与筋膜形成一个整体的U形肌筋膜瓣，将残余的舌根游离下拉后，再将已横断并处理的上方颈前带状肌瓣翻入与舌根缝合，延长修补舌根，再将肌筋膜瓣反折的下缘筋膜与喉腔上切缘缝合，关闭喉腔。应用颈前带状肌筋膜瓣可有效地延长舌根，减少缝合张力，修补的肌筋膜表面暴露在咽腔也可比较快速的黏膜化，抗感染能力强，同时因为局部遮挡喉口，还能有效地减少术后进食的误吸。

（张华　宋西成　张庆泉）

第七章
头、面、颈部的修复

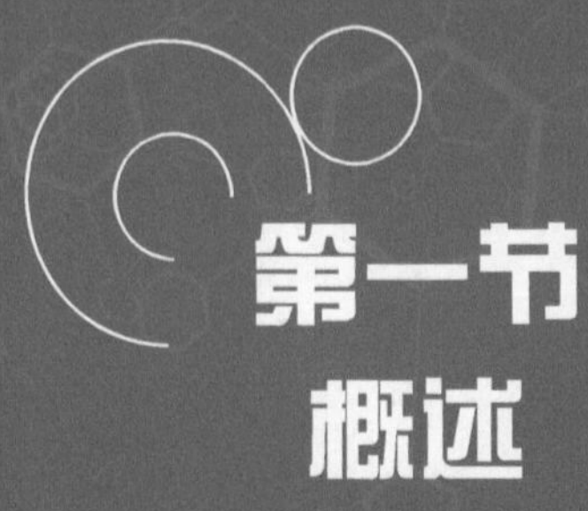

第一节 概述

一、头部皮肤缺损的修复

头部缺损修复的特点，一是具有毛发；二是头皮贴敷较紧，这给修复带来了一定的困难。头部肿块切除后缺损的修复方法有多种，我们推崇的修复方法是在缺损不大的情况下，尽量考虑具有毛发的特点，且做瓣时要尽量使其游离充分，这样有利于缺损创面的修复，不会造成斑秃样的改变。

部分头部肿块切除后，我们尽量设计为对角瓣修复或旋转瓣修复，因为头皮较紧且实施不易，所以我们建议尽量将缺损两侧做成对角瓣来修复，对角瓣的长度可以延伸，且充分的游离可以覆盖创面。尽量不用皮肤来进行修复，因为斑秃样的缺陷会使患者的生活质量下降，因此尽量避免。

（王永福　董茜茜　张庆泉）

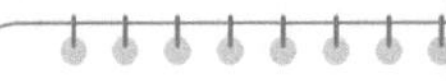

二、面部缺损的修复

面部皮肤缺损修复的特点是顺皮纹、顾美容、兼功能，相对于头部皮肤松弛、移动度大的特点，特别是老年人，更要以局部皮瓣修复为主。修复的时候应提前设计，征求患者的意见和要求，对于涉及耳、鼻和眼部功能的问题时尤其要慎重。

面部皮肤的缺损常常由外伤、肿瘤、感染或瘢痕切除等原因造成。由于面部所在部位暴露，所以面部皮肤缺损的修复效果往往较其他部位有着更高的要求和标准，理想的修复效果应是能够保留功能和美观的重建。

（一）面部皮肤缺损修复方案

面部皮肤修复方案需根据缺损的位置、大小、深度及其周围皮肤的色泽、质地、松动性等具体情况而定，不能一概而论，可酌情选择多种局部皮瓣、远位皮瓣、全厚皮瓣、断层皮瓣等进行修复。

（二）面部皮肤缺损修复原则

面部皮肤缺损修复方案应该遵循什么原则呢？①遵循面部美容单位分区修复。②局部皮瓣修复优先考虑。面部单一美学单位内的缺损，能够直接缝合者应该直接缝合；不能直接缝合选择修复者，首选同一美学单位的局部皮瓣进行修复；同一美学单位的局部皮瓣不能满足需要时，在不引起明显继发畸形的前提下可选择相邻美学单位内的局部皮瓣，或联合应用两个美学单位的局部皮瓣，或选择局部皮瓣加游离皮片的方式进行修复。

（三）多个美学单位的修复

跨越两个或多个面部美学单位的较大缺损，应该首选局部皮瓣分区修复法，即同一美学单位内的缺损由同一美学单位内的局部皮瓣修复；当局部皮瓣不能满足需要时，可辅以皮片或远位皮瓣进行修复，但是应注意将切口的瘢痕留于面部分区的结合线处，以保持面部分区的完整性。

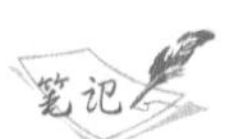

（四）眉弓修复的特殊性

眉是位于眶上缘的、横向的、呈弧形分布的毛发，疏密程度因人而异，眉毛有表达情感的作用，以及对眼睛的保护作用。眉毛和眉部皮肤缺损与畸形的修复很重要，部分缺损可用局部皮瓣，全眉缺损可用岛状头皮瓣再造，也可用游离头皮移植或头发移植进行重建。

（五）面部皮肤缺损的具体操作步骤

（1）麻醉：面部肿块切除前的麻醉设计很重要，可以根据患者的具体情况而定，如患者的全身情况、局部手术需要等，经过术前讨论和与患者沟通来决定患者需要接受全身或局部麻醉，以确保手术过程中的舒适和安全，还要考虑血压及血运情况。

（2）切口设计：切口设计对于后期皮瓣修复而言是一个比较重要的环节。除了能彻底切除肿块外，还应遵循整形外科的原则，使缝合后的切口顺应皮纹、皱纹的方向。

（3）设备的使用：手术者根据肿块的大小和位置，选择合适的手术方法、适当的手术器械，或激光、等离子设备等进行手术切除。在手术过程中，手术者要尽可能地保护周围正常的组织和神经血管。

（4）制备皮瓣：根据切口大小和所需修复的范围，手术者从患者身体其他部位取下皮瓣，通常是以局部的皮肤、邻近的皮肤，或远距离的皮肤进行修复，具体可能是从头部皮肤、耳后皮肤，或颈部皮肤来选取皮瓣。

（5）移植皮瓣：手术者将皮瓣通过各种方式转移至皮肤缺损处，进行对位缝合和修复。在移植手术过程中，医生会注意保护皮瓣的完整性及带蒂组织瓣的血运充足性，以确保皮瓣正常的血液和营养供应，以保证皮瓣的成活（图 7.0.1、图 7.0.2）。

（6）术后处理：术后恢复期间，应根据手术后的具体情况来决定所采取的处理措施，如定期更换敷料、观察皮瓣的色泽和血运情况、适当地使用药物，以避免创口感染和保证皮瓣的血运。同时，还需要定期复诊，以确保创面的愈合和皮瓣的正常生长。如果出现异常情况，应及时门诊随诊。

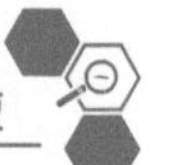

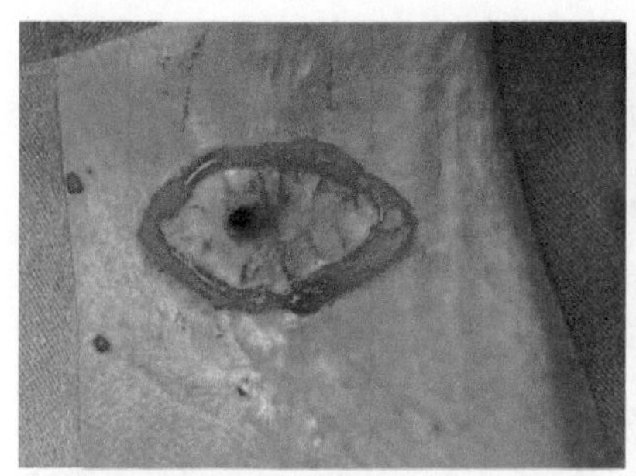

图 7.0.1 气管瘘口周围行梭形切口翻瓣

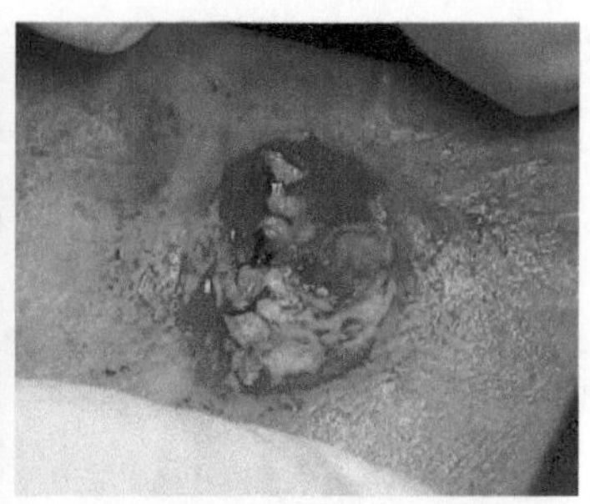

图 7.0.2 翻转皮瓣缝合形成内侧衬里

三、颈部气管的修复

颈部气管缺损的原因有以下几种情况。

1. 气管常规切开或气管造瘘手术的造口

这是颈部手术或喉部手术必须进行的造口，这些造口有的是做全喉切除后的永久造口，这在目前的技术条件下是不能改变的。有些是临时造口形成的瘘口，这种造口形成的颈段气管的缺损大都比较小，而且位于气管的前壁，较容易修复。

2. 颈部外伤遗留的瘘口

颈部外伤遗留的颈段气管的缺损瘘口常见于颈部严重的气管食管复合伤，使得喉部和颈段气管破损严重，清创手术时不能够保留和修复，只能勉强清创维持生命，并在颈部做临时造口以维持呼吸，之后应根据情况来决定是否修补或成形。一般如果喉部功能正常、气管缺损不大者可以根据情况进行修复，有一些喉部严重损伤则是永久性的。

3. 颈部不同手术累及气管的造口

颈部不同手术累及气管的造口，一种情况是甲状腺肿瘤累及气管后切除部分气管后的颈部造口；另一种情况是颈段气管肿瘤手术后遗留的颈段气管缺损，这两种情况一般喉的部分是好的，所以要想尽一切办法进行气管的修补。气管缺损较大者，我们提倡分期修补，根据情况分次加高气管的侧壁，再分次修补气管前壁等。气管

缺损较小者则可根据情况进行一次修复。后文报道的病例可以显示我们修补气管缺损的观点，这只是我们修补气管缺损的一部分资料（图 7.0.3、图 7.0.4），期待对大家有所裨益。

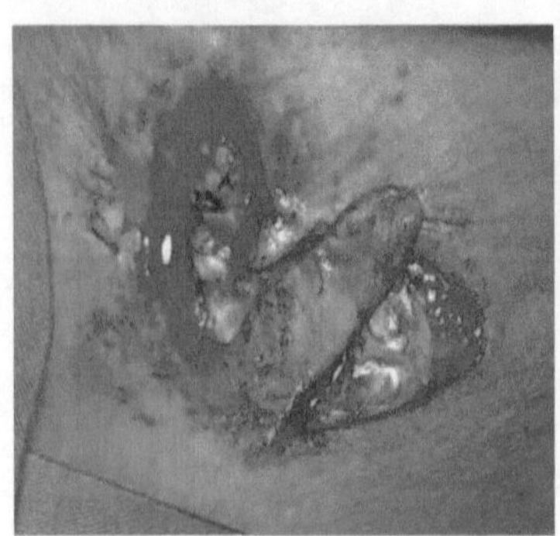

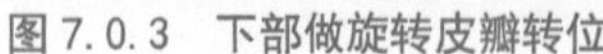

图 7.0.3　下部做旋转皮瓣转位

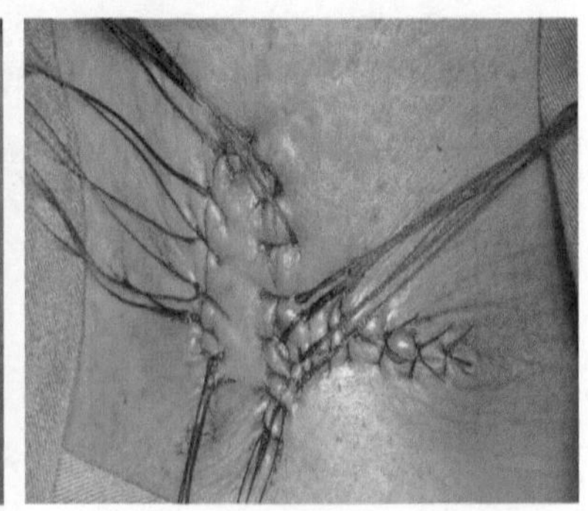

图 7.0.4　转位皮瓣缝合后形成严密的复合瓣修复

4. 喉癌喉近全切除术后的气管瘘口

中晚期喉癌在行喉近全切除术后，残余喉黏膜做成了发音管，但是难以完全进行经口呼吸，颈部气管切开的缺损造口就不能封闭，需要永久保留，为了避免佩戴气管套管的弊端，因此在气管切开处造一个小的永久瘘口来辅助呼吸。

这些造口有些是永久的，有些是临时而为，后期病情稳定后应该恢复颈段气管的完整性或呼吸功能。本章节展示的病例主要为肿瘤累及气管切除后的修复方法。

（张庆泉　张芬　李宇玥　王贝贝　王小雨
程晓娟　张译丹　于伟　王春雨）

笔记

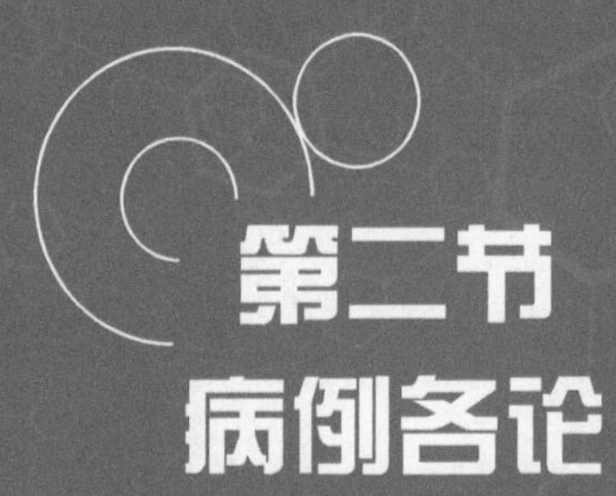

第二节 病例各论

038 头部破溃性肿块切除后的对角瓣修复1例

病历摘要

【基本信息】

患者，女性，55岁，主因“发现头皮顶部肿块4年”入院。患者平素健康状况良好。曾于我院皮肤科行肿块活组织检查，病理示基底细胞癌。

【查体】

头顶正中发现簇状紫红色新生物（图7.38.1），大小约2.5 cm×2.0 cm×1.0 cm，基底广，表面结痂，无压痛，触之易出血。

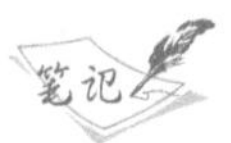

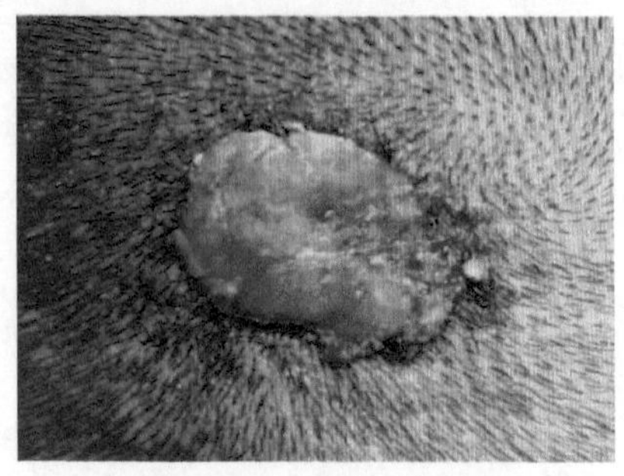
图 7.38.1　头顶正中有增生性肿块

【诊断】

头部肿块，性质？

【治疗经过】

患者于 2018 年 10 月 12 日在全身麻醉下行头皮肿瘤切除＋带蒂皮瓣转移术，术中切除头皮肿块后，见大小约 3.0 cm × 2.8 cm 的类圆形缺损（图 7.38.2）。在缺损的左右两侧做右侧尖端向前、左侧尖端向后约 3.0 cm 的延长切口（图 7.38.3），皮下分离后形成三角形皮瓣，外观呈一侧向前、一侧向后的两个三角形皮瓣，尖端拉向缺损中央分别向对侧边缘做对角瓣缝合固定，其他边缘对位缝合，缝合后呈 N 形（图 7.38.4、图 7.38.5），加压包扎。术后病理：基底细胞癌。

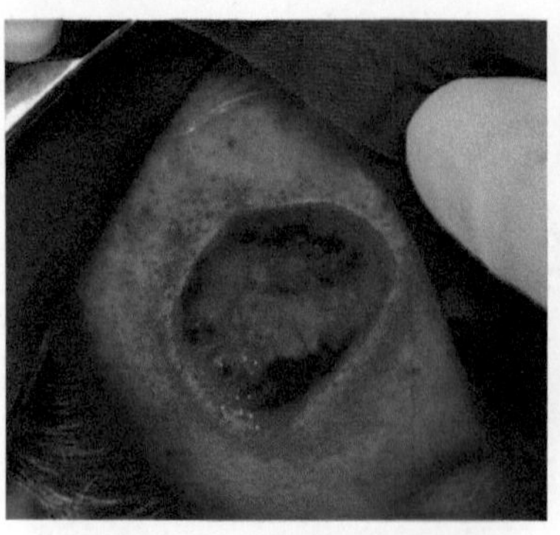
图 7.38.2　切除后的头皮缺损区

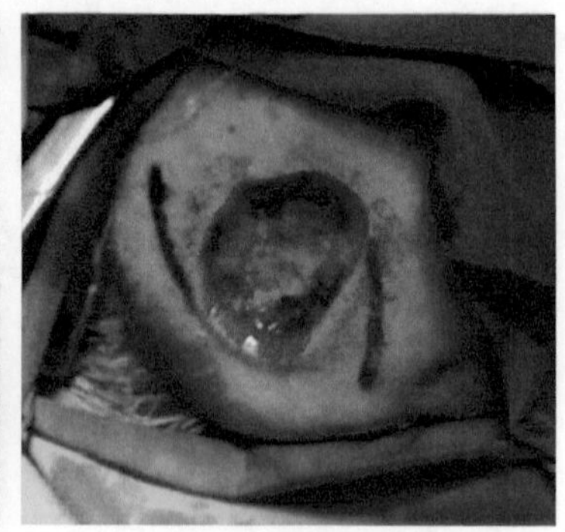
图 7.38.3　在缺损区双侧做延长切口

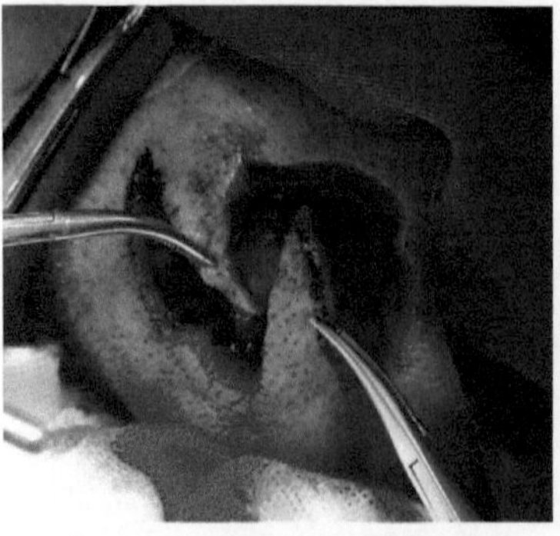
图 7.38.4　在缺损区的两侧做对角皮瓣内移

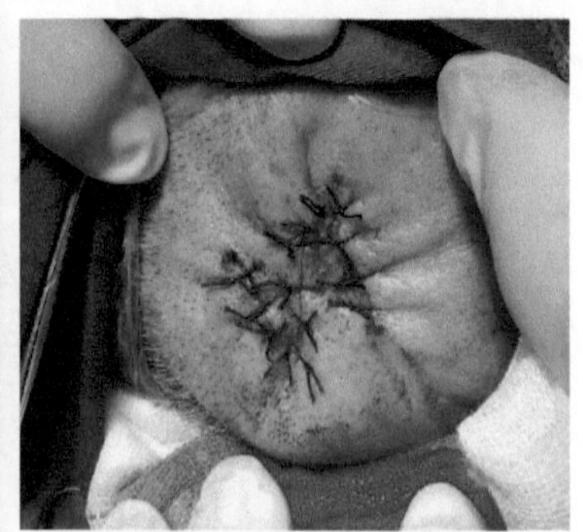
图 7.38.5　对角头皮瓣在缺损中央对位缝合，外部分离后移位缝合

术后给予适当的抗生素治疗及对症处理，术后5天局部换药见局部创面对合好，术后10天局部基本愈合，术后2周给予局部间断拆线，术后3周拆除全部缝线，愈合良好。

【随访】

术后3个月复查头皮局部愈合良好，无斑秃。术后2年3个月局部愈合好，无肿块复发（图7.38.6）。

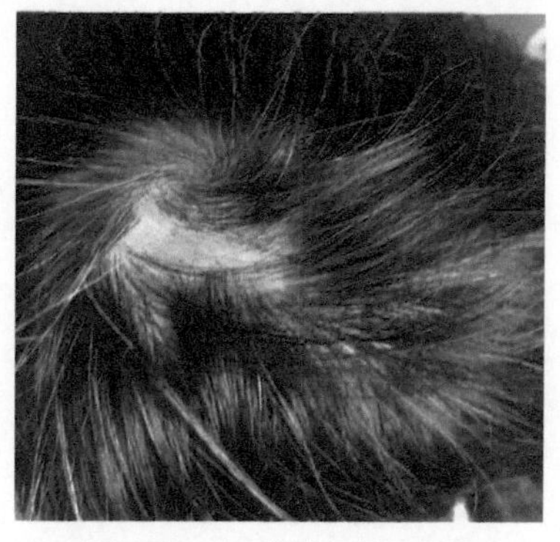

图7.38.6　术后2年3个月

病例分析

头部恶性肿瘤的切除和其他部位肿瘤的切除大同小异，但是头皮的特点又决定着修复的难度，以往使用游离皮片进行修复，导致局部区域光秃，有碍美观，影响患者的社交活动。

基底细胞癌是恶性肿瘤中的低恶性肿瘤，一般不发生转移，所以基底细胞癌的治疗主要是手术治疗，切除后再观察随访。

对于较少缺损的修复，我们提倡使用对角瓣的方法来进行修复，由本例手术治疗后的效果来看是不错的。

病例点评

本病例我们想使用旋转头皮瓣或推进头皮瓣进行修复，在手术时我们经过对局部的情况进行评估，觉得缩小手术范围更好，尝试使用对角皮瓣封闭了头皮创面，效果良好。对角皮瓣可以缩小手术范围，可以尝试修补头颈部的部分缺损。

（于伟　王春雨　张芬　张庆泉）

039　头皮下肿块切除后的对角瓣修复1例

病历摘要

【基本信息】

患者，男性，65岁，主因“头顶部发现肿块2年，无痛，开始时未予注意，近3个月来逐渐增大”而入院。高血压6年，服药治疗，目前血压稳定。无其他病史。

【查体】

全身检查未见异常。局部检查见头顶正中有大小约3.6 cm×3.2 cm×1.1 cm的光滑隆起（图7.39.1），头皮完整，质韧，无压痛，移动度差。耳鼻咽喉科检查未见异常。

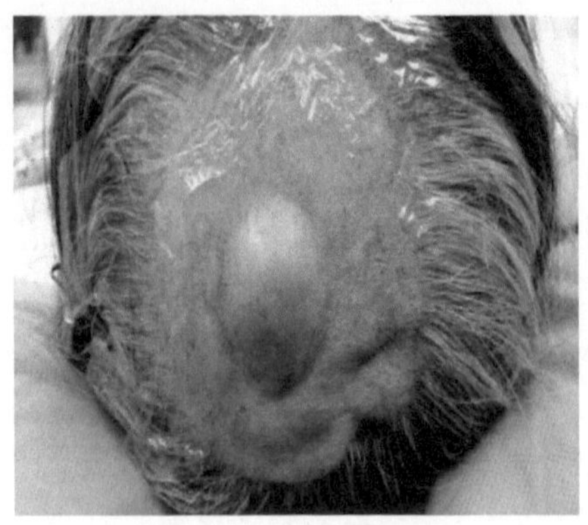

图7.39.1　头顶肿块

【诊断】

头皮下肿块，性质？

【治疗经过】

全身辅助检查未见异常后，择期在全身麻醉下行头部肿块切除术，切除后局部妥善止血，测量头皮缺损大小，在两侧设计对角皮

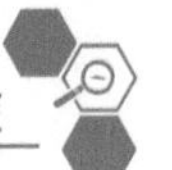

瓣（图 7.39.2），深部分离后将对角皮瓣错位对位缝合（图 7.39.3、图 7.39.4），局部加压包扎。术后病理：毛根鞘囊肿。

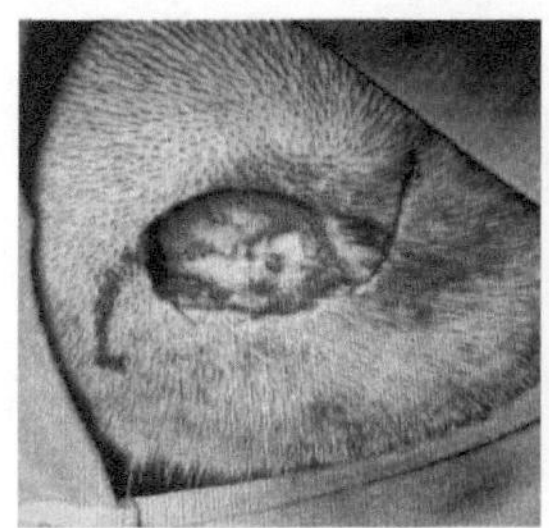
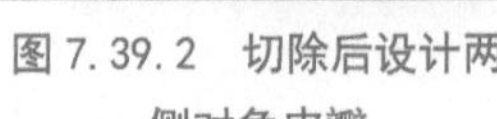
图 7.39.2　切除后设计两侧对角皮瓣

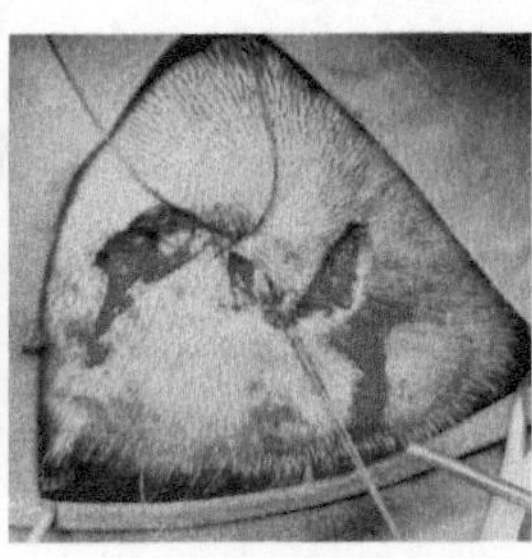
图 7.39.3　两对角皮瓣移位在正中缝合

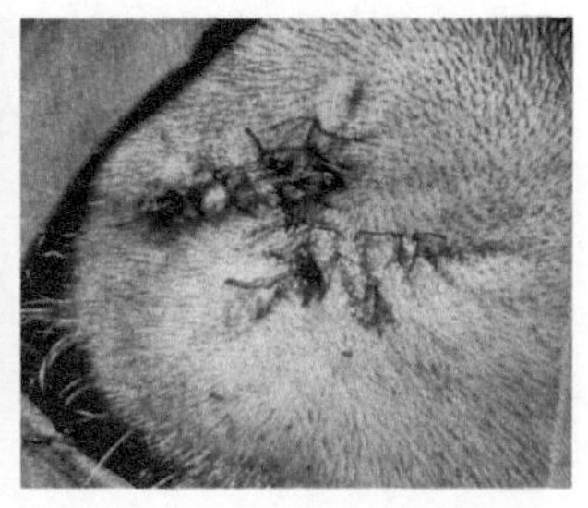
图 7.39.4　缝合后的局部情况，对角皮瓣修复良好

术后给予适量抗生素治疗及对症处理，术后 5 天局部换药，切口对位好，术后 10 天间断拆除缝线，术后 15 天完全拆除缝线，局部愈合好。

【随访】

术后 2 个月局部愈合好，未见肿块复发（图 7.39.5）。

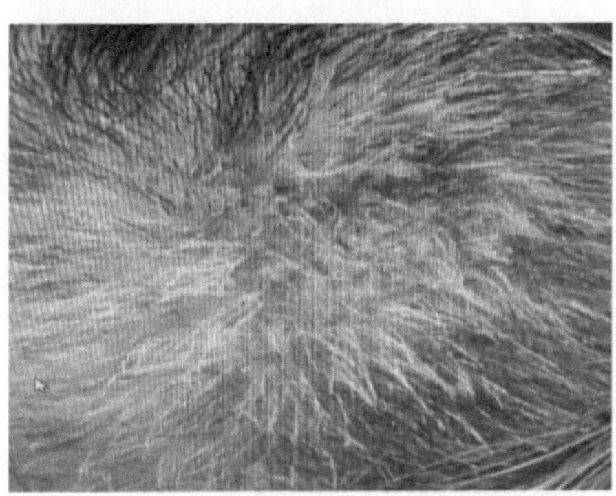
图 7.39.5　术后 2 个月的头部情况

病例分析

对于头部肿瘤的治疗，有的可以切开头皮分离皮下肿瘤并切除后直接缝合，有的需要将肿瘤和头皮一起切除，这样就需要修复头

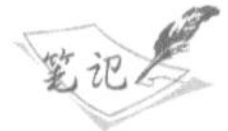

皮的缺损。头皮的特点是较厚较紧，游离度和扩张度都有限，所以在修复时应考虑这些特点。

本例头皮下肿瘤与皮肤粘连较紧，不能保留头皮，所以需要将头皮与肿瘤一起切除，这就遗留了头皮的缺损。我们根据头皮缺损的情况设计了对角瓣进行修复，较好地覆盖了缺损区域。

病例点评

本病例类似于前一例，不同的是肿块在头皮下，但是又不能分离保留头皮，只好对该患者也做了肿块切除后的对角瓣修复。

（王永福　董茜茜　张庆泉　姜立新）

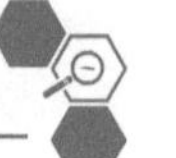

040　面部旋转皮瓣修复病例 2 例

病历摘要

病例 1

【基本信息】

患者，男性，86 岁，主因“发现右侧面部肿块并反复破溃 1 年”入院。既往体健。

【查体】

右侧面部隆起，距耳屏约 1.0 cm，表面见皮肤破溃（图 7.40.1），大小约 2.5 cm × 1.5 cm，表面结痂，周围皮肤呈暗红色，无明显压痛。

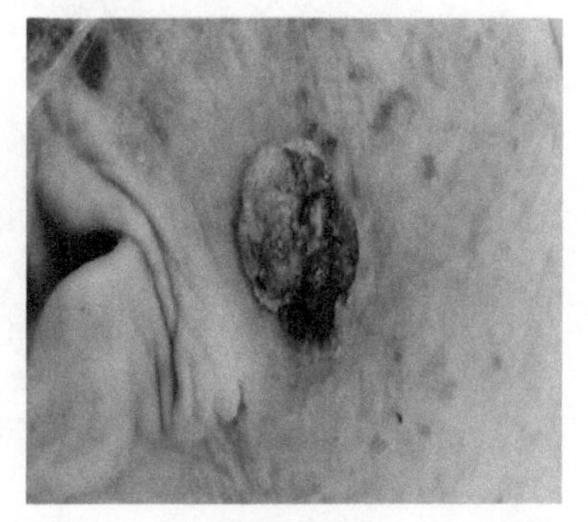

图 7.40.1　右侧面部肿块，部分溃烂

【诊断】

面部肿块（右侧）。

【治疗经过】

患者于 2018 年 9 月 3 日在局部麻醉下行右面部肿块切除 + 皮瓣转移修复术。术中安全边界处切除左侧面部肿块后，见皮肤缺损，在切口下方做 2.5 cm × 2.0 cm 大小的类圆形标记，沿标记切开皮肤及皮下组织，钝性分离皮瓣备用，保留蒂，将带蒂皮瓣转移并覆盖术腔，对合切口并间断缝合，加压包裹皮瓣。术后病理：（右面部）基底细胞癌。手术过程见图 7.40.2 ～图 7.40.5。

术后给予适量抗生素治疗及对症处理，术后 7 天拆开加压包裹，发现皮瓣成活，色泽正常。术后 10 天换药时观察局部愈合好，给予间断拆线，术后 14 天完全拆除缝线，皮瓣成活好，未再进行其他治疗。

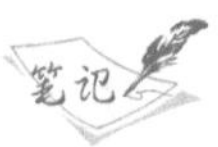

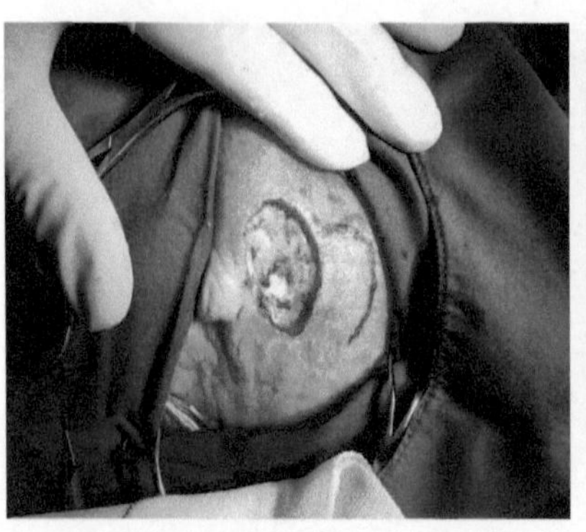
图 7.40.2　局部切除后下方面部设计旋转皮瓣

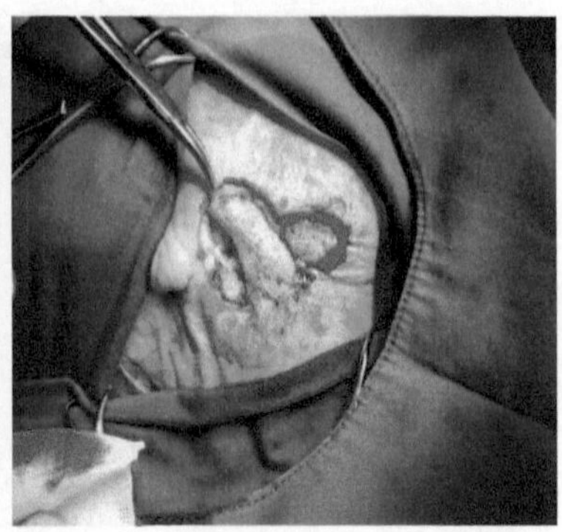
图 7.40.3　将皮瓣旋转上移至皮肤缺损区

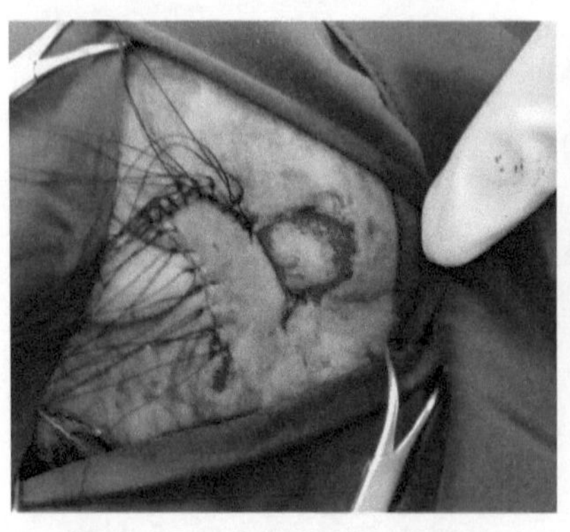
图 7.40.4　将皮瓣对位缝合留线

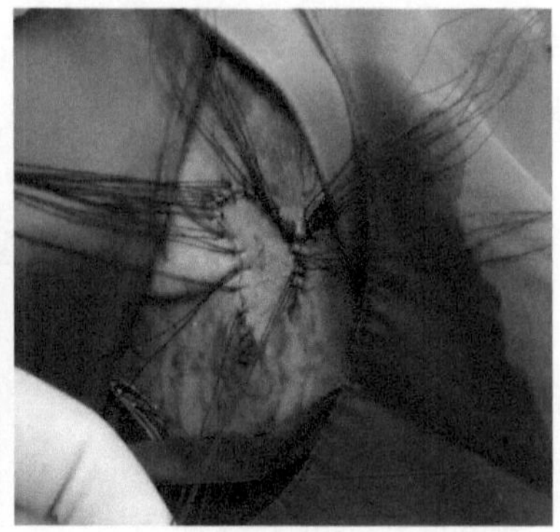
图 7.40.5　修整供皮区缝合打包

【随访】

定期随访中（图 7.40.6、图 7.40.7）。

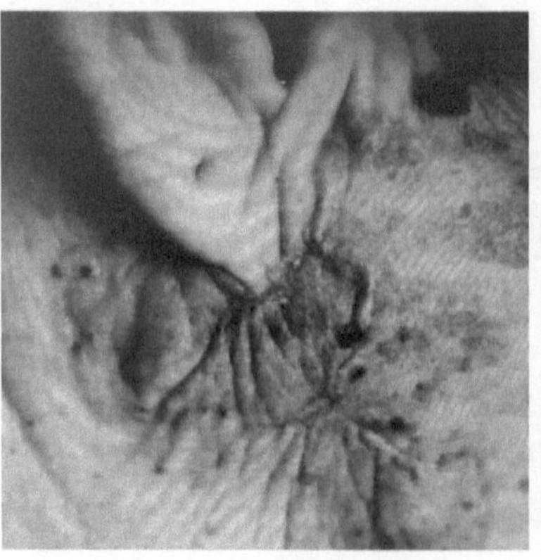
图 7.40.6　术后 3 个月

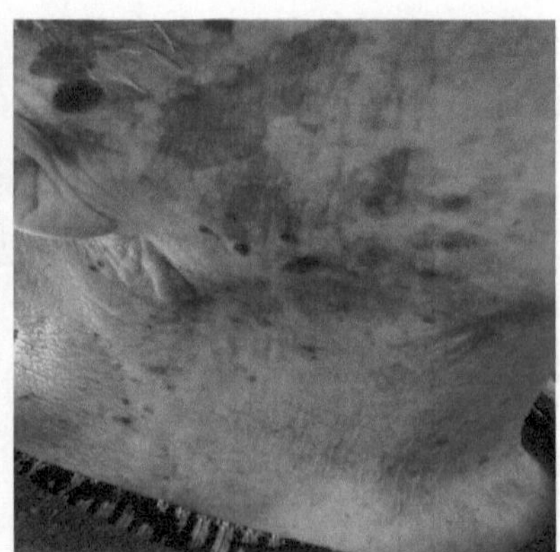
图 7.40.7　术后 3 年 2 个月

病例 2

【基本信息】

患者，女性，86 岁，主因“发现面部肿块 4 个月”入院。既往体健。

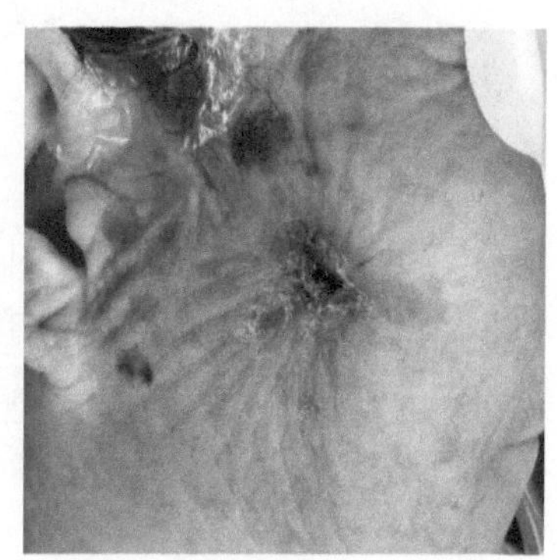
图 7.40.8　右侧面部肿块，中心破溃

【查体】

右侧面部肿块见大小约 2.0 cm × 2.0 cm 的隆起，基底宽，呈溃疡样改变，表面凹凸不平，边界欠清（图 7.40.8）。

【诊断】

面部肿块（右侧）。

【治疗经过】

患者于 2018 年 12 月 15 日在局部麻醉下行面部肿块切除 + 皮瓣转移修复术。术中完整切除右面部肿块后，见约 3.3 cm × 2.3 cm 大小的皮肤缺损（图 7.40.9），不能直接对位缝合，于肿块切口前下做 1.5 cm × 1.0 cm 的皮瓣，蒂位于后下方，将皮瓣转位修复肿块切除后的遗留创面，该切口上下牵拉对位缝合（图 7.40.10、图 7.40.11），打包加压皮瓣（图 7.40.12）。术后病理:（右面部）鳞状细胞癌，周边切缘及深切缘未见癌组织累及。

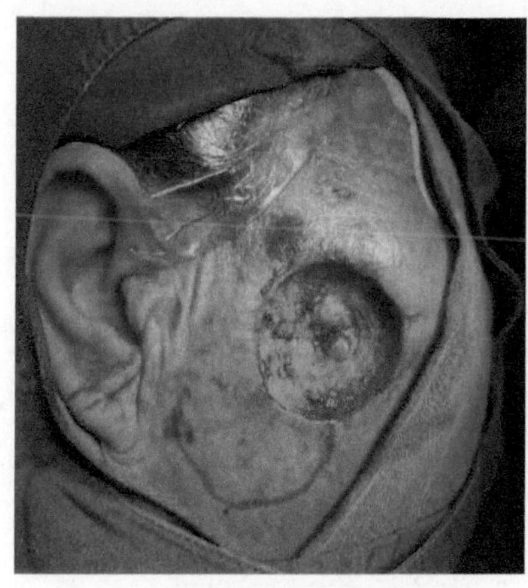
图 7.40.9　局部切除后的皮肤缺损，设计修复皮瓣

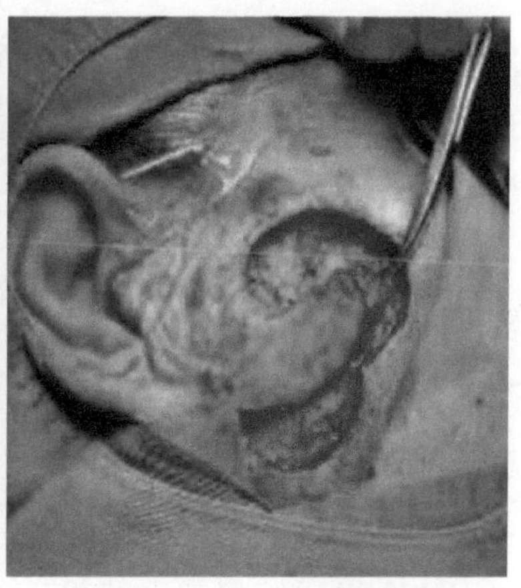
图 7.40.10　上移旋转皮瓣

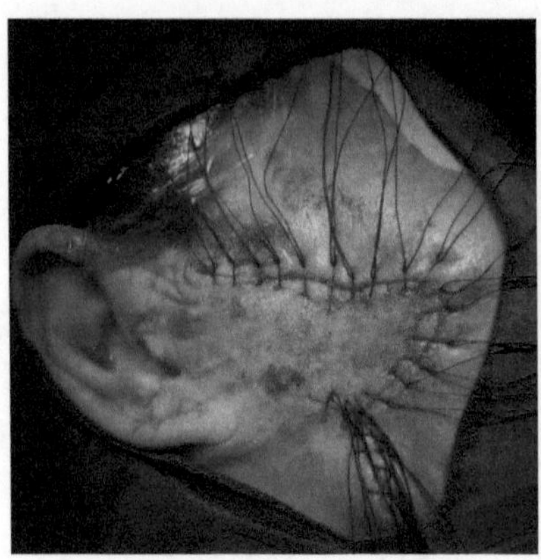
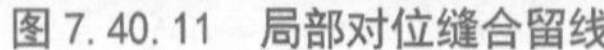
图 7. 40. 11　局部对位缝合留线

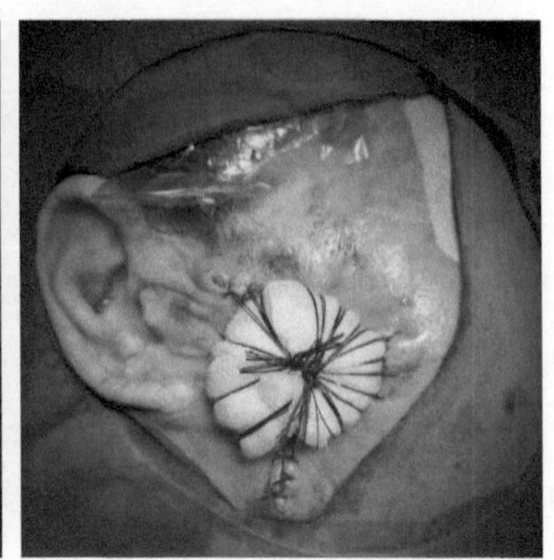
图 7. 40. 12　局部打包固定

术后给予适量抗生素治疗及对症处理，术后 7 天打开加压包扎，皮瓣成活，色泽基本正常。术后 10 天给予间断拆线，术后 14 天完全拆除缝线，皮瓣成活好。因为患者年龄较大，家属拒绝放化疗等其他治疗，后自行口服中药治疗。

【随访】

定期随访中。

病例分析

面部肿瘤患者基本都是以中老年人为主，特别是老年人，主要通过手术治疗，其他治疗方式均非首选。所以这 2 例我们均选择手术切除肿块。

在面部恶性肿瘤手术时除了注意手术切缘外，还应该注意肿瘤深部的浸润，以及周围边界、深部边界，力求彻底切除，尽量做切缘的快速病理检查后确定。深部的切缘与周围皮肤切缘不太一致，一般深部 2 ～ 3 mm 处的组织正常即可。

在手术切除后需要进行缺损的修复，一般常用旋转皮瓣来进行修复，也可根据缺损的形状采用菱形皮瓣、推进皮瓣进行修复，“猫耳”现象是旋转皮瓣最常见的问题，应该修整好，且还不能够影响

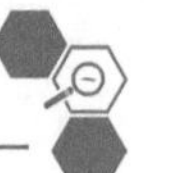

蒂部的血运。其他皮瓣也有周围组织松弛的现象，应该采用 V 形切开修整，且缝合技术也很重要。皮瓣的蒂部应该注意其宽度和厚度，主要是宽度，以及是否包括知名血管，做成随意皮瓣还是轴型皮瓣就在于是否含有主要血管了。

在老年人手术时，还要注意全身情况，注意心率、血压、血糖的变化。

病例点评

面部溃烂性恶性肿瘤在切除前就已经诊断清楚，所以术前活组织检查对于溃烂性肿瘤应该是常规的诊疗手段。诊断后如果仅是皮肤的肿瘤，且深部未受侵犯，则治疗相对容易。

2 例患者均为老年人，而且面部均为恶性肿瘤，局部切除后需要修复。针对老年人面部皮肤松弛的特点，我们设计了旋转皮瓣进行修复，病例 2 除了旋转皮瓣外，还适度地进行了推进皮瓣的操作技术，面部的修复效果均很好。

旋转皮瓣、菱形皮瓣、推进皮瓣都是应用于缺损范围较小的一般修复，如果缺损较大，则应使用两个以上皮瓣联合进行修复。对于特别大的面部皮肤缺损则应考虑游离肌皮瓣的移植修复，这种修复不仅修复皮肤缺损，还包括深部组织的填充等。

面部的修复涉及美观和功能问题，主要是美观，功能要看涉及的是鼻子、耳朵、眼睛等哪些结构，可参考相关章节。

（张庆泉　王永福　董茜茜　张芬　于伟）

041　三角皮瓣修复面部缺损 1 例

病历摘要

【基本信息】

患者，男性，86 岁，主因“发现左下睑下方肿块 2 年”入院。既往体健。

【查体】

全身检查未见异常。辅助检查除胆固醇偏高外，其他无异常。左侧下眼睑下方 0.5 cm 处见黑色肿块（图 7.41.1），稍隆起于皮肤，大小为 1.3 cm × 0.8 cm，局部皮肤破溃大小为 2 ～ 3 mm，无压痛。

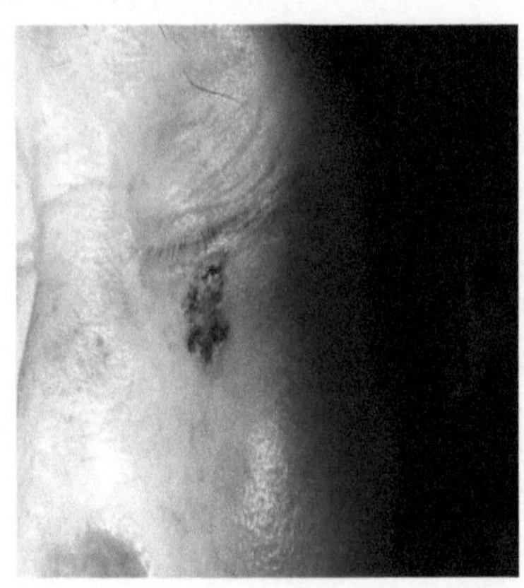

图 7.41.1　左侧下眼睑至面部的肿块

【诊断】

面部肿块（左侧）。

【治疗经过】

患者于 2018 年 7 月 25 日在局部麻醉下行面部肿块切除（左侧下睑）+ 带蒂皮瓣转移术，术中切除左侧下睑下方肿块后，在切口下方做 1.5 cm × 1.2 cm 大小的三角形标记，沿标记处切开皮肤及皮下组织，钝性分离皮瓣备用，保留深部为蒂，将带蒂皮瓣上移并覆盖创

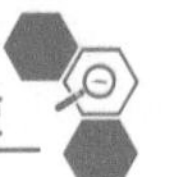

面，检查皮瓣与各个切缘对合情况，修剪皮瓣大小，对位缝合，皮瓣处适度打包加压。术后病理：（左面部）基底细胞癌。手术过程见图 7.41.2 ～图 7.41.4。

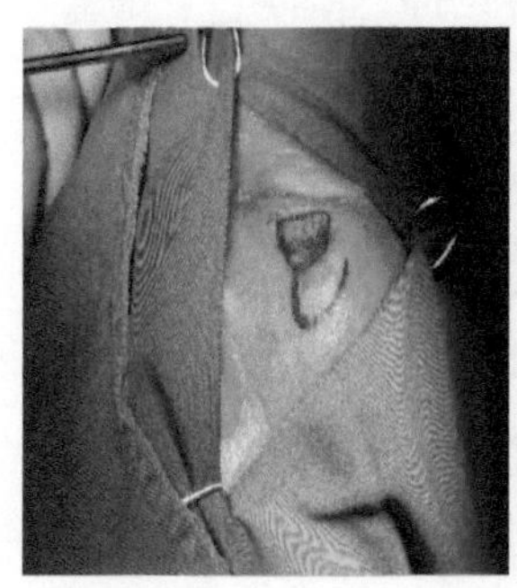
图 7.41.2　切除后设计面部下方的三角皮瓣

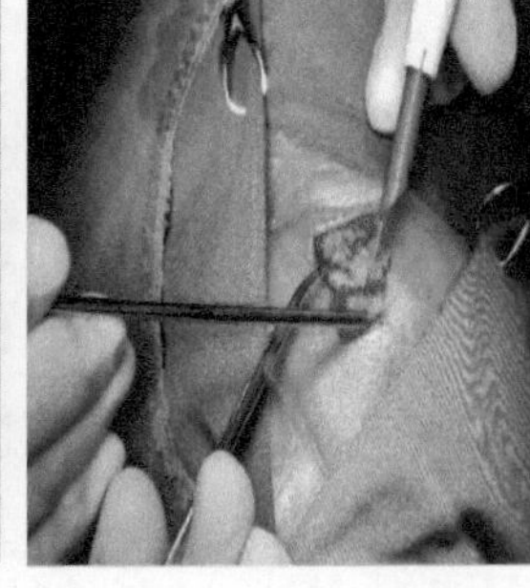
图 7.41.3　上移皮瓣后试验皮瓣的紧张度，以免影响眼睑闭合

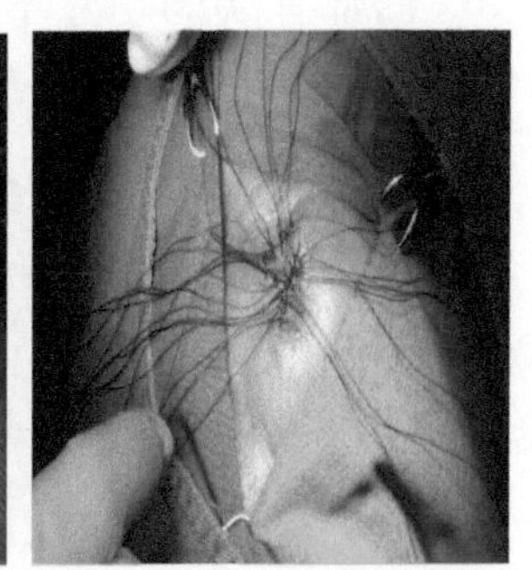
图 7.41.4　局部缝合后的情况

术后给予适当的抗生素及对症处理。术后 5 天打开加压包裹，局部皮瓣成活，色泽好。术后 10 天间断拆除缝线，术后 12 天完全拆除缝线，皮瓣成活好，色泽正常（图 7.41.5）。下眼睑无外翻，眼睑闭合好。

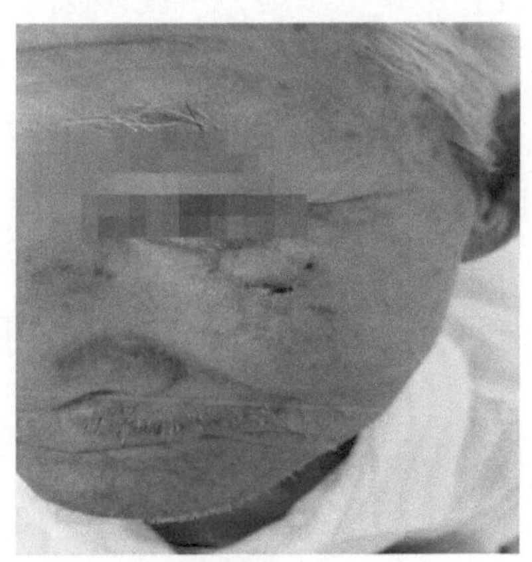
图 7.41.5　术后 12 天拆除缝线后，局部愈合好，眼睑闭合好

【随访】

术后定期随访。

病例分析

面部肿块的切除不仅要顾及美观，对于邻近眼睛的上下眼睑、前鼻孔、外耳道口等器官都需要注意其功能，特别是眼睑的运动功能尤其重要，在切除肿块、设计修复皮瓣方面一定要注意。

本例缺损位置位于下眼睑下方，如果从左右两侧转皮瓣则可能影响下眼睑的运动以致眼睑闭合不良。所以我们在原肿块下方设计了三角推进皮瓣，使得皮瓣上移，下部创面使用三角创面对位缝合以支撑三角皮瓣不下移。术后的观察随访也证实了这一点。

三角皮瓣在面部的使用有其优势，面部组织相对松弛，对于深部为蒂的三角皮瓣游离度足够，没有“猫耳”现象，所以面部的修复应该首选三角推进皮瓣，而矩形推进皮瓣则应需要注意。

病例点评

本病例面部病变接近于下眼睑，一旦其他皮瓣修复容易向下牵拉眼睑造成闭合不严。所以我们就设计了下方的三角皮瓣上移修复接近眼睑的缺损。所以我们在设计皮瓣修复的时候一定注意口唇、眼睑、前鼻孔、外耳道口等，以免影响美观和功能。

（张庆泉　王永福）

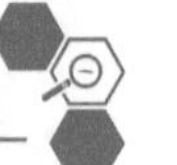

042 颈段气管较大缺损的气管分期多次重建术1例

病历摘要

患者，女性，55岁，多年前因“甲状腺乳头状癌（左）”在烟台市某医院行左侧甲状腺全切及峡部切除术，术后常规病理为“甲状腺乳头状腺癌”，给予口服左甲状腺素钠片替代治疗。术后半年发现时有憋气，复查纤维支气管镜发现颈段气管第三环以下前壁偏左有约1.0 cm大小的肿块，行活组织检查后诊断为甲状腺腺癌气管转移，入院后行甲状腺全切＋胸骨柄劈开＋气管前壁肿块切除＋局部淋巴结清扫术，术后局部气管造瘘，术后放疗1个月，并长期口服左甲状腺素钠片控制病情。之后分次手术取鼻中隔软骨行气管前壁重建术，后来一直定期随访观察。

11年后因“甲状腺癌术后憋气、咳嗽1个月，咯血2周”入院，查体见气管居中，前壁软骨缺失，表面被覆皮肤组织，颈部见长约10.0 cm不规则的瘢痕，锁骨上窝皮肤可见血管性波动。纤维喉镜检查示环状软骨平面以下至气管前左侧壁见红色肿块。完善术前相关检查，排除手术禁忌后，择期在全身麻醉下行气管切开＋气管前壁肿块切除术，切除范围包括气管前壁、左侧壁、部分后壁，术后将气管切除处边缘与皮肤直接缝合造瘘，气管缺损达5.0 cm×2.5 cm，周径缺损达60%。术后病理检查示气管肿块乳头状腺癌，浸润气管全层。患者术后带气管套管出院。

3个月后患者再次入院，于气管造瘘口处在全身麻醉下行舌骨部分切除＋利用游离舌骨行气管左侧壁重建术，术中自气管瘘左侧外部3.0 cm处做纵向切口，向气管瘘边缘分离，取约2.5 cm×1.5 cm大小的游离舌骨，将游离舌骨埋置于气管缺失左侧壁的皮肤下，并

对位缝合外侧皮肤切口，形成气管左侧壁支架。术后 7 天拆线出院，并拔出气管套管。

又 3 个月后再次在静脉复合麻醉下行气管瘘口部分成形术，术中见气管前壁及皮肤缺损 5.0 cm × 2.0 cm，将气管瘘口周围皮肤先做成右小左大的、以瘘口边缘为蒂的双侧皮瓣内翻对位缝合，然后从下方做成旋转皮瓣，转位置于内侧翻转皮瓣形成的创面之上，对位缝合，行复合皮瓣修补，闭合气管瘘口下 2/3，并于瘘口上端用无菌吸引管支撑，防止气管狭窄。术后 7 天拆线出院。

再 3 个月后在局部麻醉下行复合瓣剩余气管瘘口修补术，做成左大右小的蒂部位于气管瘘边缘的皮瓣，翻转对位缝合，封闭气管瘘口，然后在瘘口右侧做矩形皮瓣，转位于翻转皮瓣形成的创面之上，完全封闭气管瘘口。术后 7 天间断拆线，术后 10 天完全拆线。患者切口愈合良好，呼吸通畅，后出院。患者最后一次修补手术后已逾 6 年，目前仍在随访观察中（图 7.42.1、图 7.42.2）。

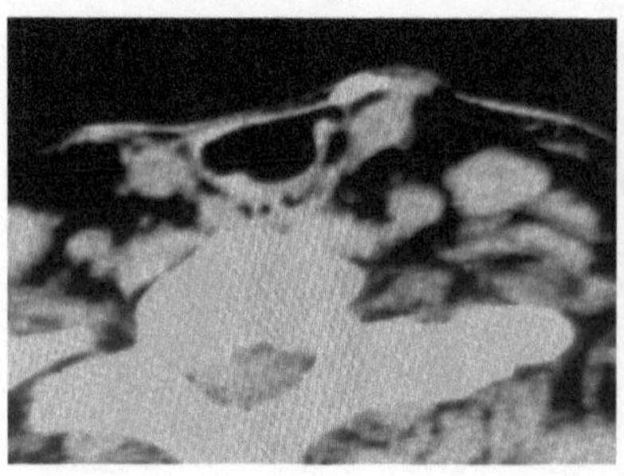
图 7.42.1　气管瘘口修补术后 1 年的气管横截面 CT，显示气管呈不规则形状

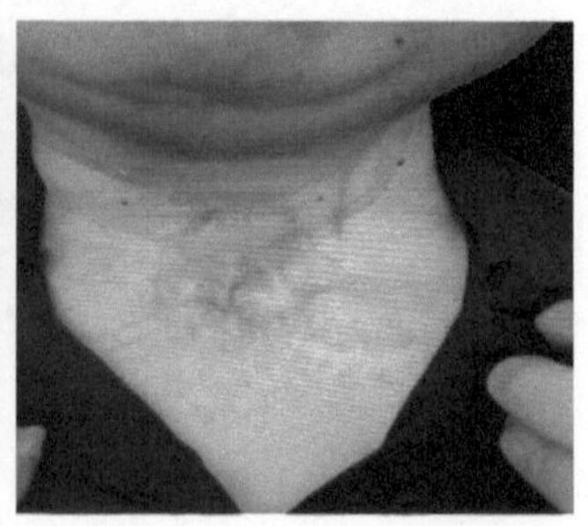
图 7.42.2　气管瘘口修补术后 1 年的颈部照片，愈合良好，呼吸通畅

病例分析

片状切除方式对于甲状腺肿瘤侵及或破坏气管软骨可能会有肿瘤残留，需考虑广泛切除的方案如气管窗形切除或气管环形切除。气管窗形切除包括气管前壁、侧壁的局部受累，缺损不超过气管周径的一半，可用带状肌或游离软骨片修复关闭。有专家认为胸锁乳

突肌肌骨膜瓣修复气管窗形缺损也是一种好的修复方法。

部分学者认为理想的喉气管重建材料应具有良好的生物相容性，质地坚韧而富有弹性，可无张力地与周围气管壁紧密缝合，并能抵抗呼吸道压力变化，不塌陷，能提供永久性支架作用，材料的气道面有正常黏膜覆盖。因此，国内的部分专家推崇肌筋膜瓣修复，并取得了较好的临床效果。

我们团队收治过 11 例甲状腺癌侵犯气管的病例，年龄在 50 ～ 98 岁，气管缺损在（3.0 cm × 2.0 cm）～（5.0 cm × 2.5 cm），如果肿瘤侵犯气管前壁或切除肿块后气管前壁缺损在 3 ～ 4 个软骨环以下，或侧壁缺损周径＜ 50% 的患者可行术后直接修补闭合，这样不易引起气管狭窄；侵犯环状软骨若大于 4 个软骨环以上或周径缺损大于 50%，则需行气管分期重建。

本例患者在第 3 次手术切除后，气管前壁、左侧壁及部分后壁切除，缺损达 5.0 cm × 2.5 cm，周径缺损达 60% 以上，所以我们首先切取部分游离舌骨做支架，重建左侧气管侧壁，重建后周径约在 40%。因为缺损在 5.0 cm 左右，所以之后又分 2 次将复合皮瓣进行气管巨大瘘口的修复。自体支架材料可选择舌骨、甲状软骨、锁骨或肋软骨，我们认为游离舌骨比较合适，局部血运良好，成活没有问题，无须带蒂舌骨瓣。气管壁分期重建时应注意根据缺损的范围选择自体骨的位置和大小。气管封闭时间以 3 ～ 6 个月最佳，防止瘢痕挛缩引起气管瘘口上下端的狭窄。术后注意定期复查，观察肿瘤有无复发。

气管侧壁加高后要观察气管的横径腔道是否可以足够呼吸，如果横径在 1.0 cm 以上，修复时要确保腔隙不能变小，则可以进行气管前壁缺损的修复，最好在 1.5 cm 以上。至于是进行一次或两次以上的手术封闭气管缺损，要根据患者的具体情况来确定。如果缺损较大，且修复前壁的组织主要是皮瓣，皮瓣较薄，因此最好进行分次手术。如果缺损较小，可以一次封闭，但是要注意手术时气管腔隙的变化。

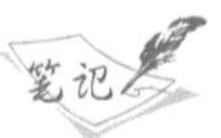

甲状腺癌手术是主要治疗方案，次全或全切除者术后更应终身服用甲状腺素片，目的是预防甲状腺功能减退及抑制 TSH，TSH 通过其受体能影响甲状腺癌的生长。

病例点评

本例患者因甲状腺乳头状癌累及气管，行胸骨劈开甲状腺肿瘤切除及气管造瘘术，术后病情稳定后行气管瘘口修补。几年后气管内肿瘤复发，又行气管肿瘤切除，颈段气管瘘口逐渐增大，后来反复进行气管侧壁加高、气管瘘口分期修补，历经了十余次手术切除和重建气管，最后终于封闭了气管瘘口，恢复了经口呼吸。

通过对本例患者的治疗，我们认为对于气管壁的较大缺损，不要急于进行一次或两次封闭，目前的气管修复技术尚未达到一次恢复气管功能的目的。在分次的重建技术中，一定分清主次，不急于减少手术次数，要稳定地进行分次的逐步修复，例如，本例的气管侧壁加高，使用舌骨瓣、翻转瓣和旋转瓣或复合瓣等，皆要以恢复气管的足够呼吸腔道为目的。尽量避免使用记忆合金支架，除非为了临时延长生命在万不得已的情况下使用。

（张芬　李宇玥　王贝贝　王小雨　胡晓璇
程晓娟　张译丹　于伟　王春雨　张庆泉）

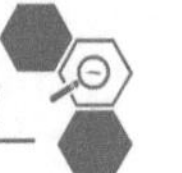

043 颈段气管缺损的二期修复重建术 1例

病历摘要

【基本信息】

患者，女性，75 岁，主因“胸闷、憋气 2 个月，声音嘶哑 1 个月”来烟台市某医院耳鼻咽喉科就诊。患者于 2 个月前无明显诱因出现胸闷憋气，无吞咽费力，无恶心、呕吐，无声音嘶哑，无吸气性喉喘鸣，无发热、寒战，无头晕、头痛，无午后低热、夜间盗汗，未行任何治疗，1 个月前上述症状加重，伴声音嘶哑、吸气性喉喘鸣，遂来院就诊，门诊在给予甲状腺三维 CT 检查后以“甲状腺肿块、桥本甲状腺炎、心房纤颤、气管狭窄”收入院，患者自发病以来，饮食、睡眠可，大小便正常，体重无明显变化。既往有甲状腺功能亢进病史 20 年。

【查体】

颈部欠对称，气管居中，双侧甲状腺肿大，右侧约有 6.0 cm × 5.0 cm 大小的肿块，峡部偏左侧约有 3.0 cm × 3.0 cm 的肿块，肿块边界欠清，质韧，随吞咽上下活动，未闻及血管杂音。双侧颈部未及明显肿大淋巴结。喉镜检查见会厌无充血、水肿，抬举可，双声带动度可，闭合稍有缝隙，声门下右侧气管壁隆起约 2.0 cm × 1.0 cm，中部可见 0.8 cm × 0.6 cm 的肿块，表面凹凸不平，基底不清，双侧梨状窝对称，无潴留（图 7.43.1）。甲状腺 B 超示右侧甲状腺肿大伴结节，考虑桥本甲状腺炎。甲状腺三维 CT（图 7.43.2）提示甲状腺左叶体积减小，甲状腺右叶体积增大，内可见大小约 6.0 cm × 3.7 cm 的类圆形低密度影，与环状软骨分界不清，突入气管腔致管腔狭窄，气管受压移位。颈部三维 + 增强 CT：甲状腺左叶体积减小，甲状腺右侧叶及峡

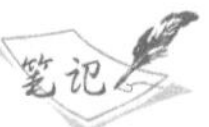

部体积明显增大，内可见大小约 5.5 cm × 3.2 cm 的类圆形低密度影，边缘可见，增强扫描呈轻度不均匀持续性强化、与右侧环状软骨分界不清，气管受压向左侧移位，局部突入气管腔内致管腔变形变窄，并累及右侧环状软骨，后缘与食管分界不清，脂肪间隙消失。

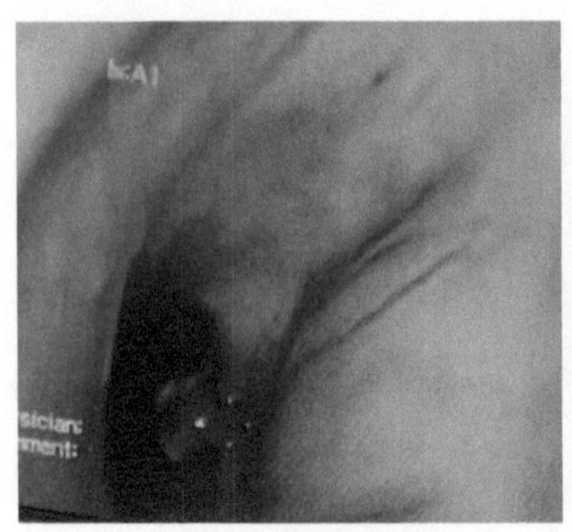

图 7.43.1　电子纤维喉镜检查见声门下不规则隆起

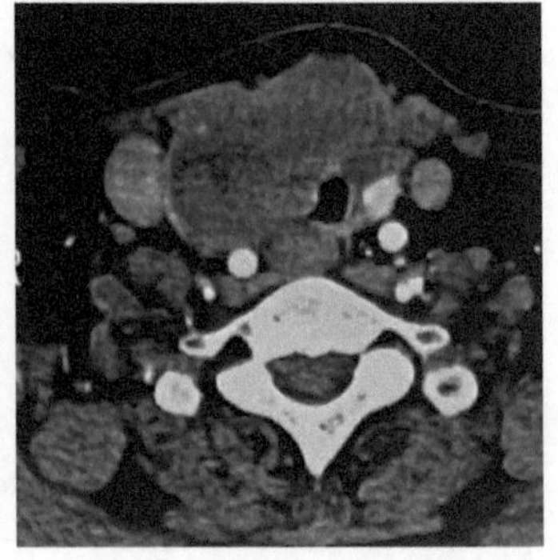

图 7.43.2　CT 检查示甲状腺右叶及峡部占位

【诊断】

甲状腺占位；冠状动脉粥样硬化性心脏病；心肌缺血；心功能Ⅲ级；心律失常；心房颤动；甲状腺功能亢进症治疗后；桥本甲状腺炎。

【治疗经过】

完善相关术前检查，排除手术禁忌后择期在全身麻醉下行右侧甲状腺及峡部肿块全切 + 气管切开 + 部分气管切除 + 气管造口术。麻醉后，患者取仰卧位，双肩垫枕，术野常规皮肤消毒、铺巾，在颈前稍做弧形切口，长约 7.0 cm，依次切开皮肤、皮下及颈阔肌筋膜，分离颈前肌群，显露甲状腺。探查见峡部突至左侧甲状腺叶的实性肿块约 3.0 cm × 3.0 cm 大小，质韧，无正常甲状腺组织，右侧甲状腺可扪及约 6.0 cm × 5.0 cm 大小的实性肿块，质韧，边界清，与环状软骨粘连，部分组织突入气管内，气管向左侧移位，周围无明显增大淋巴结。分别游离、结扎并切断左侧甲状腺叶上、中、下极血管，周围游离肿块后见肿块与气管浸润粘连，部分肿块侵入气管，沿肿块侵及气管的边缘切开气管，拔除经口内的气管插管，从

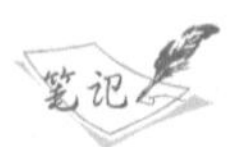

气管切开处重新插入气管插管，见气管第 1 ～ 4 气管环右外侧壁受侵，将受侵犯的气管环及甲状腺肿块完全切除，深部与食管粘连，给予肿块完整分离并切除，送快速病理检查示梭形细胞肿瘤，不排除神经鞘瘤。清洁创面，查无出血，残腔置止血纱布，将肌肉与气管环间断缝合至皮肤，做造瘘口，结束手术。术后病理：细胞核卵圆形，长梭形，细胞质粉染，细胞束状、栅栏状排列，细胞整体形态温和，核分裂象偶见（图 7.43.3），颈部神经鞘瘤。免疫组化：s-100（+）、cd34（血管+）、SMA（–）、Desmin（–）、CD117（–）、Bcl-2（–）、Dogl（–）、ki67（约 2%+）。

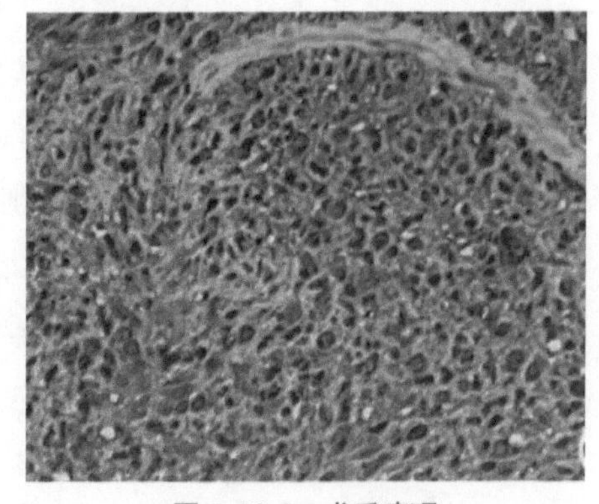
图 7.43.3　术后病理

【随访】

术后 20 天复查电子喉镜（图 7.43.4）见右侧声带水肿、充血，声门下可见白色伪膜及肉芽附着，继续随访半年，颈前有一大小约为 2.5 cm × 1.0 cm 的气管造瘘口，深约 1.0 cm，复诊电子喉镜右侧声带略水肿，外展受限，声门下气管内径轻度狭窄（图 7.43.5），复查 MRI 未见肿瘤复发，但手术相应部位气管轻度狭窄（图 7.43.6）。二期手术行复合皮瓣转移修复气管瘘，患者平静时无憋气，体力活动后略有憋气不适。

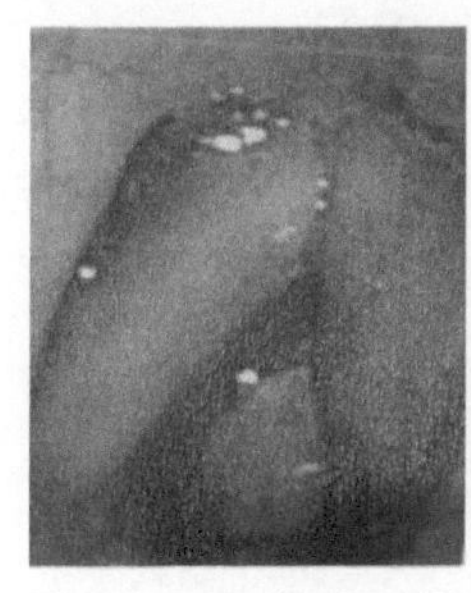
图 7.43.4　术后 20 天电子纤维喉镜检查可见切口处肉芽

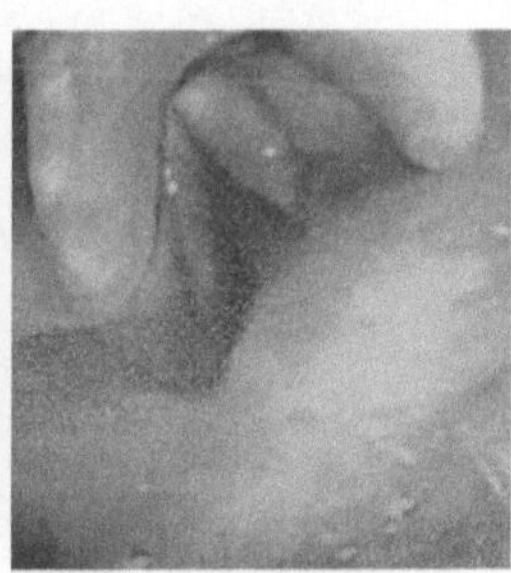
图 7.43.5　术后半年电子纤维喉镜检查

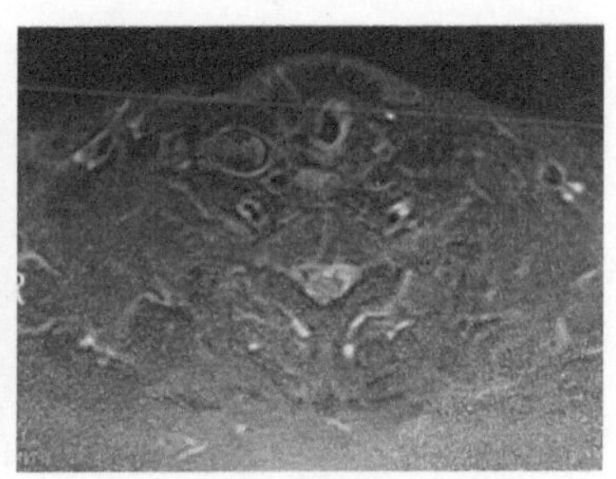
图 7.43.6　术后半年 MRI 检查见手术层面气管狭窄

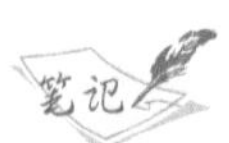

病例分析

神经鞘瘤是发生于神经外胚叶施万细胞的良性单发性肿瘤，可发生于身体的各个部位，其中25%～49%发生于颈部，而发生于甲状腺的原发肿瘤罕见。甲状腺的神经鞘瘤是指发生于甲状腺内、外的源于外周神经或有神经鞘细胞分化的肿瘤。本例主要是原发于甲状腺且侵犯气管的良性肿瘤，患者首先出现了声音嘶哑，考虑系肿瘤压迫喉返神经所致，术中也发现肿瘤与喉返神经有粘连。

本例甲状腺神经鞘瘤突破甲状腺被膜侵及气管壁，突至气管内，出现声音嘶哑后逐渐出现呼吸困难，经过详细的术前检查和准备，采取了甲状腺肿瘤及被侵及气管的一期切除，术中快速病理检查确定为良性肿瘤后，施行了气管造口术。术后6个月患者局部恢复良好，便施行了气管造口的一期复合瓣封闭术，术中采取了先翻转局部的皮瓣形成衬里，做成创面，然后做旋转皮瓣形成外层修复，这样形成严密的两层修复，不仅修复了气管瘘口，还保持了气管的有效腔道，保证了呼吸功能。

侵犯气管的周围任何肿瘤，都有可能造成不同程度的呼吸困难，所以在切除病变后，首先是保持气道的通畅，而后才是气管瘘口的修复，主次矛盾应该分清，能够一期完成者可以一期修复，不能一期完成修复者，可以二期修复，也可以进行多期修复。

病例点评

本病例行甲状腺肿瘤切除后再行气管造口，二期行瘘口封闭手术。从患者随访的情况看，活动后仍有喉鸣发生，影像学检查可见气管的通畅程度还是略少，如果行三期修复可能更为稳妥。

（宫向荣　孙艳青　张庆泉）

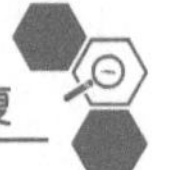

病例总点评

1. 头部修复点评

如前所述，头部有毛发、头皮贴敷较紧的特点，故在头皮缺损修复时尤其注意其特点，我们推崇的对头部肿块切除后缺损的修复方法是在边缘 3 ～ 4 cm 的情况下，要考虑毛发的特点，还要尽量使用游离皮瓣，有利于皮瓣转位。

我们设计的对角瓣，或称不交叉的 Z 形瓣及旋转瓣均可用于修复，因为头皮较紧的缘故，建议缺损边缘尽量做成对角瓣，其长度可以延伸，对角瓣充分的游离就可以很好地覆盖创面。如果可能的情况下，头皮的缺损尽量使用头皮瓣来修复，最好不用皮肤来修复，因为皮肤修复造成头部的斑秃样缺陷使患者生活质量下降，且影响社交活动，因此应尽量避免，较大的头皮缺损需另当别论。

2. 面部缺损修复点评

面部皮肤缺损的修复，很大的问题就是涉及患者的美观，美观一旦受影响，就可能不同程度地影响患者的生活质量，所以对于面部皮肤缺损的修复，一定要将其摆到很重要的位置。

面部皮肤缺损的原因主要是面部肿瘤的切除，其次是面部外伤造成的缺损，至于先天因素可能会涉及其他问题，这里就不做赘述。

多数面部肿瘤切除后的皮肤缺损患者是老年人，老年人皮肤的具体特点是松弛，这就给面部皮瓣的制作带来一定益处，皱褶的增多也给医生的操作带来一定益处或一定难度。

“顺皮纹、顾美容、重局部、识大体”，我们认为这是面部皮肤缺损修复必须掌握的原则。

3. 颈段气管修复点评

颈部气管和皮肤缺损的原因很多，主要是外伤、手术等，在造成气管和颈部皮肤缺损后，我们重点还是要注意呼吸功能，保证呼吸是首要的，然后才是颈部皮肤和瘘口的修复。

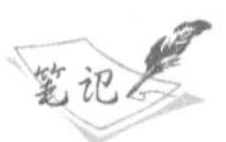

关于颈部的修复，我们重点叙述了颈段气管缺损的修复，并叙述了气管瘘的皮瓣修补方法，对于该类的修复要注意两个问题，一是注意修复气管时腔隙的大小，因为这涉及呼吸功能；二是注意封闭气管瘘的手术方法，瘘口大小的修复方法也不一样，所以应该区别对待。

对于气管缺损较多的患者，我们不建议在一期手术进行气管的重建，最好最稳妥的办法是分期重建气管的管壁，以保证有足够的腔隙来保持呼吸，这在我们介绍的病例中有所体现。

对于气管瘘的修复，大于 5 ～ 10 mm 的气管瘘，最好用复合瓣来进行修复，内外层的缝合口相对位是不可以的，应该内层修复的缝合口与外层修复的缝合口错位缝合，术后适度加压包扎，这样保证气管瘘的修复成功。

对于涉及气管肿瘤的切除，如果要切除气管全层，尽量切除后行气管造口，待病情稳定后再行修复。

（张庆泉　姜立新　王永福）

参考文献

[1] 王荣光 . 耳鼻咽喉科学史话 . 北京：人民军医出版社，2012.

[2] 陈尔瑜，梅芳瑞 . 常用皮瓣和肌皮瓣的解剖及临床应用 . 重庆：科学技术出版社重庆分社，1987.

[3] 孙彦，李娜 . 耳鼻咽喉头颈外科手术操作方法与技巧 . 北京：人民卫生出版社，2023.

[4] 杨晓惠，李健宁 . 实用整容外科手术学 . 北京：人民卫生出版社，1991.

[5] 孔维佳，周梁 . 耳鼻咽喉头颈外科学 . 3 版 . 北京：人民卫生出版社，2005.

[6] 王大玫 . 成形外科学讲座 . 昆明：云南人民出版社，1983.

[7] 宋儒耀，戚可名，宋业光，等 . 耳后皮瓣的研究和应用 . 中华整形烧伤外科杂志，1988，4（1）：1-3.

[8] 卿勇，岑瑛，刘晓雪，等 . 耳后皮瓣的临床应用 . 中国修复重建外科杂志，2010，24（7）：895-896.

[9] 方建蔺 . 超长蒂颞浅动脉耳后皮瓣的解剖学和临床应用研究 . 温州：温州医科大学，2006.

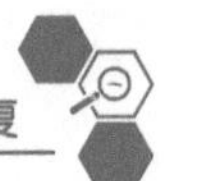

[10] 朱星红．耳后皮瓣血管的应用解剖学．中华显微外科杂志，1985，8（1）：34-36.
[11] 吴念，陈宗基．以颞浅血管为蒂的耳后乳突区皮瓣的应用解剖．中国临床解剖学杂志，1990，8（3）：132-135，187.
[12] 宋建良，郭光昭．颞浅血管为蒂的耳后岛状皮瓣再造眼窝．中国修复重建外科杂志，1992，（1）：22-23，64-67. .
[13] 范希玲，宋建良，何葆华，等．颞浅血管为蒂的耳后岛状皮瓣在颜面修复中的应用．浙江医学，1996，1：44-45.
[14] 方竹培，袁驾南，袁国祥．耳后肌肌皮瓣的应用解剖．解剖学通报，1990，（3）：221-223.
[15] 张庆泉，郭泉，张洪昌，等．耳后组织带蒂皮瓣的临床应用．临床耳鼻咽喉科杂志，1991，4：242-243.
[16] 张庆泉，栾建刚，张杰，等．耳后肌带蒂皮瓣的临床应用（附 5 例报告）．中国眼耳鼻喉科杂志，1997，2（1）：31-32.
[17] 张庆泉．耳郭部分缺损的修复术（附 14 例报告）．山东医大基础医学院学报，2000，14（4）：217-219.
[18] 田勇泉，韩德民，孙爱华，等．耳鼻咽喉头颈外科学．北京：人民卫生出版社，2008.
[19] ZHOU X，ZHANG Q，LIU T，et al. Modification in the technique of ear framework fabrication for congenital microtia. J Craniofac Surg，2012，23（5）：1296-1300.
[20] 王红力．耳后转移皮瓣与自体肋软骨修复耳郭外伤性缺损．临床耳鼻咽喉头颈外科杂志，2002，16（4）：185-186.
[21] 阳俊杰，邓安春．耳后区不同带蒂皮瓣修复外耳道及耳郭皮肤缺损的临床疗效观察．重庆医学，2016，45（1）：3.
[22] 蔡震，游晓波，张丽霞．耳前随意皮瓣转移修复耳郭前侧皮肤缺损的临床探讨．中国美容医学，2011，20（11）：1669-1670.
[23] LEE J C，CHEON T U，LEE J O，et al. Role of posterior auricular muscle to prevent protruding ear after retroauricular ear surgery. Auris Nasus Larynx，2020，47（1）：65-70.
[24] ÜNVERDI Ö F，DEMIR A. Cartilage-sparing otoplasty：the effects of adipo-perichondrial flap-assisted posterior auricular muscle complex flap technique on the repair of prominent ear deformities. J Craniofac Surg，2020，31（8）：2313-2316.
[25] 余道江，赵天兰，徐又佳，等．耳后窄蒂皮下蒂皮瓣修复耳郭内软组织缺损．中国修复重建外科杂志，2012，26（6）：721-723.
[26] 左宗宝，孙家明，郭科，等．耳后皮下蒂皮瓣一期贯穿修复耳郭前部组织缺损．组织工程与重建外科，2014，10（2）：104-105.
[27] BURAK ERSEN，YUCEL SARIALTIN，BULENT CIHANTIMUR，et al. A new otoplasty procedure：combination of perichondrio-adipo-dermal flap，posterior auricular muscle transpositioning and cartilage suturing to decrease the post-operative complication rates. European Journal of Plastic Surgery，2018，41（5）：557-562.
[28] STEPHEN C，LOWRIE A G. The posterior auricular muscle：a useful anatomical landmark for otoplasty. The Journal of Laryngology & Otology，2017，131（5）：465-467.

[29] 邵永良，周鲲鹏，李广盛，等．耳后径路取带蒂皮瓣修复外耳道皮肤缺损 18 例．山东大学耳鼻喉眼学报，2023，37（5）：1-5.

[30] 李璐鑫，李青峰，祁雪萍，等．外耳道鳞状细胞癌 1 例误诊分析．临床耳鼻咽喉头颈外科杂志，2018，32（19）：1057-1058.

[31] OUAZ K，ROBIER A，LESCANNE E，et al. Cancer of the external auditory canal. Eur Ann Otorhinolaryngol Head Neck Dis，2013，130：175-182.

[32] DESSY L A，FIGUS A，FIORAMONTI P，et al. Reconstruction of anterior auricular conchal defect after malignancy exci-sion：revolving-door flap versus full-thickness skin graft. J Plast Reconstr Aesthet Surg，2010，63（5）：746-752.

[33] KATO H，WATANABE S，NAKAMURA M，et al. Reconstructionof the external auditory canal using the random flap technique and laser Doppler evaluation. Dermatol Surg，2014，40（7）：739-742.

[34] IIDA T，MIHARA M，YOSHIMATSU H，et al. Reconstruction of the external auditory canal using a super-thin superficial circumflex iliac perforator flap after tumour resection. J Plast Reconstr Aesthet Surg，2013，66（3）：430-433.

[35] CHEN J M，LIANG H R，WANG Y J，et al. Applications of titanium mesh tubing in external ear canal reconstructionin congenital aural atresia. Eur Arch Otorhinolaryngol，2015，272（4）：835-838.

[36] 韩浩伦，吴玮，王鸿南，等. 个体化中空树酯支撑物预防小耳畸形术后外耳道狭窄．听力学及言语疾病杂志，2018，26（1）：40-42.

[37] 屠晓明．耳后皮瓣修复外伤性耳郭部分缺损 15 例分析报道. 浙江创伤外科，2015，20（1）：36-37.

[38] METSELAAR M，DUMANS A G，VAN DER HULS M P，et al. Osteo-radionecrosis of tympanic bone：reconstruction of outer earcanal with pedicled skin flap，combined with hyperbaricoxygen therapy，in five patients. J Laryngol Otol，2009，123（10）：1114-1119.

[39] 张庆泉，邢建平，栾建刚．耳郭内侧软骨皮瓣及耳后皮瓣联合修复耳郭部分缺损 1 例．临床耳鼻咽喉科杂志，1997，11（12）：578.

[40] 张庆泉，郎志强，王丽，等．耳郭良性幼年性黑色素瘤 1 例．中华耳鼻咽喉头颈外科杂志，2011，46（7）：594.

[41] 张静祎，王文一，张庆泉，等．耳郭动静脉畸形 1 例．中华耳鼻咽喉头颈外科杂志，2018，53（4）：302-303.

[42] 王小雨，王克亮，芦永胜，等．外伤性颞浅动脉瘤 1 例．中国医学文摘耳鼻咽喉科学，2018，33（1）：131-132.

[43] 张庆泉，王春雨，孙岩．张庆泉教授团队耳鼻咽喉头颈外科病例精解．北京：科学技术文献出版社，2019.

[44] 江孝清，金康业，柳绍良．鼻侧切开术并发症（附 191 例回顾）．湖北医学院学报，1992，13（4）：359-360.

[45] 柳端今．鼻侧切开及其变通术式．中华耳鼻咽喉科杂志，1990，25（3）：188.

[46] 陈飞，林尚泽．经延长的鼻侧切开切口行上颌骨全切术．国外医学（耳鼻咽喉科学分册），2001，25（5）：319.

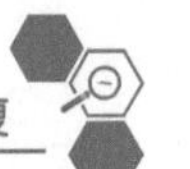

[47] 黄振科，胡炯炯 . 皮瓣移植在鼻尖缺损修复中的应用探讨 . 国际耳鼻咽喉头颈外科杂志，2020，44（3）：168-171.
[48] STIGALL L，ZITELLI J. Reconstracting the nasal tip. Br J Dermatol，2014，2：23-28.
[49] 王艳华，许玲，张庆泉 . 翻转带蒂的鼻唇沟皮瓣衬里在鼻侧切开手术中的应用 1 例 . 中国临床案例成果数据库，2023，5（1）：E02937-02937.
[50] 张庆泉 . 鼻口腔相关外科学 2021 观点 . 北京：科学技术文献出版社，2021.
[51] 赵玲辉，王久莉，马庆荣. 耳鼻咽喉淋巴系与恶性肿瘤. 北京：北京医科大学中国协和医科大学联合出版社，1994
[52] ROGERS H W，WEINSTOCK M A，FELDMAN S R，et al. Incidence estimate of nonmelanoma skin cancer（keratinocyte cercino-mas）in the U. S. population ，2012. JAMA Dermatol，2015，151（10）：1081-1086.
[53] LEITER U，KEIM U，EIGENTLER T，et al. Incidence，mortality and trends of mon-melanoma skin cancer in Germany. J In-vest Dermatol，2017，137（9）：1860-1867.
[54] GANDHI S A，KAMPP J. Skin cancer epidemiology，detection，and management . Med Clin North Am，2015，99（6）：1323-1335.
[55] DUBASL E，INGRAFFEA A. Nonmelanoma skin cancer. Facial Plast Surg Clin North Am，2013，21（1）：43-53.
[56] CHOI J H，KIM Y J，KIM H，et al. Distribution of basal cell carcinoma and squamous cell carcinoma by facial esthetic unit. Arch Plast Surg，2013，40（4）：387-391.
[57] ODA T，KATO H，WATANABL S，et al. Facial site distribution of basal cell carcinoma in Japanese. Exp Dermatol，2019，28：69-71.
[58] 程付伟，李寅，张维天，等 . 局部皮瓣在修复外鼻小面积皮肤缺损中的应用 . 临床耳鼻咽喉头颈外科杂志，2013，27（23）：1303-1306.
[59] 薛春雨，张玉君，郭伶俐，等 . 鼻唇沟皮瓣的分类及在鼻部创面修复中的应用 . 中国美容整形外科杂志，2010，21（1）：20-23.
[60] 宫向荣，姜德禄，张淑敏，等 . 外伤性鼻翼缺损的手术治疗 . 山东大学耳鼻喉眼学报，2001，15（2）：235-237.
[61] 王贝贝，宫向荣，柳忠禄，等 . 联合皮瓣修复外鼻肿瘤切除后较大皮肤缺损 7 例 . 中华耳鼻咽喉头颈外科杂志，2019，54（4）：562-563.
[62] ONO I，YAMASHITA T，TAKADA T，et al. Reconstruction method with a newly-designed bilobed flap after excision of tumours of the skin. Scand J Plast Reconstr Surg Hand Surg，2006，40（1）：32-40.
[63] 石仁慧 . 双叶皮瓣旋转修复面部术后皮肤缺损 . 现代实用医学，2003，15（5）：312.
[64] ULKUR E，ACIKEL C，EVINC R，et al. Use of rhomboid flap and double Z-plasty technique in the treatment of chronic postburn contractures. Burns，2006，32（6）：765-769.
[65] 孙岩，张庆泉，张华，等 . 异种脱细胞真皮基质修复膜在耳鼻咽喉头颈外科术后缺损修复中的应用 . 山东大学耳鼻喉眼学报，2008，22（4）：316-319.
[66] 钟琦，黄志刚，房居高，等 . 面中部恶性肿瘤 80 例手术缺损的修复 . 中华耳鼻咽喉头颈外科杂志，2010，45（7）：547-550.

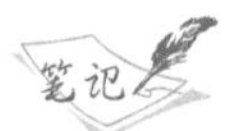

[67] 薛春雨，邢新，李军辉，等 . 多种面部皮瓣联合修复面部较大范围皮肤软组织缺损 . 中国美容整形外科杂志，2008，19（3）：183-185.
[68] 宋西成，张庆泉，陈秀梅，等 . 外鼻基底细胞癌切除及缺损一期修复 . 中华耳鼻咽喉头颈外科杂志，2012，47（2）：142-145.
[69] 张庆泉，郭泉，张洪昌，等 . 鼻翼切开复合瓣鼻中隔大穿孔修补术（附 3 例报告）. 耳鼻喉学报，1990，4（1）：41-42.
[70] STEVE M，MICHAEL G，RAWLE P. Median palatal cyst：case report and rewiew of literature. J Oral Maxillofoc Surg，2009，67：926-930.
[71] THALLITA P Q，GUILHERME R S，ABRAHAO C G，et al. Median palatine cyst. J Cranofacial Surgery，2011，22（2）：737-740.
[72] 张庆泉，柳忠豪，王春雨，等 . 鼻口腔相关疾病的治疗现状 . 中国医学文摘耳鼻咽喉科学，2020，35（3）：152-157.
[73] 武俊男，孙悦奇，王康华，等 . 经鼻内镜鼻泪管：泪囊切除术的应用解剖 . 眼科学报，2022，37（11）：856-863.
[74] 常涛，吴丹丹，金建平，等 . 微瓣缝合法在鼻内镜下泪囊鼻腔吻合术中的应用 . 中国眼耳鼻喉科杂志，2023，23（6）：484-487.
[75] 孟琳，王鹏举，杨玲，等 . 泪前隐窝入路口腔：上颌窦瘘修补术 . 临床耳鼻咽喉头颈外科杂志，2019，33（9）：100-101.
[76] ADAMS T，TAUB D，ROSEN M. Repair of oroantral communications by use of a combined surgical approach：functional endoscopic surgery and buccal advancement flap/buccalf fat pad graft. J Oral Maxillofac Surg，2015，73：1452-1456.
[77] 刘锡秀，杨安昌 . 眼睑基底细胞癌 32 例分析 . 贵阳医学院学报，2001，26（6）：528.
[78] 张庆泉，任忠，栾建刚，等 . 鼻翼切开复合瓣修补鼻中隔穿孔（附 13 例报告）. 中国眼耳鼻喉科杂志，1997，2（5）：190-191.
[79] 吴学愚 . 用筋膜修补鼻中隔穿孔 . 中华耳鼻咽喉科杂志，1979，14（1）：31-33.
[80] 陈兆和 . 用软骨膜修补鼻中隔穿孔 . 中华耳鼻咽喉科杂志，1982，17（2）：106-107.
[81] 廖旭 . 鼻内镜手术引起的鼻中隔穿孔 2 例 . 临床耳鼻咽喉科杂志，2004，18（5）：263.
[82] 刘贤安，陈伟，李其均，等 . 鼻内镜下鼻中隔穿孔修补术 . 中国内镜杂志，2001，7（1）：50-52.
[83] ZHANG Q Q. Repair of large nasal septal perforation with complex muco-perichondrial flap through modified lateral rhinitomy. USC, Health and hygiene journal, 2000, 3: 9-10.
[84] 赵利敏，张庆泉，孙岩，等 . 异种脱细胞真皮基质在鼻中隔缺损修复中的应用 . 山东大学耳鼻喉眼学报，2009，23（5）：31-32.
[85] 张庆泉，宋杰，毛成艳，等 . 鼻中隔疾病 . 长春：吉林科技出版社，2004.
[86] 张庆泉，郭泉，张洪昌，等 . 腭正中囊肿 3 例 . 中华耳鼻咽喉科杂志，1992，27（2）：88.
[87] 徐永向，张庆泉，王永福，等 . 腭正中囊肿经鼻经口两种手术方式的对比观察 . 中国医学文摘耳鼻咽喉科学，2020，35（3）：171-172.
[88] SANG W K，BOMMIE F S，SANG-OON B，et al. Large median palatine cyst. J Cranofacial Surgery，2012，23（4）：e288-e290.

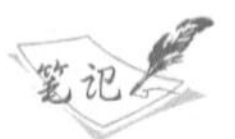

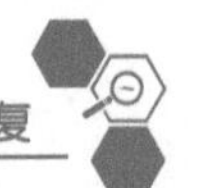

[89] JOOHWAN K，LNN C N，SEONG H Y，et al. A huge median premaxillary cyst as a late complication of maxillary surgery. J Cranofacial Surgery，2011，22（5）：1903-1905.

[90] 张立强，李学忠，蔡晓岚，等 . 鼻内镜下鼻口相关囊肿开放术 . 中国医学文摘耳鼻咽喉科学，2020，35（3）：154-157.

[91] 张志愿，俞光岩 . 口腔颌面外科学 . 北京：人民卫生出版社，2014.

[92] 唐敏 . 开窗减压术与传统颌骨囊肿刮治术治疗颌骨囊肿的疗效对比 . 全科口腔医学电子杂志，2015，（12）：18-19.

[93] 罗建峰，周昊，魏卓，等 . 牙源性颌骨囊肿的临床病理特点分析 . 实用医院临床杂志，2021，18（3）：104-107.

[94] 楚士东，慈军，王海英，等 . 鼻内镜中鼻道联合下鼻道上颌窦开窗术径路治疗上颌窦良性病变的回顾性分析 . 中国内镜杂志，2019，25（12）：84-87.

[95] 卜国铉 . 鼻眼相关外科学 . 北京：人民卫生出版社，1995.

[96] 袁乃芬，周以浙 . 眼睑基底细胞癌 . 国际眼科学纵览，1983，20（1）：39-40.

[97] 仲洁，孙秀芹，刘静，等 . 眼睑基底细胞癌 25 例综合性治疗疗效观察 . 中华肿瘤防治杂志，2008，15（8）：626-627.

[98] 孟昭鹏，纪建新，张人立，等 . 眼睑肿瘤 763 例临床病例分析 . 实用眼科杂志，1993，11（2）：488-490.

[99] 吴晓梅 . 眼睑恶性肿瘤 120 例 . 实用眼科杂志，1993，11（2）：89-92.

[100] 齐建华，刘志辉，段常春，等 . CBCT 对口腔 - 上颌窦瘘的影像学分析 . 临床口腔医学杂志，2019，35（8）：486-488.

[101] ZHANG L W，LI J，CONG X，et al. Incidence and mortality trends in oral and oropharyngeal cancers in China，2005-2013. Cancer Epidemiol，2018，57（16）：120-126.

[102] 张晔，金建秋，苑绪光，等 . 颊脂垫修复口腔上颌窦瘘 . 口腔颌面修复学杂志，2016，17（3）：229-231.

[103] ROTARU H，KIM M K，KIM S G，et al. Pedicled buccal fat pad flap as a reliable surgical strategy for the treatment of medication- related osteonecrosis of the jaw . J Oral Maxillofac Surg，2015，73：437-442.

[104] 何三纲 . 口腔解剖生理学 . 8 版 . 北京：人民卫生出版社，2020.

[105] 丁自海，刘树伟 . 格氏解剖学：临床实践的解剖学基础 . 41 版 . 济南：山东科学技术出版社，2017.

[106] D'ANTONI，ANTHONY V. Gray's anatomy，the anatomical basis of clinical practice，41st edition. Clinical anatomy：official journal of the American Association of Clinical Anatomists & the British Association of Clinical Anatomists，2016，29（2）：264-265.

[107] 宣之东 . 正常人舌的超声解剖及血流多普勒研究 . 石家庄：河北医科大学，2016.

[108] 史春生，王强，孙岩，等 . 软腭缺损的修复再造技术 . 亚洲耳鼻咽喉科病例研究，2013，1（2）：7-12.

[109] 温玉明 . 头颈部的修复重建 . 上海：第二军医大学出版社，2005.

[110] 史春生，张庆泉，孙岩，等 . 硬腭黏骨膜瓣联合咽后壁瓣修复软腭部分缺损 7 例 . 中国医刊，2013，48（5）：99.

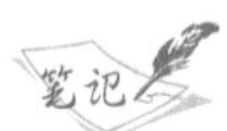

[111] 张庆泉，邢建萍，宋西成，等．舌瓣修复咽喉术后缺损的临床研究．中华耳鼻咽喉头颈外科杂志，2000，35（3）：371-373.

[112] 张庆泉，王天铎，任忠，等．舌瓣及残喉黏膜联合修复喉咽腔．中国耳鼻咽喉颅底外科杂志，1997，3（4）：252.

[113] 张庆泉，孙岩，张天振．舌瓣的临床应用进展．山东大学耳鼻喉眼学报，2007，21（1）：20-23，37.

[114] 王天铎．王天铎头颈外科手术学．济南：山东科学技术出版社，2011.

[115] 张庆泉，李建刚，任忠，等．扩大喉次全切除Ⅰ期胸舌骨肌及筋膜整复术（附12例报告）．中国耳鼻咽喉颅底外科杂志，1997，2：15.

[116] 张庆泉，侯成杰，姚玉健，等．晚期喉癌扩大喉次全切除胸舌骨肌及筋膜喉成形的研究（附19例报告）．山东医大基础医学院学报，2001，15（4）：197-199.

[117] 宋西成，栾信庸，潘新良，等．累及舌根晚期恶性肿瘤的手术及舌根重建．中国耳鼻咽喉颅底外科杂志，2005，11（1）：20-23.

[118] 张庆泉，任忠，朱宇宏，等．胸舌骨肌及筋膜瓣喉成形24例临床分析．伤残医学杂志，1996，4（2）：72-73.

[119] 张庆泉，张华，孙秀梅，等．甲状软骨外膜及带状肌喉功能重建术（附32例报告）．中国眼耳鼻喉科杂志，2005，5（1）：45-46.

[120] 张庆泉，郭泉，张洪昌．不同喉成形材料的手术方法及术后变化的临床动态观察．临床医学研究，1994，3（1）：28.

[121] 宋西成，张庆泉．带蒂甲状软骨下移治疗声门下喉癌1例．中国眼耳鼻喉科杂志，2003，3（1）：7.

[122] 宋西成，张庆泉．带蒂甲状软骨声门下喉功能重建术．中华耳鼻咽喉头颈外科杂志，2005，40（1）：208-211.

[123] 宋西成，张华，张庆泉．声门下区喉癌的手术治疗//耳鼻咽喉头颈外科学新进展．韩德民，主编．北京：人民卫生出版社，2010：187-197.

[124] 彭勇炎．颈部疾病学．上海：上海科技出版社，1986.

[125] 徐荫祥．气管食管学．上海：上海科技出版社，1984.

[126] 浙江医科大学．纤维支气管镜图谱．北京：人民卫生出版社，1983.

[127] 林青，辛志军，孙立丽，等．10例不插管全麻声带微创手术的病例分析．中国医学文摘（耳鼻咽喉科学），2019（1）：33-35，4.

[128] 张庆泉．气管切开内镜下治疗气管支气管病变．//2012年全国咽喉器官疾病暨小儿耳鼻咽喉专题学术会议，2012，银川．

[129] CZAJA J M，MCCAFFREY T V. The surgical managenement of laryngotracheal invasion by well-differentiated papillary thyroid carcinoma. Arch Otolaryngol Head Neck Surg，1997，123（5）：484-490.

[130] 中华医学会内分泌学分会，中华医学会外科学分会，中国抗癌协会头颈肿瘤专业委员会，等. 甲状腺结节和分化型甲状腺癌诊治指南. 中国肿瘤临床，2012，39（17）：1249-1272.

[131] 刘菲，郑宏良，陈世彩，等. 分化型甲状腺癌喉气管食管下咽侵犯的外科处理．第二军医大学学报，2008，29（10）：1213-1215.

[132] SCHULLER D E，PARRISH M T. Reconstruction of the larynx and trachea. Arch Otolaryngol Head Neck Surg，1988，114：278.

[133] FRIEDMAN M，MAYER A D. Laryngotracheal reconstruction in adults with s ternocleidomastoid myoperiosteal flap. Ann Otol Rhinol Laryngol，1992，101：897.

[134] 刘月辉，文三丽 . 胸锁乳突肌肌骨膜瓣喉气管重建术动物实验与临床应用 . 中华耳鼻咽喉科杂志，1997，32（4）：239-241.

[135] 唐平章，祁永发 . 带蒂肌骨膜瓣修复气管壁缺损 . 中华耳鼻咽喉科杂志，1994，29：238.

[136] 徐伟，唐平章. 高分化甲状腺癌侵犯喉气管的治疗. 中华医学杂志，2001，81（21）：1298-1300.

[137] CHEN X M，GONG X R，SONG R Y，et al. Treatment for thyroid carcinoma with invasion centenarian. cmJ，2014，127（18）：3357.

[138] 张庆泉 . 气管相关疾病 2022 观点 . 北京：科学技术文献出版社，2022.

[139] 韩德民，于振坤 . 头颈外科学与肿瘤学 . 3 版 . 北京：人民卫生出版社，2005.

[140] 李逸，陈琴，李品浩，等 . A20 基因甲基化对弥漫性大 B 细胞性淋巴瘤的影响 . 诊断病理学杂志，2015，22（12）：772-776.

[141] PILAVAKI M，CHOURMOUZI D，KIZIRIDOU A，et al. Imaging of peripheral nerve sheath tumors with pathologic correlation：pictorial review. Eur J Radiol，2004，52（3）：229-239.

[142] 纪小龙，吉米 . 甲状腺病理诊断 . 北京：人民军医出版社，2011.

[143] WANG T，YIN H，HAN S，et al. Malignant peripheral nerve sheath tumor（MPNST）in the spine：a retrospective analysis of clinical and molecular prognostic factors. JNeurooncol，2015，122（2）：349-355.

[144] 于喜法 . 恶性外周神经鞘瘤 52 例临床病理分析 . 中国实用神经疾病杂志，2017，20（12）：91-92.

[145] 宫向荣，孙艳清，于丽，等 . 甲状腺神经鞘瘤侵犯气管 1 例 . 中华耳鼻咽喉头颈外科杂志，2022，57（4）：503-504.

[146] ZHANG Q Q，ZHANG J，LI S F. Endoscope-assisted repair of large nasal septel perforation using a complex mucoperichondrial flap and free tissue graft. cmJ，2003，116（1）：157-158.

[147] 张庆泉，修彩梅，王强，等 . 鼻中隔瓣联合带蒂皮瓣整复下眼睑基底细胞癌切除后缺损的观察 . 临床医学工程，2011，18（9）：1406-1407.

[148] 张庆泉，朱宇宏，宫向荣 . 带蒂扁桃体移位治疗腭咽闭合不全 . 中国眼耳鼻喉科杂志，2000，5（1）：34.

[149] 张庆泉，张天振，宋西成，等 . 带蒂扁桃体移植在咽部手术中的应用 . 中华耳鼻咽喉头颈外科杂志，2006，41（8）：625-626.

[150] 孙超，王艳华，于晓红，等 . 鼻内镜下鼻底开窗 + 后部蒂瓣覆盖术治疗上颌骨囊肿一例（附视频）. 中国临床案例成果数据库，2021，3（1）：E306.

附：张庆泉教授团队获得的具有代表性的组织瓣相关成就

附件 1. 获得省市级科技进步奖的项目

1. 张庆泉等 . 耳后蒂隧道皮瓣在耳部手术中的应用 . 获得山东省科技进步三等奖，1991 年 .
2. 张庆泉等 . 唇龈沟黏膜瓣下鼻甲成形术治疗萎缩性鼻炎的临床研究 . 获得山东省科技进步三等奖，1995 年 .
3. 张庆泉等 . 舌瓣修补咽喉术后缺损的临床研究 . 获得山东省科技进步三等奖，2001 年 .
4. 宋西成等 . 带蒂甲状软骨下移声门下喉癌环状软骨部分切除后修复的临床研究 . 获得山东省科技进步三等奖，2005 年 .
5. 张庆泉等 . 鼻中隔疾病的基础和临床应用研究 . 获得山东省科技进步二等奖，2014 年 .
6. 张庆泉等 . 唇龈沟黏膜瓣下鼻甲成形术治疗萎缩性鼻炎的技术推广应用（推广奖）. 获得山东省医学科技进步二等奖，1998 年 .
7. 张庆泉等 . 鼻翼切开复合瓣修补鼻中隔穿孔的临床应用研究 . 获得山东省医学科技进步三等奖，1997 年 .
8. 张庆泉等 . 鼻中隔穿孔修补的临床研究 . 获得烟台市科技进步一等奖 . 2005 年 .
9. 张庆泉等 . 晚期喉癌（T4）扩大喉次全切除胸舌骨肌及筋膜喉成形的研究 . 烟台市医学科技进步二等奖，2000 年 .

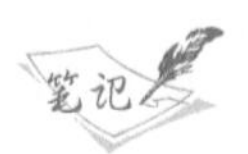

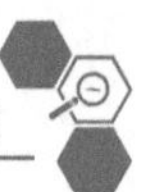

附件 2. 发表的首篇组织瓣应用的文章

耳后组织带蒂皮瓣的临床应用

1984年以来，我们设计了耳后组织带蒂皮瓣穿经不同形式的隧道对12例耳郭、耳道皮肤缺损患者进行整复，效果满意，报告如下。

一、临床资料

12 例患者中，男 10 例，女 2 例；年龄 4 个月 ~ 67 岁。因外伤致耳郭皮肤缺损 2 例；耳郭肿瘤切除 5 例，其中毛细血管瘤 2 例，海绵状血管瘤 1 例，乳头状瘤 2 例；耳道皮肤缺损 5 例，其中炎性闭锁 3 例，先天性耳道闭锁 1 例，第一鳃裂瘘管切除 1 例。皮瓣制作最大 5.0 cm × 3.0 cm，最小 2.0 cm × 1.5 cm。12 例中除 2 例因清创不彻底或坏死组织彻底切除致皮瓣远端延迟愈合外均一期愈合。耳道修复者最多扩张 3 个月，2 例未扩张；除 1 例耳道直径缩小至 4.0 mm 外，余均宽敞。

二、手术方法

1. 耳后组织带蒂皮瓣的应用解剖：耳后区皮肤的血液供应十分丰富，主要来自耳后动脉、枕动脉的分支及颞浅动脉分支的交通支。颞浅动脉与耳后动脉有广泛的吻合，且有较粗大的吻合支。枕动脉与耳后动脉之间也有分支吻合。

2. 皮瓣的设计制作：耳后乳突区皮肤薄，皮下脂肪少，质地柔软，肤色与耳郭匹配，但上窄下宽，故设计蒂在上方、皮瓣在乳突区，如缺损较大，皮瓣可延至颈上部。蒂长约 1.5 ~ 2.0 cm，宽度视皮瓣大小而定，除去蒂部表皮。根据缺损大小、形状划出皮瓣轮廓，做成全厚皮瓣（图 A）。

3. 皮瓣的移植：根据皮肤缺损部位的不同，设计出耳甲软骨隧道、耳甲内侧隧道和皮下隧道等，将皮瓣自隧道穿出，分别旋转 90 ~ 180°，置于创面，用细线间断缝合，适当加压包扎，耳道手术者术毕，填塞碘仿纱条。蒂部制作时应尽量多带皮下组织以利血液供应。供区创面可潜行分离后直接缝合或延长切口缝合，亦可植以替尔氏皮片（图 B ~ 图 E）。

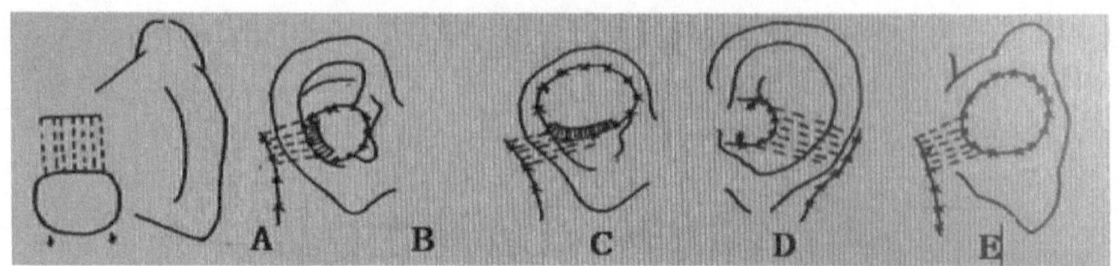

A. 耳后皮瓣，根据需要可由耳后向颈上部扩大；B、C. 皮瓣穿经耳甲软骨隧道修复耳郭外侧面的缺损；D. 皮瓣穿经耳甲内侧隧道，修复耳道的皮肤缺损；E. 皮瓣穿经皮下隧道，修复耳郭内侧面或耳轮边缘的皮肤缺损。

Ⅲ系切除条状软骨做成耳甲软骨通道处

三、讨论

因耳后乳突区至颈上部的皮肤厚度适宜，且色泽匹配，而且皮瓣大小的伸缩性比较大，虽然设计的蒂部在上方，皮瓣甚至需要旋转 180°，但因局部血运丰富，交通支颇多，全厚皮瓣及较厚的皮—皮下组织蒂仍将保证其成活。因皮瓣系全厚皮瓣，不易继发挛缩。在耳道成形时可将耳道后壁骨质磨除一部分。耳郭外伤者应彻底清创，否则将影响或延迟愈合。

我们设计的皮瓣根据临床实践有以下优点：①皮肤色泽、厚度适宜且有较大供皮区；②皮瓣穿经不同形式隧道使手术在一期完成且适应证广；③成活率高，皮肤有弹性，不易继发挛缩；④无耳前皮瓣的瘢痕畸形，供皮区隐蔽，不影响美观。

（本文发表于《临床耳鼻咽喉科杂志》1991 年第四期，
烟台毓璜顶医院耳鼻咽喉科张庆泉，郭泉，张洪昌．）

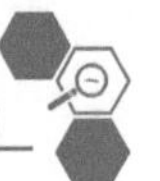

附件 3. 发表的组织瓣相关的文章

1. 张庆泉，郭泉，张洪昌．耳后组织带蒂皮瓣的临床应用．临床耳鼻咽喉科杂志，1991，5（4）：56-57.
2. 宫向荣，孙艳清，于丽，等．甲状腺神经鞘瘤侵犯气管 1 例．中华耳鼻咽喉头颈外科杂志，2022，57（4）：503-504.
3. 张庆泉，侯成杰，姚玉健，等．晚期喉癌扩大喉次全切除胸舌骨肌及筋膜喉成形的研究（附 19 例报告）．山东医大基础医学院学报，2001，15（4）：197-199.
4. 王贝贝，宫向荣，柳忠禄，等．联合皮瓣修复外鼻肿瘤切除后较大皮肤缺损 7 例．中华耳鼻咽喉头颈外科杂志，2019，54（4）：562-563.
5. 张庆泉，栾建刚，张杰，等．耳后肌带蒂皮瓣的临床应用（附 5 例报告）．中国眼耳鼻喉科杂志，1997，2（1）：31-32.
6. 张庆泉．耳郭内侧软骨皮瓣及耳后皮瓣联合修复耳郭部分缺损 1 例．临床耳鼻咽喉科杂志，1997，11（12）：578.
7. 张庆泉．耳郭部分缺损的修复术．山东医科大基础医学院学报，2000，14（4）：217-219.
8. 王艳华，许玲，张庆泉．翻转带蒂的鼻唇沟皮瓣衬里在鼻侧切开手术中的应用 1 例．中国临床案例成果数据库，2023，5（1）：E02937.
9. 宫向荣，姜德禄，张淑敏，等．外伤性鼻翼缺损的手术治疗．山东大学耳鼻喉眼学报，2001，15（2）：235-237.
10. 张庆泉，郭泉，张洪昌，等．鼻翼切开复合瓣鼻中隔大穿孔修补术（附 3 例报告）．耳鼻喉学报，1990，4（1）：41-42.
11. 张庆泉，宋杰，毛成艳，等．鼻中隔疾病．长春：吉林科技出版社，2004.
12. ZHANG，Q Q，ZHANG J，LI S F. Endoscope-assisted repair of large nasal septel perforation using a complex mucoperichondrial flap and free tissue graft. cmJ，2003，116（1）：157-158.
13. 张庆泉，修彩梅，王强，等．鼻中隔瓣联合带蒂皮瓣整复下眼睑基底细胞癌切除后缺损的观察．临床医学工程，2011，18（9）：1406-1407.
14. 张庆泉，朱宇宏，宫向荣．带蒂扁桃体移位治疗腭咽闭合不全．中国眼耳鼻喉科杂志，2000，5（1）：34.

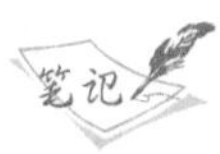

15. 张庆泉，张天振，宋西成，等 . 带蒂扁桃体移植在咽部手术中的应用 . 中华耳鼻咽喉头颈外科杂志，2006，41（8）：625-626.
16. 张庆泉，王春雨，孙岩，等 . 张庆泉教授团队耳鼻咽喉头颈外科病例精解 . 北京：科学技术文献出版社，2019.
17. 史春生，王强，孙岩，等 . 软腭缺损的修复再造技术 . 亚洲耳鼻咽喉科病例研究，2013，1（2）：7-12.
18. 史春生，张庆泉，孙岩，等 . 硬腭黏膜瓣联合咽后壁瓣修复软腭部分缺损 . 中国医刊，2013，48（5）：99.
19. 张庆泉，邢建萍，宋西成，等 . 舌瓣修复咽喉术后缺损的临床研究 . 中华耳鼻咽喉头颈外科杂志，2000，35（3）：371-373.
20. 张庆泉，王天铎，任忠，等 . 舌瓣及残喉黏膜联合修复喉咽腔 . 中国耳鼻咽喉颅底外科杂志，1997，3（4）：252.
21. 张庆泉，孙岩，张天振 . 舌瓣的临床应用进展 . 山东大学耳鼻喉眼学报，2007，21（1）：20-23，37.
22. 张庆泉，李建刚，任忠，等 . 扩大喉次全切除 I 期胸舌骨肌及筋膜整复术（附 12 例报告）. 中国耳鼻咽喉颅底外科杂志，1997，2：15.
23. 张庆泉，任忠，朱宇宏，等 . 胸舌骨肌及筋膜瓣喉成形 24 例临床分析 . 伤残医学杂志，1996，4（2）：72-73.
24. 宋西成，张庆泉 . 带蒂甲状软骨下移治疗声门下喉癌 1 例 . 中国眼耳鼻喉科杂志，2003，3（1）：7.
25. 宋西成，张庆泉 . 带蒂甲状软骨声门下喉功能重建术 . 中华耳鼻咽喉头颈外科杂志，2005，40（1）：208-211.
26. 宋西成，张华，张庆泉 . 声门下区喉癌的手术治疗 // 耳鼻咽喉头颈外科学新进展 . 韩德民，主编 . 北京：人民卫生出版社，2010：187-197.
27. 张庆泉，张华，孙秀梅，等 . 甲状软骨外膜及带状肌喉功能重建术（附 32 例报告）. 中国眼耳鼻喉科杂志，2005，5（1）：45-46.
28. 张庆泉，郭泉，张洪昌 . 不同喉成形材料的手术方法及术后变化的临床动态观察 . 临床医学研究，1994，3（1）：28.
29. 孙超，王艳华，于晓红，等 . 鼻内镜下鼻底开窗 + 后部蒂瓣覆盖术治疗上颌骨囊肿 1 例（附视频）. 中国临床案例成果数据库，2021，3（1）：E306.

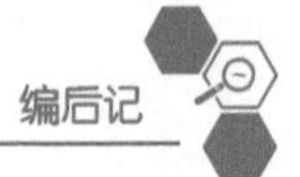

编后记

我们从事耳鼻咽喉头颈外科已经多年了，因为专业涉及的耳、鼻等既是美容器官，又是功能器官，且咽、喉、气管又具有多功能的结构，所以其相关疾病的治疗，既要考虑美观的问题，又要考虑功能的问题。在临床工作中，如何做到这两者的结合呢？耳鼻咽喉科的临床医生如何在相关疾病的治疗中，考虑耳鼻面部的美观问题呢？

本书是我和同事多年来的结晶，从烟台地区罗山医院（1975 年成立，1980 年解散）开始激发了我从事临床的热心，在烟台毓璜顶医院工作期间我的业务水平快速发展，大部分工作都是在这一个时期发展并完成的，退休之后陆续在烟台芝罘医院、烟台市口腔医院、山东省立医院（集团）鲁东医院，以及到现今的烟台业达医院工作，在众多领导的支持及同事的鼎力参与下，我才在退休的近十年中做了这一部分工作，即把在临床多年治疗和修复工作中取得的成绩总结成书，非常感谢大家。

我最早接触该领域也是使我受益最大的两本书，一本是 1983 年出版的、由北京医学院（现北京大学医学部）王大玫教授主编的《成形外科学讲座（头颈部）》，一本是 1987 年出版的、由第三军医大学陈尔瑜、梅芳瑞教授主编的《常用皮瓣和肌皮瓣的解剖即临床应用》。此外，还有两本书对我们有很大的影响，即杨晓惠、李健宁教授主编的《实用整容外科手术学》，以及布尔、兰塞姆、霍尔登主编，骆兆平、王天铎、宋履谦翻译的《耳鼻咽喉科新进展》的部分章节。这几本书为我们的理论知识提供基础。

在临床中，使我受教育最多的是山东大学齐鲁医院的王天铎教授、栾信庸教授和潘新良教授，他们在咽喉肿瘤切除后的修复理念及实践操作都使我受到很大影响。并且，我们医院的郭泉和张洪昌主任在带教我们的过程中，将很多的修复理念都灌输到我们脑中，使我受益匪浅。

尽管耳鼻咽喉头颈外科修复工作中所用到的几乎各种类型的皮瓣我们都在临床中实践过，且做得最多、感受最深的就是局部组织瓣的使用问题。有些创新的皮瓣也是为临床实践所逼，因为患者面临手术治疗且

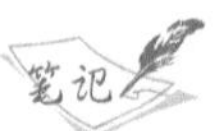

亟待进行修复，这迫使我们反复地回忆老师的教诲及书籍杂志的报道，进而进行临床探索。最典型的例子就是我们所设计的耳后皮瓣的使用，在20世纪80年代的一个夜班中，我们收入了一例耳郭外侧面被牛角刺伤的病例，耳郭外侧面上半部分皮肤已经大部脱落，游离植皮恐难以成活，如何进行修复呢？突然想到耳后皮瓣是否可转移到耳郭外侧面进行修复呢？因为没有现成的例子，便想到一个办法，就是在耳郭软骨处做一个隧道，耳后皮瓣就可以通过隧道来修复耳郭外侧面的皮肤缺损了，手术实施后皮瓣成活了。该病例成功后我再次去请教樊忠教授，他亲自来信指导我进一步开展相关的诊疗工作，并总结经验，发表文章，最后这个项目在烟台毓璜顶医院田文院长的支持下进行了自选课题的鉴定工作，在1991年获得山东省科技进步三等奖。这是我在行医过程中较大进步的一个开始，感谢樊忠教授和田院长的无私、鼎力的支持，且该项研究的成功促使我在之后的临床工作中继续探索并研究。

在各医院领导的支持下，在全国各位专家学者的支持下，在各位同事的积极参与和努力下，我退休后的第六本书就要出版了，在此请允许我向各位领导、各位专家、各位同事表示衷心的感谢。

特别感谢刘运祥院长、杨军院长、柳忠豪院长、姜立新书记、王飞院长、甄文俊院长、解祥伟书记、杜文韬院长等各位领导多年的关心和支持。

感谢潘新良院长、宋西成院长的支持和帮助。

最后，要重点感谢烟台业达医院的姜立新书记和王飞院长的支持，耳鼻咽喉科的王永福主任在本书的设计、资料的收集，以及文章的撰写及成书中付出了很多。宇雅苹、陈晓华、董茜茜、宋晴、逄启然、王贝贝、许玲等各位医生积极参与其中，努力负责自己的部分工作，得到了徐永向主任、于君主任的支持，也得到了烟台业达医院相关领导、职能科室领导、兄弟科室同事的支持，谢谢你们。

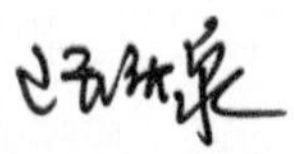